全国名老中医药专家学术传承系列案例教材

总主编　许二平

跟国家级名老中医王立忠做临床

主编　王育勤

全国百佳图书出版单位

中国中医药出版社

·北 京·

图书在版编目（CIP）数据

跟国家级名老中医王立忠做临床 / 王育勤主编 .
北京：中国中医药出版社，2024.12. -- （全国名老中
医药专家学术传承系列案例教材）.
ISBN 978-7-5132-9106-4

Ⅰ . R249.7

中国国家版本馆 CIP 数据核字第 2024F10R18 号

中国中医药出版社出版

北京经济技术开发区科创十三街 31 号院二区 8 号楼
邮政编码　100176
传真　010-64405721
廊坊市佳艺印务有限公司印刷
各地新华书店经销

开本 710×1000　1/16　印张 21.25　字数 323 千字
2024 年 12 月第 1 版　2024 年 12 月第 1 次印刷
书号　ISBN 978 – 7 – 5132 – 9106 – 4

定价　82.00 元
网址　www.cptcm.com

服 务 热 线　010-64405510
购 书 热 线　010-89535836
维 权 打 假　010-64405753

微信服务号　zgzyycbs
微商城网址　https://kdt.im/LIdUGr
官 方 微 博　http://e.weibo.com/cptcm
天猫旗舰店网址　https://zgzyycbs.tmall.com

全国名老中医药专家学术传承系列案例教材

《跟国家级名老中医王立忠做临床》编委会

主　编　王育勤

副主编　刘培民　梁慕华　赵润杨　邢若星

编　委（以姓氏笔画为序）

王育勤　吕沛宛　刘培民　李彦杰

赵　晶　赵润杨　郭　健　梁慕华

谭高峰

前　言

　　中医学作为中华民族的瑰宝，源远流长，博大精深，具有独特完整的理论体系和卓越的诊疗效果，为维护我国人民健康和民族繁衍作出了卓越的贡献。名老中医学术经验是中医学宝库中的璀璨明珠，对于名老中医学术经验的传承与发展是提高我国卫生健康保障水平和发展中医学术的重要支撑。如何有效、完善地传承与发扬名老中医学术经验，是当前亟须解决的重要研究课题。

　　河南是医圣张仲景的故乡，人杰地灵，名医荟萃。河南中医药大学创建于1958年，是全国建校较早的高等中医药院校之一，也是河南唯一的中医药高等院校。学校拥有一批以国医大师、全国名老中医等为代表的国家级名老中医，他们以精湛的医术和独特的诊疗经验在全国享有较高声誉，为我校宝贵的资源和财富。将名老中医药专家宝贵的学术经验作为教学素材，采用全新的教学方法，将其纳入教学计划并有效实施，对于深化教学改革、促进中医药学术的传承与创新具有十分重要的学术价值和现实意义。

　　随着教育教学改革的不断深化和新的国际化教育理念的引入，我国高等教育在教学内容、教学方法和教学手段等方面的改革不断创新。为进一步深化教学改革，突出办学特色，依托我校特有的资源和优势，我们组织编写了"全国名老中医药专家学术传承系列案例教材"，并在人才培养方案中设置"名老中医学术经验传承课程模块"，构建了"基于名老中医学术经验传承的案例式教学体系"。在教学实施过程中，采取以问题为中心的案例式教学方法，实现教学内容和教学方法的有效契合，达到跟名医做临床的良好效果，使名老中医学术思想和临床经验得到有效传承。

在本系列教材编写过程中，所有参编的老师们付出了大量的心血和汗水，在此表示感谢！限于编者的能力与水平，本套教材难免存在不足之处，敬请同行专家提出宝贵意见，以便再版时进一步修订完善。

全国名老中医药专家学术传承系列案例教材编审委员会

2021 年 3 月

编写说明

王立忠教授是第四批全国老中医药专家学术经验继承工作指导老师、全国名老中医传承工作室导师、硕士研究生导师。王立忠教授出身于中医世家，挚爱中医事业。在50余年的从医生涯中，他注重临床实践，不断探索，善于总结，积累经验，严于辨证，并与辨病相结合，切中病机，对中医理论进行了深入探讨，重视调理脾胃、治未病，在内科、妇科及诸多疑难杂症方面疗效显著。

本书系统总结了王立忠教授的学术思想及临床经验。全书分上、下两篇。上篇王立忠学术思想，重点介绍王立忠教授"调理脾胃""治未病"等学术思想内涵及其学术经验总结；下篇跟师临证，分为肺系病证、心系病证、脾胃系病证、肝胆系病证、肾系病证、气血津液病、肢体经络病及疑难杂病。书中收录王立忠教授临床医案近200例，医案鲜活生动、辨证精细、组方严谨、立法精当。书中还对方药的运用方法予以详细而深入的剖析与展示，凝聚了王立忠教授运用方药的丰富经验，能很好地启迪读者运用方药的思路。在辨证论治原则指导下，有是证用是方，有是证用是药，借鉴王立忠教授的方药应用思路，触类旁通，举一反三，值得仔细研读、反复体味思考。

王立忠教授认为医者须先对病之主次、兼夹各证了如指掌，然后始能议方。而方中之药，有主攻，有兼治，有相制，有相辅，这样才能使方中药物各全其性或各变其性，以组成有法度、制病因的方药，自能愈疾。关于方剂的拓展运用，王立忠教授长期以来在临床上所接触的方药难以计数，他在长期的运用中已逐渐由博返约，积累了大量的治验体会，或写成札记，或留有处方，而更多的运用经验体现在随证加减、灵活变通中。可以说，用方选药之妙，存乎一心。心者，悟性、思路也，然必先有学识素养和临证经验，方可从心。寓医理于临床，临床又反证医理。

读经典、跟明师、做临床，是中医师成长的必由之路。我们力求将本书中所论述的王立忠教授的学术思想、临床经验、医案解析阐述清楚，可为师范，启迪后学。希望通过对这本书的学习，能够对同道及后学者有所启发裨益。

医道无穷，而识之有限。由于编者水平所限，编写中难免存在不足之处，瑕疵亦在所难免，敬请专家同道和广大读者提出宝贵意见，以便再版时进一步修订完善。

《跟国家级名老中医王立忠做临床》编委会

2024 年 3 月

王立忠简介

　　王立忠，男，1940年生，河南省太康县人。中共党员，主任医师，教授，硕士研究生导师。1964年毕业于河南中医学院（现河南中医药大学），本科（六年制）。国家中医药管理局第四批全国老中医药专家学术经验继承工作指导老师、全国名老中医传承工作室导师，河南省中医院（河南中医药大学第二附属医院）名师传承研究室终身导师，中华中医药学会河南分会内科学术委员会委员，河南省脑病治疗中心学术顾问，河南省内科会诊中心特邀专家，《老人春秋》杂志学术顾问，河南省营养保健协会专家委员会委员，河南省国医医学研究院总顾问，河南省儒医研究会顾问，河南省高层论坛专家委员会专家。历任河南省周口市中医院内科主任，河南省平顶山市中医院党委委员、副院长，河南省中医院门诊部主任。

　　王立忠教授出身于中医世家，师从于祖父王化洲、父亲王秉权，尽得其传，又受到六年的本科教育，有着扎实的中医经典、基础理论功底。大学毕业后在安徽中医学院工作，繁忙的临床工作之余，他谦虚地向陈可望、王乐匋、崔姣如、杨新吾教授等名医大家求教学习，耳濡目染，受到他们的教诲，获益匪浅。王立忠教授从医执教50余载，教学相长，学习、笔耕不辍，潜心钻研业务，治学严谨，师古不泥，博采众长，学验俱丰。他先后发表学术论文70余篇，编写出版《脑血管病中西医诊疗与康复》《河南省当代名医内科学术精华》《王立忠临证经验选粹》《王立忠临证医集》《王立忠医论医案集》《王立忠临证方药心悟》6部专著。他还被遴选入《名老中医之路续编（第三辑）》（张奇文、柳少逸、郑其国主编，中国中医药出版社2012年出版）。

王立忠教授在学术上注重"调理脾胃""治未病",辨证与辨病相结合,医理通达。他在临床上经方、时方、验方灵活运用,多有发挥;辨证精细,立法精当,组方严谨,遣方用药灵活达变。他擅治内科疑难杂症,精专内科、妇科,尤对脑病颇有研究。王立忠教授数年来通过不断探索、创新、总结,依证立法,知常达变,精心组方研制成治疗眩晕(梅尼埃病)的"定眩丸"、治疗顽固头痛的"蠲痛丸"及治疗神经衰弱(失眠)的"神衰胶囊"等,临床疗效显著,深得同行认可和广大患者赞许及好评。

目　录

上篇　王立忠学术思想

下篇　跟师临证

上　篇
王立忠学术思想

第一章 王立忠辨证论治思想概要

一、辨证论治，审证求机

辨证论治是中医临床治疗的基本原则，中医治疗疾病有其规律性，但也有其灵活性，在同一种疾病的治疗措施上，往往可以因时因地而有所差异，在同一患者的处理上往往可以因疾病的发病过程的证候变化，治疗方法亦不相同。临床上如何进行辨证论治，实际上就是在中医理论基础上，正确分析病机问题，正如国医大师周仲瑛教授提出的"审证求机"的学术观点，王立忠教授对此观点颇为赞同，因为切合临床实际，许多疾病，特别是疑难病症，病因病机错综复杂，难以定性，必须认真分析病机及其相互夹杂的病理，然后才能给予正确治疗。

病机，是指疾病的病因、病位及疾病过程中的变化要理。前人从实践中把疾病的某些类同证候，归纳于某一病因，或某一脏的范围内，作为辨证求机的依据，列为十九条。掌握这些病机，对于一些比较复杂的证候能起到执简驭繁的作用。例如"诸风掉眩，皆属于肝"，临床常见眩晕、中风、震颤等病多从肝论治，如肝风内动、肝火旺盛，而致肝阳上亢，上扰清窍而致眩晕，症见眩晕，耳鸣，头目胀痛，头重脚轻，遇烦劳郁怒加重，颜面潮红，急躁易怒，肢麻震颤，口苦。舌质红，苔黄，脉弦数；治宜平肝潜阳，清火息风。正如叶天士《临证指南医案·眩晕门》华岫云按云："《经》云：'诸风掉眩，皆属于肝'……下虚者，必从肝治，补肾滋肝，育阴潜阳，镇摄之治是也。"方用羚角钩藤汤合镇肝熄风汤加减治之。药用天麻、钩藤、石决明、夏枯草、代赭石、生白芍、桑寄生、牛膝、杜仲等。而痰湿阻络，痰涎壅盛，肝风内动，夹痰上扰所致之中风，治以益气健脾、涤痰息风、补肾利湿为主。正如朱震亨《丹溪心法》中所云："中风大率主血虚有痰，治痰为先，次养血行血；或属虚夹火（一作痰）……湿土生痰，痰生热，热生风也。"常以自拟定眩汤治之，药用太子参、炒白术、茯苓、生白芍、竹茹、枳实、陈皮、法半夏、山茱萸、川牛膝、泽泻、炒葶苈子、甘草、大枣、生姜，每获佳效。又如"诸湿肿满，皆属于脾"，临床常见老年性浮肿，尿检无异常者，多因脾肾亏虚，症见双下肢浮肿，早轻晚重。（**按：脾主四肢，脾属阴，脾气虚，故晚上重。久病及肾，形成脾肾亏虚**）。常以益气健脾、温阳利水法治之。方用补中益气汤合济生肾气丸加减。药用党参、生黄芪、炒白术、茯苓皮、防己、生白芍、生薏苡仁、生山药、山萸肉、怀牛膝、泽泻、赤小豆、肉桂、制附子、炒车前子、冬瓜皮、炙甘草、大枣，多有良效。再如"诸痛痒疮，皆属于心"，顽固性荨麻疹，多方治疗无效，针对这一病机，在除风、燥湿、止痒的基础上酌加栀子、黄连、连翘以泻心火，常获殊效。

王立忠教授从临床感悟中认识到病机十九条虽然不能把所有病因病机含括在内，但熟读和掌握，对临床辨证论治具有重要指导意义。也正如原文所谓"疏其血气，令其条达，而致和平""万举万全，气血正平，长有天命"。否则将会导致治疗上的错误或贻误病情，违背中医辨证论治的原则。

二、权衡标本，知常达变

标本，语出《素问·标本病传论》，是通过辨别病证的主次、本末、轻重、缓急来决定治疗的准则。标本有多种含义：从人体与致病因素来说，人体的正气是本，致病的邪气是标；从疾病本身来说，病因是本，症状是标；从疾病的新与旧，原发与继发来说，旧病与原发是本；新病与继发是标；从疾病所在来说，在内的为本，在外的为标。临床上根据疾病的不同情况，从标本的关系中找出主要矛盾，予以适当的治疗。

急则治标，缓则治本。疾病的过程是复杂的，往往矛盾不止一个，且有主要矛盾和次要矛盾之分，治疗必须抓住主要矛盾，治其根本。但矛盾常有变化，有时次要矛盾在一定条件下可上升为主要矛盾。如支气管哮喘。这种病往往是本虚标实，虚是正气虚，实是邪气实，当感受新邪的情况下，咳喘加重，当以治标为先，常以小青龙汤解表化饮，止咳平喘治之。待缓解后，再以治本为主，法当益气补肾，纳气止咳平喘，方用人参核桃仁汤加味（《济生方》），酌加蛤蚧、五味子、冬虫夏草、紫河车等。又如小儿疾病，多因外感停食，尤其感冒发烧反复发作者，应于感冒未发之时以调理消化机制为主。如症见头发枯燥、手足心热、厌食，腹中时有隐痛者，多为疳积，治宜健胃消食，消积导滞，以提高机体免疫机能。常用郑吉云经验方，药用鸡内金、穿山甲、炙鳖甲、炒槟榔、番泻叶、砂仁各 15g，焦三仙各 10g，上药共为细面，1～5 岁小儿，每次 9g；5～7 岁，每次 10g，标本兼顾。如慢性咳喘患者，治宜益气活血，止咳平喘。常以自拟方止咳平喘汤治之，药用太子参、丹参、生麻黄、百部、杏仁、桃仁、五味子、淫羊藿、地龙、炒枳壳、炒紫苏子、炒莱菔子、炙紫菀、炙款冬花、甘草，屡获佳效。

三、治"未病"的学术思想

中医运用辨证论治的方法，把难治病消灭于萌芽阶段，即《黄帝内经》提出的"圣人不治已病治未病"。这一学术思想，两千多年来，一直指导着中医临床实践，这说明古代医家同样重视预防医学的研究，用"治未病"的学术思想，促进医学的发展，不断提高医疗技术水平。王立忠教授从临床实践中感悟到，对于一些慢性疾病、难治之症，采取"治未病"的预防治疗措施，收效较为满意。现列几例病例，将临床"治未病"的思路分述如下。

病例 1：感冒

李某，男，54 岁，教师。2004 年 9 月 14 日初诊。

自述习惯性感冒三月余，稍遇风寒即感冒，出现鼻流清涕，头痛，咳嗽，肢体酸软无力，缠绵不解。曾服三九感冒灵冲剂、重感灵等药物，症状虽能得到缓解，但未能巩固。现症见面色淡白，头目昏沉，畏风汗出，神疲乏力，纳差口淡，舌淡红，苔薄白而腻，脉沉缓。此乃脾虚气弱，卫外不固。遂用自拟防感汤，药用党参 12g，黄芪 25g，炒白术 12g，防风 10g，茯苓 12g，生山药 30g，砂仁 10g，陈皮 6g，炙甘草 10g，大枣 5 枚，生姜 2 片，具有益气健脾、调和营卫、预防感冒等功效。连投 20 余剂，诸症悉除，体质较前增强。后以补中益气丸、防风通圣丸交替应用，以资巩固。随访经年，未出现反复。

按：患者系体虚感冒，《经》云："正气存内，邪不可干""邪之所凑，其气必虚。"肺主人一身之气，脾为后天之本。脾虚气弱，中虚卫阳不振，则表卫不固，肌腠不密，易感风邪。故用玉屏风散加味组成"防感汤"，方中用党参、黄芪补益中气，固表止汗；伍山药、白术、砂仁、茯苓、大枣、炙甘草健脾补中焦以旺生化之源，使气血充盈，则固实卫外之力更宏；防风走表而助参、芪益气屏御风邪；佐陈皮健脾理气，使补而不滞；同时姜、枣配合应用，可防止补气过壅之偏，以扶正祛邪，调和营卫，营卫和则脾胃自不失其常度。全方配合，具有益气健脾、固表止汗、调和营卫、预防感冒之功效。

病例 2：慢性支气管炎

周某，男，62 岁，农民。2003 年 10 月 11 日初诊。

患慢性支气管炎 3 年之久，每逢冬季加重，素感咳嗽痰多，色白黏稠，胸闷气喘，纳差，四肢酸沉无力，遇风寒则触发。舌质淡白，苔白腻，脉沉细而滑。X 线片提示：两肺纹理增多。西医诊为支气管炎。此乃肺脾俱虚，年老体弱，久病及肾，痰气上逆，肺失宣肃，则咳喘作矣。治宜标本兼治，遂用自拟益气宣肺固肾汤，药用太子参 15g，炙黄芪 15g，丹参 15g，炙麻黄 6g，杏仁 10g，地龙 12g，炙紫菀 12g，炙款冬花 12g，核桃仁肉 10g，五味子 10g，淫羊藿 15g，炙甘草 6g，诸药合用，共奏补气宣肺、活血化痰、止咳平喘之效。连服 16 剂，咳喘等症基本已平。改用六君子汤合二陈三子养亲汤化裁治之，药用太子参 12g，炒白术 12g，茯苓 12g，生山药 30g，陈皮 6g，法半夏 12g，炒枳壳 10g，炒紫苏子 10g，炒莱菔子 10g，炒白芥子 10g，砂仁 10g，五味子 10g，淫羊藿 15g，大枣 5 枚，生姜 1 片。全方具有益气健脾、祛痰和胃、补肾固本之功。连服 21 剂，病情稳定，缓图而愈。后以补中益气丸、香砂六君子丸，调理善后。随诊 1 年未发。

按：首诊方中麻黄、杏仁相合为宣肺降气，止咳平喘要药；紫菀、款冬花润肺化痰止咳；五味子敛肺滋阴，多用于久咳虚喘；地龙通经活络、止咳平喘；太子参、黄芪、甘草补益肺气，养阴生津，提高机体免疫力，以复肺脏宣肃功能；丹参活血祛瘀，可增进肺泡毛细血管网气体弥散，改善血液循环和肺的宣肃功能，使痰液更易排除；淫羊藿、核桃仁、五味子补肾纳气，以利肺气之肃降。经过治疗，虽病情趋于稳定阶段，但机体抗病能力差，其病变尚未完全消除，容易复感外邪，而使病症突发或加重，因此必须重视缓解期的治疗，主要以扶正固本为主，以促进机体虚损脏器逐渐复元，提高机体自身抗病能力。

该患者主要表现肺脾肾功能低下，故在治疗上，以改善肺脾肾功能为重点，采取益气健脾、祛痰和胃、补肾固本，使正复邪祛，痰邪无源，咳喘自愈。此为治疗和预防本病的关键措施。

病例3：肝郁证

杨某，女，28岁，工人。2004年5月10日初诊。

患者精神抑郁，情绪易于波动，善太息，胸闷胁痛，头晕，纳差，四肢乏力，舌淡红苔白腻，脉象弦细。此乃肝气郁结，脾失健运。治宜疏肝解郁，健脾和胃。方用逍遥散加味治之。方药：当归12g，柴胡12g，炒白术12g，炒白芍12g，薄荷6g，茯苓12g，甘草6g，制香附10g，郁金12g，鸡内金10g，大枣4枚，生姜1片。全方具有疏肝解郁、健脾和胃之功。连服18剂。上述症状已除，饮食正常，精神好转。遂用逍遥丸、香砂六君子丸调理而愈。

按： 方中柴胡、香附、郁金、薄荷疏肝解郁，理气止痛；当归、白芍养血调肝；白术、茯苓、甘草、鸡内金、大枣、生姜益气健脾和胃。肝属木，主疏泄，助脾胃运化，若肝病失疏泄，木强克土，则肝病就会传脾，以致运化失司而肝脾合病。因此当肝病尚未传脾时，就应该在治肝药中合入健脾和胃之品，以防止肝病传脾。正如《金匮要略》所说："治未病者，见肝之病，知肝传脾，当先实脾。"

总之，临床上的许多疾病，特别是难治之病，均可从"治未病"的方面认真研究和探讨。根据临床观察，对支气管哮喘，采取"冬病夏治"，即在夏季伏天，使用益气健脾温肾之剂，可增强人体抗病能力，冬季发病明显减轻，而且容易控制。再如患脂肪肝的患者，用茶疗药膳（生山楂500g，生决明子

500g，分次泡水代茶饮用）的治疗方法，一般 2～3 个月可获明显疗效，且能辅助降低高血压，亦能达到治疗和预防的目的。

临床上，医术再高明的大家也难免有"望病兴叹，无力回春"的时候，生老病死乃是人类无法改变的规律，但是如果以"治未病"的学术思想指导临床，至少可以阻断或延缓某些疾病发展的进程，把"难治病"消灭于萌芽之中。因此，为医者应时刻以"不治已病治未病"的准则要求自己，不断提高业务技术水平，探求新的治疗规律，才能造福百姓，无愧于医林。

四、疑难杂症的辨证思路

疑难病是指辨证和治疗方面均感棘手的一大类疾病，或病因不明，或病机不清，或治法不精，或无特效之方，或无应验之药。《黄帝内经》《伤寒论》《金匮要略》等中医经典著作中，多称其为"难治""难已""不可治""不治"等。王立忠教授临证六十年，治疗疑难病症甚多，多疗效卓著，将他治疗疑难病的经验及辨治思路整理形成文字，希望能抛砖引玉，启迪后学。

1. 疑难病的临床特点

（1）临床表现繁多、复杂、稀奇、隐匿　疑难病的临床表现往往不循常规，有悖常理，令人难以捉摸，甚则无症可循。如胸痹病当以胸部刺痛或闷痛为主要表现，但有一部分却以牙痛或腹痛为主要表现，极其容易误诊，非经验丰富，见多识广者，难以见微知著，窥其真机。再如乙肝、高脂血症、艾滋病等无任何临床症状时期，中医历代古籍无此记载，没有明确认识，因此治疗上无从下手，实为难矣。

（2）病因病机错综复杂　疑难病属于单一病因者较少，大多是由综合因素作用而成，如水湿痰饮瘀血并见。疑难病的病机更是错综复杂，虽为同一患者，却表现出相反的病机，如上热下寒、上寒下热、表寒里热、表热里寒、虚实并见、表虚里实、上实下虚，或脏实腑虚，或腑实脏虚等，给辨证带来很大困难。

（3）数病相合，病情多变　疑难病多不是单一病种，而是多种疾病集于一身，或脑出血与心肌梗死共患，或风湿病与肺结核相兼，或肝炎、肾炎并存。其病情亦多有变化，或由寒化热，或由实转虚，或因痰致瘀，或因热盛成毒。因此，医者在治疗疑难病时，当细审病因，详察病机，知常达变，综观全面，方能起沉疴、克顽疾，方可成为中医大家。

2.疑难病的辨证思路

（1）从瘀着手　中医自古就有"久病多瘀"之说，清代叶天士明确提出"初气结在经，久则血伤入络""久病血瘀""瘀生怪病"等理论。常见的与血瘀有关的疑难病有各种疼痛、肿瘤、积聚、肿胀、黄疸、失眠、月经不调等。即使在这些疑难病辨证中没有血瘀的特征表现，也不能排除在疾病发展过程中兼夹瘀血的可能。在治疗"久病顽疾"中，既要考虑到气血不足的一面，更应注意从瘀着手。曾治一患者王某，两上肢肿胀，时肿时消，发作时两手活动受限，间断性发作10年之久，各处求治不愈。至本处诊治时思之其病年久，病初气结在经，病久血伤入络，气滞血瘀，气化功能失常，水湿停滞，发为肿胀。故治宜行气活血化瘀法，疏其病气，"去菀陈莝"，气血畅，营卫和，病气乃去，其病愈矣。又如王立忠教授在治疗顽固性失眠时就是采用血府逐瘀汤加黄连、半夏，重用半夏30g，往往能见奇效。

（2）从痰论治　疑难病的痰多为广义之痰，中医有"百病多由痰作祟""怪病多痰"之说。痰证的表现形式各异，既可阻于气道，表现为痰声辘辘、苔腻、脉滑等有形之痰；也可阻于经络、经隧、清窍等处，成为无形之痰。临床上，咳喘、呕吐、眩晕、胸痹、中风、痹证、积聚、梅核气、痰核、癫狂、不孕症等，从痰入手，常有效验。王立忠教授在治疗痰湿型眩晕时常采取自拟定眩汤，以健脾化痰、降逆和胃、补肾利湿，多能收效。

（3）痰瘀同治　中医素有"痰瘀同源""痰瘀同病"之说，两者既是病理产物，又是致病因素，同为津液所化，互生互助，相互影响。《血证论》亦有"血积既久，亦传化为痰水"之说。痰瘀同见，可以见于多种疾病，如中风、胸痹、痹证、癥瘕、积聚、神志病、肿胀病等。因此，痰瘀同治是针对疑难病症的重要思路。王立忠教授在治疗上述疾病时多采用活血化瘀消痰法，多能见效。

（4）应用单方、验方　王立忠教授认为，在疑难病症治疗中，采用常规的辨证论治方法收效甚微，若针对疾病的特殊本质而采用专方专药，往往能收到较好疗效。俗语云"单方一味，气煞名医"，这句话是很有道理的。单方、偏方大多是专方专药，往往针对性很强，对某种病证有时会收到意想不到的效果。药物本身也是具有特殊性的，即使同类药，也都具有区别于他药的特殊功用，如青蒿治疟、金钱草治结石、茵陈退黄疸、五味子降酶、延胡索止痛等，在临床上遇到以上病症，往往随症伍入，提高疗效。临床上遇到高脂血症、脂肪肝等常用生山楂、生决明子适量泡水代茶饮用，效果亦比较明显。

总之，疑难病的辨证治疗，是在错综复杂的病理变化中，准确恰当用药，达到左右逢源之效。因此，其治疗效果取决于临床医生的理论基础、临床经验、辨证思维方法、处方用药及剂量等多种因素。对疑难病的辨证治疗，能够显示一个临床医生的综合水平。医者必须有扎实的理论基础，丰富的临床经验，正确的辨证方法，灵活开阔的辨证思路，才能在临床辨治疑难病时得心应手，收桴鼓之效。

第二章　王立忠疾病诊疗思路与方法

第一节　从脾胃谈"治未病"的学术思想

一、脾胃学说在"治未病"中的重要性

脾胃在中医脏腑学说中占有重要地位，同样在治未病中也具有重要性。五脏之中，脾胃居中央，为后天之本，在人体中有"中州"之称。脾主运化，胃主受纳，一纳一化，完成后天应有的纳化作用，脾主升，以上升为顺，胃主降，以降为和。脾为足太阴经，属阴主里，络在足阳明经；胃为足阳明经，属阳主表，络在足太阴脾经。脾胃的一脏一腑、一阴一阳、一升一降、一纳一化、一表一里，形成制约、互用、协调、和合的密切平衡关系，共同完成后天的受纳、运化、培育、濡养的功能。只有脾胃纳化健运功能正常，后天之气才能不断地充养先天，以维持机体生命所需的养料。由于脾胃居于中焦，是精气升降的枢纽，升则上输于心肺，降则下归于肝肾。因而脾胃健运，才能维持"清阳出上窍"，"浊阴出下窍"；"清阳发腠理，浊阴走五脏；清阳实四肢，浊阴归六腑"的正常升降运动，这就是常说的"升清降浊"。如果脾胃发病，升降失常，则内而五脏六腑，外而四肢九窍，都会发生多种病证。因此，脾胃纳化升降功能的正常与否，不仅关系生理功能，甚则关系诸脏诸腑，关系着人体健康，甚至生命存亡。

脾胃学说向为医家重视，在《内经》《难经》《伤寒论》《金匮要略》《千

金方》等书中皆有论述。到了金元时期，脾胃学说得以全面发展。医学名家李东垣深研内经理论，结合自己的经验著《脾胃论》，为研究脾胃学说奠定了良好的基础。

李东垣创立脾胃论，认为脾胃之病多由虚损所致，临床上惯用补中、升阳、益气、益胃诸法，为补土派之鼻祖。元气乃人体生命健康之本，元气充足须赖脾胃之气的滋养，故脾胃伤，则元气易衰，此即李东垣说的"内伤脾胃，百病由生"。同时脾胃又是人体气机升降的枢纽，气机之升降，又关乎各个脏腑，故脾胃又是各个脏腑气机升降枢纽之轴心，各脏腑皆赖脾胃以为其所用。故内伤脾胃，必波及各脏，即所谓"脾通四脏"。由于脾主运化水谷精微，其运化功能，全赖脾气阴之健，即脾为太阴之土，得阳始运。当代脾胃大家李振华教授通过临床实践总结，认为脾本虚证，无实证，胃多实证；同时脾之虚证，则为气虚，甚则阳虚，无阴虚证；胃则胃阴虚证，即胃为阳明阳土，得阴始安。

王立忠还认为，脾虚波及他脏，首先是肝。饮食不当，饥饱劳倦或思虑过度伤脾，均可导致土壅木郁；情志不舒，形成木郁乘土，其因不同，但其果则同，皆可造成脾虚肝郁，或肝脾失调证。同时脾失健运，胃失和降，则可形成胃实证。因而脾虚证，必首先波及肝、胃，造成彼此功能失调，故李振华教授在治疗和预防脾胃病方面指出"脾宜健，肝宜疏，胃宜和"等大法。

二、调理脾胃在"治未病"中的临床意义

脾主运化，主统血，主肌肉四肢，开窍于口，与胃相表里。脾胃为气血生化之源，故称为"后天之本"。脾胃在人体生命活动中占有极其重要的地位。《素问·玉机真脏论》曰："五脏者，皆禀气于胃，胃者，五脏之本也。"因此，在疾病的辨证治疗中始终贯穿顾护和调补脾胃的思想，是十分必要的。

1. 未病先防　未病先防重在预防，即在疾病发生之前采取各种措施，以防止疾病的发生。即"正气存内，邪不可干"，这里强调脾胃，合理饮食。正如清代医家王孟英认为"颐生无玄妙，节其饮食而已"。唐·孙思邈在《备急千金要方》曰："食能排邪而安脏腑，悦神爽志，以资血气，若能用食平疴，

释情遣疾者，可谓良工。长年饵老之奇法，极养生之术也。"指出高明的医生能用食物治病，解人忧愁，调摄饮食是防病祛病、延年益寿的上策，是最高水平的养生之法。养生保健就饮食而言，要求饮食有节，不要过食、偏食、误食等不良习惯，以免损伤脾胃，改变不合理的饮食习惯，还要根据体质情况，选择恰当的饮食，纠正病理体质，以达到保健和防病的作用。

2. 既病防变　对疾病的早期诊治，把握疾病的发生发展与传变规律，以防止疾病的发展与传变。正如张仲景《金匮要略》开篇《脏腑经络先后病脉证》首言："问曰：上工治未病，何也？师曰：夫治未病者，见肝之病，知肝传脾，当先实脾，四季脾旺不受邪，即勿补之。中工不晓相传，见肝之病，不解实脾，惟治肝也。"肝主疏泄，若肝气郁滞，疏泄失常，就会影响脾的运化，出现呃逆反酸，两胁胀痛，食欲不振，腹胀等证候，即木郁乘土。反之，如脾失健运，也会影响肝之疏泄异常，引起腹胀腹痛，大便失调等症状，导致"土壅木郁"。若情志失调，肝气郁结可以攻伐脾土等，亦可引起胃肠疾病，以及妇科疾病等。对于肝郁脾虚者，余选用逍遥丸加减，症见两胁痛，头晕目眩，神疲乏力，纳差，或寒热往来，月经不调，乳房胀痛，脉弦而虚，舌微红，苔薄白而腻。

若胁痛加制香附、郁金、青皮、延胡索、川楝子；腹胀加厚朴、枳实、佛手；纳差加鸡内金、山楂、砂仁；肝脾肿大，加鳖甲、丹参、赤芍、牡蛎；乳腺小叶增生加路路通、郁金、王不留行、浙贝母、夏枯草等。临床上常用本方治疗慢性肝炎、早期肝硬化、慢性胃炎、乳腺增生病等。

若中气不足，土虚木郁，胃气不畅，气滞作痛者，常见胃脘痛（浅表性胃炎）。方选香砂六君子汤加减。以益气健脾、祛痰和胃、理气止痛。

香砂六君子汤酌加制香附、枳壳、白芍、延胡索、川楝子、青皮；胃酸加吴茱萸、黄连、左金丸治之。对胃溃疡者，可酌加煅瓦楞子、煅石决明疗效显著。

例如，小儿疳积证，若不及时治疗，可传余脏，除脾胃外，其他脏腑亦可受到影响。许多小儿患感冒、发热、咳嗽、肺炎，经常采取对症治疗，长此以往，治标不治本，患儿反复发病，致使抵抗力下降，全身消瘦，皮肤干燥，毛发枯燥，不欲饮食等。多因乳食无度，饮食不节，壅聚中焦，酿成积滞，损伤脾胃。脾胃乃后天之本，气血生化之源，如日久脾胃运化失职，水谷精微不能吸收，脏腑百骸失于滋养，渐至形体羸瘦，气液内亏而致疳积。因此，若患疳积或将要发生时应及时治疗，采取消积导滞等方法，常用消积散、加味山甲散、导滞散等治疗，使脾健、积化、胃和，患儿脾胃功能恢复正常，体质发育正常，抵御抗病邪能力亦可增强。若摄食困难，气血无以资生，饥则伤脾，形成先后天俱病证候，导致气血衰竭，当补气养血、扶正固本，如四君子汤、四物汤复方组成气血双补之剂，更可预防它病发生和传变。

调补脾胃以"和"为贵，胃主纳，脾主运，两者共完成饮食物的消化和吸收。胃气主降，脾气主升，脾为阴脏，胃为阳腑，胃喜润恶燥，脾喜燥恶湿，两者燥湿相济，升降得宜，阴阳和合，相辅相成，方能保持其生理功能正常。因此在补益脾胃时要注意调和。一是寒热并用，调和胃肠。脾不运湿，湿热中阻，升降失常，热为阳邪，宜用寒凉，湿为阴邪，非温不化，寒温并用，才能和其阴阳。此证清阳不升而利、浊阴不降而吐之征象同时存在，其升降失调之机就是脾运障碍。治当振奋脾阳，恢复脾运，苦辛并进，方合治病求本之理。恢复其升降，补泻同施，以调其虚实。其代表方剂为半夏泻心汤、甘草泻心汤，方中黄连、黄芩与干姜、半夏相伍，并配用人参、大枣、甘草，既能清胃热，又温肠寒，临床上常用来治疗慢性肠炎。二是升降配伍，调和脾胃。代表方剂为治疗脾弱气滞，水饮痞结胃脘之枳术丸和水饮停聚胸膈之葶苈大枣泻肺汤。枳实行气除痞，白术健脾益气，葶苈子泻肺行水，大枣健脾益气，一升一降共同恢复脾胃的生理功能。

3. 愈后防复 当疾病初愈时，应采取相应的调治方法，补益元气，以善其后，以资巩固。例如治疗咳喘证，虽然咳止喘平，但如何进一步调理，善后治疗，尤为重要。因此，善后治疗时，首先强调掌握咳喘症的发病机制，关键在于"痰"，而痰的产生关键在于脾胃运化失常，即"脾胃为生痰之源"。常因饮食不节，暴饮暴食，伤及脾胃，水饮停滞聚湿生痰，痰饮壅肺，阻塞气道，肺失肃降，则咳喘作矣。治痰的关键，即调理脾胃，脾胃功能正常，痰无从产生，痰除则咳喘自愈。所以善后治疗时注重健脾祛痰，常用香砂六君子丸、补中益气丸等，是防止复发的有效措施。

三、调理脾胃"治未病"用药心得

在辨证论治的基础上，治疗脾胃时用药贵在升降和合，不伤中气，应以胃气为本。注重配伍用药，拓宽用药的使用范围，合理用药，组成新的有效方剂，通过临床实践验证，沿用至今，均获良效，显然充分利用药物配伍所产生协同增效的作用，使药到病除，具有重要和深远的临床意义。

在临床治疗脾胃病时，常用药味主要配伍如下，仅供参考。

1. 苍术与白术 苍术、白术同是健脾燥湿之品，但苍术燥湿健脾，又能祛风辟浊，如平胃散用苍术为主，是因为平胃散主治湿郁脾胃中焦不能运化的中满腹胀，为燥湿健脾、运化中焦的常用方。白术健脾为主，为扶正之品，如四君子汤主治脾胃虚弱，运化无权引起的少气纳呆，是补益中气、健运脾胃之剂。

总之，苍术燥湿力胜，白术健脾力强。临床上，治疗妇女脾虚带下常用完带汤。余在治疗湿热夹杂型慢性结肠炎时常配伍应用，疗效显著。

2. 枳实与白术 枳实破气消积，导滞除痞，下气通便；白术健脾燥湿，运脾胃。枳实、白术伍用，出自《脾胃论》的枳术丸。白术升补，健脾燥湿，枳实降泄，导滞消痞，降中有升，泄中有补，两者伍用，合中焦气机升降之宜。枳实以走为主，白术以守为要，两者合用，一补一消，一走一守，一急一缓，相互制约，相互为用，助脾胃恢复升清降浊之枢机，使气机升降自复，主治脾胃虚弱，食水停聚，脘腹胀满，大便不爽等症。余在临床治疗便秘时常用枳实、桔梗、郁李仁、火麻仁、桑椹、黑芝麻等，其主要作用机制为行、宣、润、通之意。每获良效。

3. 白术与鸡内金 白术健脾益气，燥湿利尿，止汗，安胎；鸡内金健脾消食，善消食积，为消导之品，且能消结石。白术、鸡内金伍用，出自《医学衷中参西录》的鸡胵汤（鸡内金、白术、柴胡、白芍、陈皮、生姜）。治气郁成鼓胀，兼治脾胃虚且郁，饮食不能运化者。该方为张锡纯所创立。

4. 白术与茯苓 白术健脾燥湿，茯苓渗湿利水，二药配伍治疗脾虚湿阻致大便溏泻等症。白术健脾燥湿为主，茯苓渗湿利水为要，白术与茯苓为伍，一燥、一渗运利和合，使脾气健、水湿除，适于脾虚湿盛之脘腹胀闷，四肢困倦，食欲不振，便溏泄泻等症。

5. 半夏与生姜 半夏燥湿化痰，健脾和中，降逆止呕；生姜散寒解表，温胃止呕，化痰行水，二药伍用有明显的和胃止呕作用，生姜可解半夏之毒。对脾胃虚所致的呕吐甚效。

6. 生姜与大枣 生姜辛温，功长散寒解表，温中和胃；大枣甘温，长于补脾益气，养血安神，缓和药性。两者伍用，辛甘和合，阳表阴里，刚柔相济。大枣甘守力多，得生姜守而不滞；生姜辛散力强，得大枣散而不过，具有调和营卫，健脾胃双重功效，还可以增加食欲，促进药物吸收。余在治疗胃肠型感冒、消化道疾病时，常用生姜大枣为伍，均有显著疗效。姜枣视之平淡无奇，但调运中州甚为佳品。

在《伤寒论》《金匮要略》中，采用姜枣配伍的方药有数十剂，或重用生姜，或多用大枣，两者药量酌情增减。如桂枝汤、葛根汤、大小柴胡汤、大青龙汤、小建中汤、三泻心汤、吴茱萸汤、黄芪桂枝五物汤、麻黄连翘赤小豆汤等。始终以脾胃之气为本，姜枣之方剂甚多，临床用之广泛，若配伍精良，可收良效。

从以上阐述中不难看出，临床上许多疾病，特别是疑难病症，均可从调其脾胃方面认真研究和探讨。运用辨证论治的方法，把难治病消灭于萌芽之中，从而充分认识到"治未病"的临床意义和学术思想。

第二节 运用理脾法的经验

王立忠教授擅长运用理脾法治疗疾病，机圆法活。

一、轻散理脾愈感冒

王立忠教授主张治疗感冒的同时，要重视调理脾胃，特别对于脾胃亏虚，脾胃有宿疾的人。此类人素体脾胃虚弱，气血亏虚，或兼有痰湿内蕴，致使营卫不足，不能充养人体肌表，表气虚，卫外不固，易于感受风寒之邪，从而发为感冒。感受风寒后又因为气血虚弱，无力抗邪；湿邪黏滞，易于恋邪，风寒之邪不易驱除。治疗时除选用荆芥、防风等风中轻剂，以发散解表外，同时又以健脾益气、补养气血、理气化痰之法，以扶助正气，以求从本治疗。不宜过早应用清热解毒苦寒之品，以免损伤脾胃，导致感冒反复发作，甚则缠绵不解。临床采用自拟新感汤治疗，无论老人、小儿，凡感冒兼有脾胃虚弱的均可酌情应用。

方药：荆介 10g，防风 10g，薄荷 10g，杏仁 10g，前胡 10g，桔梗 10g，炒枳壳 10g，陈皮 10g，法半夏 12g，炙紫菀 12g，炙款冬花 12g，板蓝根 30g，金银花 15g，连翘 15g，甘草 6g，大枣 4 枚，生姜 2 片。

方中陈皮、法半夏燥湿化痰和胃，大枣、生姜调和营卫，兼益脾胃。

本方辛温散寒解表、苦温燥湿化痰，轻散中兼理气和胃。对于脾胃寒湿，又风寒袭表之感冒，表散不至太过，又有调理脾胃、燥湿化痰、调和营卫之功，正合于体虚风寒型感冒的论治。如气血亏虚，表气不固者，加用玉屏风散、补中益气汤、山药等，以益气扶正固本，提高机体抵抗力，从而达到防治感冒之目的。

二、健脾化痰止咳喘

咳喘从病机上讲，关键在于"痰"，而痰的来源在于脾胃运化功能失常，所谓"脾为生痰之源，肺为贮痰之器"。痰多则气道阻塞，痰气交阻，肺失宣肃，则发作咳喘。所以调理脾胃乃治痰的关键。脾胃运化功能正常，痰无资生之源，无痰其咳喘自愈。王立忠教授曾治一老年慢性支气管炎患者，常年冬季咳喘，呼吸困难，痰多黏稠，难以咳出，嘱其常服补中益气丸、香砂六君子丸，达 1 年之久，此后冬季咳喘显著减轻，发作次数减少。因此调理脾胃在咳喘病的预防和治疗中，大有裨益。

三、化痰蠲饮治眩晕

眩晕多由痰浊上蒙、饮邪上犯引起，临床非常多见，症状持续存在或阵发性加重，有的头晕昏沉，头重如裹，有的视物旋转，多伴恶心呕吐，不能进食，或纳少腹胀，体胖身重，乏力，易疲劳。舌质淡苔白腻滑，脉弦滑或缓滑。多因脾胃虚弱，气血亏虚，痰湿内盛，饮邪内停，浊邪上犯而致，所谓"无痰不作眩""无虚则不作眩"之理。治疗时王立忠教授采用健脾补肾、祛痰利湿之法，采用自拟黄竹定眩丸，对痰浊上蒙引起的眩晕疗效显著。

方药：太子参 12g，生白术 12g，茯苓 30g，生白芍 12g，竹茹 10g，枳实 12g，陈皮 10g，法半夏 12g，山萸肉 20g，川牛膝 12g，泽泻 20g，生牡蛎 20g，甘草 6g，大枣 4 枚，生姜 2 片。

方中太子参、生白术健脾益气，茯苓、陈皮、法半夏燥湿化痰，竹茹、枳实降逆化痰和胃，泽泻泄浊，生牡蛎化痰。全方健脾补肾，祛痰利湿，佐以和胃之品，切中病机，用药得当，眩晕自止。

四、清热化痰和胃疗失眠

宿病胆热犯胃，胃失和降，是失眠的主要病机。胆热犯胃则蕴热生痰，痰热上扰，"胃不和则卧不安"，失眠难愈。对此，王立忠教授用黄连温胆汤加减，清热化痰，健脾和胃，治疗失眠，数剂便愈。

方药：太子参 12g，生白芍 12g，酸枣仁 30g，枸杞子 12g，合欢皮 20g，生地黄 12g，竹茹 10g，枳实 10g，陈皮 10g，半夏 12g，茯神 20g，黄连 6g，龙齿 15g，蝉蜕 12g，甘草 6g。

方以太子参益脾气、养胃阴，竹茹、枳实降逆和胃，陈皮、半夏燥湿化痰，茯神健脾利湿安神。诸药合用，和胃安神以助睡眠。

五、健脾和胃调中焦

脾胃病变多因饮食失宜，暴饮暴食，过食辛辣生冷油腻之品而致，但也有因情志所伤所致者。对纳运失常者，采取脾胃同治，脾主健运，胃主受纳的方法，因此治脾必开胃、调阴阳，即扶脾阳，益胃阴，此类患者临床多采用香砂六君子丸加减治之。对于脾胃虚弱，寒湿滞于中焦，而至脘腹胀满疼痛者，如慢性胃炎、胃溃疡、慢性泄泻、胃肠功能紊乱等疾病常宜此法，以健脾和胃、益气养血、燥湿化痰，调理善后，以资巩固，防止脾胃病复发或因脾胃虚弱，并发其他疾病。

王立忠教授认为脾胃健旺，气血充足，营卫和谐，表气自固，无生痰之源，五脏功能正常，无至虚之处、容邪之地，使外邪无从入侵作祟，从而邪去正安。调理脾胃的思想需要贯穿在治病的整个过程中，或健脾祛痰，或化痰蠲饮，或行气化痰。理脾法的运用体现了王立忠教授对疾病认识及治疗方面的独到之处，还体现了中医"治未病"的学术思想。

第三节　从调理脾胃防治感冒

王立忠教授通过临证实践认识到，调理脾胃是防治感冒的有效治疗途径和有效方法，特别对体虚、胃肠型感冒、反复发作者，尤为适合，且有治愈后不易复发、疗效稳固等优势。

一、发病防病的理念

首先要了解和掌握脾胃和肺脏的关系，脾胃和肺具有相生关系。一方面，脾胃为肺之母脏，肺主气而脾益气，肺所主之气来源于脾。何梦瑶说："饮食入胃，脾为运行其精英之气，虽曰周布诸脏，实先上输于肺，气亲上也。肺先受其益，是为脾土生肺金。肺受脾之益，则气愈旺，化水下降，泽及百体，是为肺金生肾水。"因此，当脾胃虚的时候，首先影响到肺。肺气不足，也多与脾有关。如脾胃虚弱的人易发感冒。表面上看易感冒是由于卫气不足，实际上是与脾气不足有关，脾不能益气则肺气虚，肺气虚则卫气不足。如玉屏风散是固补卫气、预防感冒，治疗气虚自汗的良方。

从另一方面，脾虽然是肺之母脏，但脾胃的运化又赖于肺气的宣发。饮食入胃之后将精气游溢于脾，脾又将津液输布于肺，肺赖其宣发之性，再将津液输布全身，清者上行而浊者下达。这样脾胃中的水湿才不致停留。也就是说肺气虽然来源于脾，而脾胃的运化功能，还是和肺分不开的。前人有"脾为生痰之源，肺为贮痰之器"之说，痰所以会生，由于脾阳不足，痰之所以会贮，实与肺气不宣有关。由此可见临床上的感冒，若有痰湿内因存在，在宣肺解表的同时，适当加一些祛痰和胃之品，则有利于感冒的治愈和康复。

二、调理脾胃的意义

临床上发现许多感冒患者，从儿童到成年，多因脾胃损伤致正气虚弱，易于感受外邪而感冒。正如国医大师李振华教授说："小儿多为内不伤则外不感，小儿手心热于手背者，提示为体内内伤，手背手心俱热者，往往已发热，当表里双解之。"或因感冒发烧，应用西药抗生素，打针吃药，这种治标的方法，固然感冒及时得到了控制，但脾胃已受到了损伤。因此感冒反复发作，甚者缠绵不解，形成恶性循环，无奈前来求治中医。儿童更是重复治疗，小儿体质越来越差，甚至影响发育。小儿患疳积出现低热，但体温不高，仅手足心热，不欲食，消瘦等症，显然是小儿脾胃虚损，运化失宜，吸收功能障碍等，脏腑失养而形成的疳积证。若又要打针吃药，损伤脾胃，反而加重病情，中医采取消积导滞理脾之法，不日而愈。

从以上的发病，即说明了调理脾胃的重要性。张仲景曰："四季脾旺不受邪。"脾胃是元气之本，元气是健康之本，元气又名真气，所受于天，与谷气并而充身也。同时强调脾胃功能。李东垣的《脾胃论》认为脾胃一伤，诸病丛生。又说明了内在元气充足，则疾病无从发生。元气充足与否，关键在于脾胃是否健旺，那么感冒发病，然也。正如《内外伤辨惑论·饮食劳倦论》曰："盖人受水谷之气以生，所谓清气、荣气、卫气、春升之气，皆胃气之别称也。"《素问·经脉别论》曰："饮食入胃，游溢精气，上输于脾，脾气散精，上归于肺，通调水道，下输膀胱，水精四布，五经并行，合于四时五脏阴阳，揆度以为常也。"《内外伤辨惑论·饮食劳倦论》曰："苟饮食失节，寒温不适，则脾胃乃伤；喜怒忧恐，劳役过度，而损耗元气。既脾胃虚衰，元气不足……脾胃之气下流，使谷气不得升浮，是生长之令不行，则无阳以护其荣卫，不任风寒，乃生寒热。"这就是脾肺气虚易发感冒的主要原因。

三、防治原则与治法

临证时根据具体情况，谨慎处理，急则治标，缓则治本。内伤外感并见，夹杂出现者，若内伤重、外感轻，根据脾胃特点，当以调理脾胃为主，轻剂解表即可。若外证多，外感重者，当以解表为先，调理为辅的原则。"虚则补之"乃是治疗虚证大法，然而补药应用不当，亦多气壅、腻膈，反使脾胃运化呆滞，致生变证。因此，在临床辨证用药时，应酌情加入砂仁、陈皮、生姜、大枣之类，以促进脾胃运化，升发中焦气机，陈皮有补有泻，可升可降，有调中快膈、导滞消痰之功；生姜解郁调中，畅胃口而开痰下食；大枣乃脾经血分之药，补而运之，以发脾胃升腾之气。姜枣同用，生姜助卫发汗，大枣补益营血，防止汗多伤营，共奏调和营卫之功。

王立忠教授在临床上对体虚（胃肠型）感冒，采用益气固表、调和营卫的治法，方用玉屏风散合桂枝汤加减应用，或用补中益气汤酌加桂枝、淫羊藿、菟丝子、生姜、大枣等，多获良效。对于脾胃虚弱，易发感冒者，常嘱患者服用香砂六君子丸、补中益气丸缓图，亦可预防感冒或慢性支气管炎，疗效颇佳。

第四节　从"痰瘀"论治疑难杂病的思路与方法

古代医家早有"津血同源""津血互化"之说，说明在生理条件下，津与血在气化作用下可以相互资生和转化，津血在生理上这种密切关系，必然导致病理上"痰瘀互结"，痰滞则血瘀，血瘀则痰留，即痰可生瘀，瘀可生痰，两者互为因果，交结为患，形成恶性循环。朱丹溪《丹溪心法》曰："痰夹瘀血，遂成窠囊。"认为痰和瘀血均为阴邪，同气相求，既可以因痰而生瘀，亦可因瘀而生痰，形成痰瘀同病，从而导致各种病变。因痰与瘀是疑难怪病之根，危急重症之源，古人又有"痰为百病之母""怪病多痰""怪病属痰"等认识。当代许多中医大家，如王永炎、周仲瑛、邓铁涛、张学文等，对"痰瘀相关"学说研究内容丰富，深入和广泛地研究"痰瘀同源""痰瘀同因""痰瘀互生""痰瘀同病""痰瘀同治"等理论并实践，且收到了显著疗效。王立忠教授根据疑难病的病因病机和发病特点，分别从以下三个方面：从痰论治、从瘀论治、痰瘀同治论治疑难杂病。

一、从痰论治

广义的"痰"是由于脏腑气血失和，水、湿、津液凝聚变化而生成的一种"非人体需要代谢性分泌物"，包括痰、饮、水、湿等。痰性流动，且随气升降，流动周身，无处不到，变化多端，外而皮肉筋骨，内而脏腑经络，广泛伤害机体内外，故致病多端。

痰为诸病之源，怪病多由痰而生，故有"百病多由痰作祟"之说。痰生百病，百病兼痰，痰邪致病，错综复杂，范围广泛，病种繁多。痰生百病，既说明了病邪广泛性，还说明了痰邪致病，易合它邪为患，临床上常见的风痰、寒痰、热痰、湿痰、燥痰、火痰、气痰、食痰等。除了病邪本身致生痰病外，还有邪痰合而致病，缠绵反复，诸多疾病，在发病的不同阶段，除了痰病本身影响脏腑功能而生痰邪外，还可触动宿痰，兼杂致病，临床辨证中，常有"风寒夹痰感冒""风湿夹痰""气虚夹痰""阴虚夹痰""阳虚夹痰""血虚夹痰"等。临床上经常遇见，久治不愈，或收效甚微的患者，往往在原来遣方用药基础上，酌加祛痰或化痰之品，而获良效。

1.头痛（血管性头痛） 此类头痛，是临床上常见的顽固性头痛。其头痛特点，疼痛发生在头部一侧或双侧，疼痛性质多为跳痛或刺痛，或灼热疼痛，常伴有恶心呕吐，或视物模糊，畏光，或因情绪激动而诱发。舌红苔白腻，脉弦细而滑。

辨证：肝经蕴热日久，灼津为痰，肝阳风动，风痰上扰清空而致头痛。

治法：息风化痰，活血解痉止痛。

方药：自拟息风化痰活血止痛汤。天麻10g，川芎15g，僵蚕10g，胆南星 9g，白附子 8g，全蝎 10g，白芷 12g，白蒺藜 30g，葛根 30g，赤芍 12g，蔓荆子 15g，夏枯草 15g，甘草 6g。

方解：天麻、僵蚕、胆南星、白蒺藜、全蝎、白附子平肝息风，化痰解痉止痛；赤芍、川芎行气活血；夏枯草、葛根、蔓荆子疏风清热；甘草助诸药调和以善其后而获效。此风痰头痛之良方也。

2. 癫痫 痰浊蒙窍是痫证发病的重要病因病机，古有"无痰不作痫"之说。痫证，由肝胆火旺，痰火蒙窍者居多，且为顽固。其发病特点：突然昏倒，不省人事，四肢抽搐，口吐痰涎，气息高，直视或斜视，或作六畜之声，魂梦惊惕，发作无定时，有连日发者，有一日发三五次者，常伴有胸膈阻塞，心烦失眠，头痛，面红目赤，口苦，便秘，数日数月后再发，醒后疲乏，余如常人。舌红苔黄腻，脉弦滑而数。

辨证：本证多因大惊卒恐，郁怒伤肝，肝失条达，气郁化火，火灼津液成痰，痰火随气而升，上扰胸，心神被蒙，发为突然昏倒，不省人事，口吐痰涎，痰火流窜四肢经络则抽搐，口苦等症作矣。

治法：清热涤痰，镇心安神。

方药：自拟定痫汤。天麻 12g，生白芍 12g，夏枯草 15g，郁金 12g，石菖蒲 10g，全蝎 10g，胆南星 9g，僵蚕 10g，黄连 6g，知母 10g，川贝母 10g，地龙 12g，茯神 20g，磁石 30g，皂荚 1.5g，甘草 6g。

方解：天麻、白芍、夏枯草平肝息风；郁金、全蝎、胆南星、僵蚕、黄连、知母、川贝母清热化痰，开窍醒脑；地龙、茯神、磁石、皂荚镇心安神，散结通络抗痫，佐甘草调和诸药以收全功。

3. 失眠 多由于思虑太过，所求不得，肝气被郁，脾运失健，水谷之湿生痰，或久嗜酒肉肥甘、油腻之品，演变为痰。痰郁而化火，痰火上蒙心包，扰乱神明，神不守舍，故出现心烦失眠，易惊易醒等症。

辨证：痰火内扰则心烦不寐。

治法：清热化痰，宁心安神。

方药：黄连温胆汤加减。竹茹 10g，黄连 6g，陈皮 10g，法半夏 12g，茯神 20g，酸枣仁 30g，龙齿 20g，百合 30g，大枣 5 枚，灯心草 8g，甘草 8g。

方解：方中竹茹涤痰开郁，清热除烦；陈皮、法半夏燥湿祛痰；茯神、酸枣仁、大枣、黄连、龙齿养心安神；灯心草、百合、甘草清心安神。百合对顽固性失眠疗效尤佳。

加减：半夜醒后难以入睡，加夏枯草15g；彻夜不寐，加淡豆豉、栀子各10g，清泄里热，解郁除烦甚妙；生龙骨、生牡蛎各30g，清心泻火，镇心安神；心火亢盛，失眠心烦者加竹叶10g，莲子心3g，琥珀3g（冲）。

二、从瘀论治

"瘀"是临床常见的一种病理状态，久病之后，有瘀证表现可辨者，故当从瘀论治。中医学认为"久病入络，久病入血"是疑难病病因病机、证候和施治的重要依据。久病从瘀，是对久病之后由虚到瘀这一病理现象的高度概括，久病之虚不外阴、阳、气、血诸不足，如气虚推动无力，血液运行不畅而成瘀；血虚不濡，气血运行不滑而成瘀；阳虚则寒凝，血得温则行遇寒凝而成瘀；阴虚津竭，血脉干涸运行不畅而成瘀。瘀因虚生，瘀更虚，虚瘀相因，导致更加复杂的病理改变。瘀是疾病发展向纵深一层演变的病理产物，也是病机转变的必然规律。

1. 胸痹（冠心病） 气虚、心脉瘀滞，表现为胸闷胸痛，或刺痛，或左心前区疼痛，心悸气短，肢体倦怠，或畏寒肢冷，遇寒冷或劳累则易发作等。舌质淡偏暗或有瘀点，苔薄白，脉沉细，或沉迟。

辨证：气虚血运无力，心脉不畅，或劳累过度，营血暗耗，心脉瘀滞，心脉失养而致。

治法：益气温阳，化瘀通脉。

方药：自拟益气化瘀通脉汤。党参12g，生黄芪30g，丹参20g，当归12g，川芎15g，赤芍12g，石菖蒲10g，郁金12g，檀香12g，葛根20g，桑寄生20g，酸枣仁30g，鸡血藤30g，淫羊藿15g，三七粉3g（冲），甘草8g。

方解：党参、黄芪、当归、川芎、赤芍、丹参、三七粉益气活血化瘀；石菖蒲、檀香、郁金活血止痛，行气开窍；酸枣仁、鸡血藤养血活血通络；淫羊藿温补肾阳、桑寄生补肝肾；葛根主诸痹，现代实验研究表明具有扩张血管、改善冠状动脉血流量的作用；甘草有补益中气、调和诸药之效。

加减：偏于心阴虚者，加玉竹、麦冬、五味子；偏于心阳虚者，加桂枝、干姜、制附子等。

2. 失眠（血瘀型） 心主血脉，肝为藏血之脏。血液需要心气推动，肝气疏调，肺气宣降，才能在脉内运行不息，环周不休。若瘀血内阻，血行不畅，营阴不能正常上濡元神，阴虚不能涵阳，导致失眠。临床表现为失眠多梦，心悸、急躁易怒，伴胸闷胁痛，脉弦细，舌红边缘紫暗，苔白腻。

辨证：营血不足，血脉瘀阻。

治法：调气活血，安神宁志。

方药：血府逐瘀汤（《医林改错》）加减治之。牛膝 12g，桃仁 10g，红花 10g，当归 12g，川芎 10g，白芍 12g，生地黄 10g，枳壳 10g，柴胡 10g，桔梗 6g，酸枣仁 30g，首乌藤 30g，黄连 6g，法半夏 30g，甘草 6g。

方解：瘀血阻滞，变生诸证，法当活血化瘀，恢复血运正常。方用桃仁、红花、川芎、牛膝活血化瘀，治疗血分瘀滞。营血运行，除赖心气推动以外，亦赖肺气宣降，肝气疏调。故配桔梗开宣肺气，枳壳、柴胡调气疏肝，治疗气分郁结。活血之品恐有耗血之虞，白芍、甘草有柔和筋脉，缓其挛急之意，用当归、生地黄补血滋阴，期其活血且无耗血之虑，理气而无伤阴之弊。酸枣仁、首乌藤补养心血以安神；法半夏、黄连配伍清热化痰散结。实践证明，重用法半夏治顽固性失眠效佳且无副作用。该方兼顾气与血、血与脉、升与降、补与泻等诸多协调关系，是一个结构较好可治疗许多瘀证的良方。例如头痛、眩晕、胸痹等。

三、从痰瘀互结论治

痰瘀互结是脑病的重要病因病机。虚是老年人患病的基础，因虚致瘀。张景岳谓"凡人之气血犹源泉也，盛则流畅，少则壅滞，故气血不虚则不滞，虚则无有不滞者。"周学海亦云："阳虚血必滞，阴虚血乃凝。"显而易见，瘀乃虚所致，痰乃津血之异变。痰瘀同源，瘀血阻络致津液输布受阻，聚而为痰。唐容川在《血证论》指出："须知痰水之壅，由瘀血使然，但去瘀血，则痰水自消","脑髓纯者灵，杂者钝"。

痴呆，因年老五脏亏虚，功能失常，气血不足，气机失调，气血津液运行紊乱，导致痰瘀互生、互化、互结，交阻脑络发病。因此，临床上气虚血瘀、气滞血瘀、血虚气滞，或痰浊和血瘀之象并见，既有痰瘀阻脑之证，又有痰浊蒙蔽清窍之候。由于上述病因病机不同，总因导致脑髓空虚，痰瘀阻络，脑失所养，而出现进行性健忘，智能减退，进一步发展为脑痴呆、脑萎缩。症见头晕目眩，精神不振，神情呆滞，表情淡漠，口角流涎，腰膝酸软，行走不稳，语言欠流利，言语杂乱无章，耳鸣，健忘。舌质淡，边有瘀斑，脉象沉细。

辨证：痰瘀阻络，脑失所养。

治法：益气补肾祛痰，活血化瘀，健脑益智。

方药：自拟健脑益智汤。制何首乌12g，肉苁蓉12g，枸杞子12g，山萸肉20g，茯神20g，炙远志10g，石菖蒲9g，益智仁12g，僵蚕10g，胆南星9g，地龙12g，水蛭8g，川芎20g，生黄芪20～30g，当归12g，郁金12g，丹参20g，巴戟天12g。

方解：制何首乌、肉苁蓉、枸杞子、山萸肉、茯神、巴戟天、远志、石菖蒲、益智仁养神开窍，通脑益智；黄芪、当归、川芎、僵蚕、丹参、胆南星、地龙、郁金益气活血化瘀，通络益智。

加减：血压偏高，头晕头痛者，加天麻、钩藤、豨莶草、夏枯草；痰涎壅盛，语言謇涩者，加全蝎、天竺黄、瓜蒌等；中风后遗症，下肢无力，屈伸不利者，加伸筋草、鸡血藤、蜈蚣；下肢沉重、麻木者，加苍术、黄柏、生薏苡仁、丝瓜络、忍冬藤；若震颤者，加白芍、鳖甲、龟甲胶、生龙骨、生牡蛎等；若兼胸痹者，加葛根、檀香、薤白等；若眩晕由基底动脉供血不足者，加葛根、桑寄生、蜈蚣等。

第五节　治疗眩晕的学术思想

王立忠教授对于眩晕病的治疗，具有以病因立论，从脏腑治疗，善用清法、和法，慎用补法，治未病思想贯穿始终的特点。

一、以病因立论，从脏腑治疗

病因立论是以风、火、痰、湿、饮、瘀、虚、痰瘀、外感立论，从脏腑治疗是从气、血、脾、胃、肾、肝、肺论治。

1. 以风火立论，从肝肾论治　因情所伤，忧郁恼怒，以致肝气郁结化火，暗耗肝阴，风阳升动，夹痰火上扰清窍；素体肾阴亏虚，不能养肝，而致肝阴不足，肝阳上亢，肝阳上扰清窍；或因肝胆实火上扰；或气血瘀滞，病邪郁结化火，火热内扰，均可导致头痛头晕。

《素问·至真要大论》曰："诸风掉眩，皆属于肝。"《河间六书》则认为："风火皆属阳，多为兼化，阳主乎动，两阳相搏则为之旋转。"《临证指南医案·眩晕门》华岫云按释曰："经云诸风掉眩皆属于肝，头为六阳之首，耳目口鼻皆系清空之窍，所患眩晕者，非外来之邪，乃肝胆之风阳上冒耳。"

症见：头晕目眩、头痛且胀。常因烦劳或恼怒而诱发或增剧，伴有面色潮红，烦躁易怒，耳鸣口苦，失眠多梦。舌质红，苔薄黄，脉弦。

治则：平肝潜阳，息风清脑；清热凉血，养阴滋肾；清肝泻火等。方选天麻钩藤饮、羚角钩藤汤、镇肝熄风汤、龙胆泻肝汤等。

2. 以痰湿饮立论，从脾胃肾论治　饮食不节，过食生冷、肥甘厚腻，忧思劳倦，伤及于脾，脾阳不振，健运失司，水谷不化，湿浊内停，积聚生痰。如体质偏于阳气不足，湿浊从寒化，变生饮邪，饮邪上犯，清窍不利，也会发眩晕，并且呈发作性，视物旋转，恶心呕吐，耳鸣耳聋。舌质淡，苔白腻滑，脉弦。或肺气不足，宣肃失司，水津不布，津液聚而成痰饮；肾阳虚不能化气行水，水泛为痰，阳虚气化不利，痰、湿、饮内盛；肝气郁结，气郁湿滞，酿生痰浊。以上诸多因素，均可生成痰、湿、饮邪，以致阻滞经络，清阳不升，浊阴不降，脑窍失利，发为眩晕。正如《朱丹溪》所谓"无痰不作眩"之理。

症见：头晕目眩，头昏如蒙，胸闷、不思饮食，伴恶心呕吐、四肢无力，兼见耳鸣，舌淡红，苔薄白而腻或滑腻，脉滑细，或弦细而滑。

治则：益气健脾，渗湿和胃，祛痰补肾。方选温胆汤、半夏白术天麻汤、定眩汤等。

3. 以虚立论，从脾肝肾论治 多因久病，月经过多，失血过多，症见头晕，动则加剧，劳累即发，面色无华，唇甲色淡，失眠心悸，舌淡脉细弱，甚者眩晕，昏倒。或劳倦伤脾，脾胃虚弱，气血生化不足，不能上荣于脑，症见头晕，不耐劳作，气虚汗多，周身乏力。年老体虚，劳损过度，下元亏损，久病及肾，肾精亏虚，命门火衰，肾阳不足，不能生髓充脑，可见头晕，头脑空虚，记忆力减退，健忘，思维迟钝，神疲乏力，精神萎靡不振，不耐劳累，五心烦热，遗精，耳鸣，腰膝酸软无力，畏寒肢冷，双下肢浮肿。舌质红，脉弦细等症。《灵枢·海论》曰："髓海不足，则脑转耳鸣，胫酸，眩冒。"《景岳全书》曰："眩晕一证，虚者居其八九，而兼火兼痰者，不过十中一二耳。"均指此而言。

治则：益气养血、升清荣脑、滋阴助阳、填精充脑。方选归脾汤、补中益气汤、六味地黄汤、右归丸、左归丸、金匮肾气丸。

4. 以气血立论，从痰瘀论治 此类型常见于老年病，如脑梗死、脑出血、慢性脑缺血、高血压、痴呆、糖尿病等。除眩晕外，还可见痰瘀所致的多种复杂症状。多因年老久病，五脏衰弱，气津血亏虚，血行不畅，虚气留滞，瘀血阻滞，痰浊内生，痰瘀互结，壅塞经络，气血不能上荣，脑失所养，导致眩晕。痰浊、瘀血均与气机不利有关。气、血、水同行于经络之中，若气机不利，甚则阻滞不通，致水液不行而凝聚成痰，血之不行则致瘀血为患。故两者密不可分，正所谓痰瘀相关。

症见：头晕目眩，头沉闷痛，耳鸣突聋，昏蒙不清，周身沉重，肢体麻木，面部黄黑，眼眶周围发黑、青，目光呆滞，反应迟钝，皮肤斑块，舌体胖大，暗红，或边有瘀斑，苔腻，脉多弦滑。

治则：化痰活血通络，方用健脑益智汤。

另有肝郁脾虚，风痰上扰证型，多因情志所伤，忧郁恼怒，肝失疏泄，脾失运化，聚湿生痰；又有肝郁化火，暗耗肝阴，风阳升动，夹痰上扰清空，而致眩晕。

症见：头晕头痛，心烦失眠，纳差，情绪易于波动，舌红，苔薄白而腻，脉弦细而滑。治则：清肝解郁，祛痰和胃，方以清肝和胃汤。

5. 从外感立论，从肺论治　外感风、寒、暑、湿等六淫邪气，浊邪害清，上扰清窍，清阳不升，而发生眩晕。

症状：多于感冒后出现，头晕头痛，头昏沉，伴见咳嗽、咳痰、鼻塞、声浊、耳鸣，发热，舌红苔白或黄腻，脉滑数。

治则：疏风清热，清利头目。方选新加香薷饮、三仁汤、桑菊饮、银翘散、九味羌活汤等。

二、善用"清"法、"和"法，慎用"补"法

临证中眩晕病以肝郁脾虚，痰浊中阻最为常见，患者除眩晕主证外，多伴有头昏胀痛，面色潮红，烦躁易怒，耳鸣口苦，舌红苔黄、脉弦等症，且常因情绪不畅，或恼怒而诱发或加剧肝火上炎等症状，或伴有头重昏蒙，胸闷呕恶，不思饮食，舌苔薄白或白腻，脉弦滑等脾胃不和、痰浊中阻的表现。这与现在人们生活压力大，饮食多肥甘厚腻有密切的关系。肝气不疏导致肝经郁火，上扰清窍；或饮食不节，脾胃运化失常，痰浊内生，蒙蔽清窍；或肝脾相互影响，恶性循环，形成肝脾失调。此时唯有采用清肝、和胃的方法使肝气条达，脾胃健运，才能直中病所，达到立竿见影之效。若误用补法，只能导致病邪留滞，缠绵不愈。王立忠教授采用其经验方"清肝祛痰和胃汤""黄竹定眩汤"治疗眩晕，屡见奇效。即便是患者真正有虚证所在，也应慎补，缓补，以免由于虚不受补导致痰火内生，产生弊端。

三、治未病思想

在治疗眩晕时，王立忠教授除针对其病因病机外，常常关注病症变化，治疗时以健脾柔肝温肾之法，防止变生它病，以及证候的转化，体现了未病先防、既病防变、治未病的思想。

如对于痰浊中阻所致眩晕，王立忠教授组方时侧重于健脾渗湿，选用党参、白术、竹茹、枳实、法半夏、陈皮，以健脾固本，从本治疗，不同于一味驱邪、淡渗利湿，治标不治本。嘱平素常服香砂六君子丸以健脾祛痰和胃。

在治疗眩晕的自拟方定眩汤中应用生白芍、山萸肉，他认为，痰浊可因肝气郁结，气郁湿滞而生，还可因肝郁化火，热盛伤阴，肝阴不足，易致肝阳上亢，用生白芍利水、滋阴柔肝，防止因用清肝热药而伤阳助湿，利水伤阴；湿易伤阳，或肾本阳虚，气化不利，水湿更易泛滥，痰、湿、饮停聚愈重，故用山萸肉以温肾化痰饮以从本治疗。健脾柔肝温肾药物的应用，体现了未病先防、既病防变、治未病的思想，可谓独具匠心。

第六节　胃病的辨证思路与方法

王立忠教授对脾胃疾病有着独特的经验。他辨证准确，遣方用药精当，疗效显著。临证时强调望、闻、问、切四诊的重要性，特别是舌诊的辨识，独具特色，认为通过四诊，舌诊对气血的盛衰，病邪的深浅的判断，为辨证施治提供有力的依据，针对不同的病情，分别采取相应的治疗方法，多获良效。

《灵枢·邪气脏腑病形》曰："胃病者，腹膜胀，胃脘当心而痛，上支两胁，膈咽不通，食饮不下。"即指出胃脘部疼痛，痞胀满闷为主症的多种疾病，属中医学"胃痛""痞证""吐酸""嘈杂"等范畴。与西医学消化系统多种疾病基本相同，如慢性浅表性胃炎、萎缩性胃炎、食管炎、反流性食管炎、胃溃疡、十二指肠球部溃疡等。

胃痛为临床上常见病之首。且复发率较高，多因情志不遂，肝气郁结，饮食不节，损伤脾胃，劳逸失常，中气亏虚等所致。但只要认真分析病因病机，辨证与辨病相结合，切中病机，遣方用药，均可取得满意效果。

一、重视舌诊

1. 舌质淡当温　什么时候用温阳药，何时用温热药，这是临床医生开方时慎重考虑的问题，王立忠教授认为最可凭的是患者的舌质。如舌淡不红或胖嫩有齿痕者则可大胆地用温阳祛寒之品，如附子、干姜、肉桂、丁香等药，并随时诊查舌质的变化，增减药物剂量，以防辛燥伤阴之弊。

2. 苔腻当化　胃病多苔腻，舌面覆盖一层白色细小致密的颗粒，没有缝隙。患者感口黏，口干不欲饮，食欲不振，纳谷不香。治当芳香化湿，如白豆蔻、藿香、佩兰、苍术等药，但苍术不可久用性温烈燥，当中病即止。

3. 苔黄当消　一般认为苔黄为热，当清，此常法也。王立忠教授认为苔黄腻或黄厚，主要是胃中积滞所致，应以消导法治疗，主方加神曲、麦芽或保和丸治疗效果较好。而清热药及苦寒药反而对苔黄不利。

4. 苔少当养　胃病所见舌苔少，多有一个较长的过程，现有舌苔剥脱，逐渐苔少，最后无苔。出现猪肝样舌象，舌中间有裂痕。这种病例占胃病的5% 左右。造成苔少的原因诸多，如过用抗生素、抑酸药、温燥药等致使胃阴耗损，胃镜检查萎缩性胃炎较多。患者多有胃纳极差，味觉消失，胃痛灼热等症，治宜滋阴养胃。方选益胃汤，药用乌梅、北沙参、生地黄、麦冬、石斛、山药之品。

二、调肝为要，以防木乘土

肝与胃是木和土的关系，肝主疏泄条达，影响脾胃升降。若肝气横逆，木旺乘土，木郁胃滞，肝火亢炽，灼伤胃阴或肝血不足，胃失滋养等均是导致胃病的主要原因，故治疗胃病勿忘调肝。肝为刚脏，胃脘疼痛久治不愈，采用柔肝之法，隐痛补中加柔，刺痛活血加柔，腹痛者行气加柔，代表药物白芍伍甘草，白芍酒炒 30 ～ 60g，甘草 10g，常获桴鼓之效。

临床上遇到胃痛患者，经西医治疗溃疡愈合，幽门螺杆菌转阴，但胸腹、胁肋窜气久不消除，并现嗳气、矢气不畅、焦躁不安等症。如果仅对胃施治，用香燥行气之品，非但不能消胀，久用还能耗伤气阴。用疏肝药调治，如佛手、郁金、木蝴蝶、香橼等，令情志舒畅，窜气好转。

"吐酸""嘈杂"是胃病、食管炎最常见的症状之一，吐酸当平，历代医家说法不一，有寒热湿虚等认识，都有一定道理。王立忠教授认为不能一概而论，当据临床辨证结果而定。"酸者，肝木之味也"，不论何种证候，都应佐以平肝之药以和酸、制酸。冬桑叶、煅瓦楞子、白蒺藜、乌贼骨、浙贝母等以制酸止痛。

三、常法不应，取各家之说

1. 久病不愈，穷必及肾 《灵枢·水热穴论》曰："肾者，胃之关也。"胃者，受纳腐熟水谷，全赖肾中之阳气的蒸化，肾气不化，关门闭塞，胃气上满，气滞水停，直接影响胃病的康复。临床除胃病症状外，尚伴大便溏、消瘦乏力、气短、头昏、腰酸足软等症状，治当脾肾同治方能奏效。

2. 久病不愈，常为虚滞 在胃病的临床中，对于胃痛、吐酸、嘈杂等症状，经治疗短时间内获效，但胀满症状久治不愈。《伤寒论》中专论有"但满而不痛，此为痞"的条文，临床采用半夏泻心汤以及西药莫沙必利片、吗丁啉片等，疗效不令人满意。王立忠教授认为是脾胃气虚，胃动力不足的问题，应以益气健脾为主，用六君子汤加黄连、干姜等并重用生白术 30～60g，可达到健脾除湿，畅便消胀之目的。

3. 久痛不愈，脉络不通 叶天士说："初病气结在经，久病血伤入络。"如萎缩性胃炎久治不愈，胃脘部刺痛或隐隐不适。舌质暗有瘀斑，方用六君子汤加丹参、当归、五灵脂、生蒲黄、川芎、赤芍等活血化瘀之品，方能收效。

4. 干呕不愈，胆气上逆 胃痛常伴有干呕，久治不愈者，在早晨更重。根据"邪在胆，逆在胃""胃本不呕，胆木乘之则呕"等论述，可知胆气犯胃的呕吐，应把重点放在肝胆，选用小柴胡汤、蒿芩清胆汤或温胆汤加代赭石、白蒺藜等平肝泻胆，有较好的效果。

四、重视防护

俗话说：胃病三分治七分养；患者不忌嘴，大夫跑断腿。胃病的治疗尤其要重视调养，必须有家属及患者的配合才能提高疗效。

1. 药物剂量要小　用药宁可再剂，不可重剂，剂量过大、种类过多，都会给已受损的胃加重负担。

2. 饮水不宜过多　《红炉点雪》说："盖土恶湿，即用汤剂亦宜浓煎少服。"有的患者因胃病不消化，每餐喝粥及面条，摄入水液过多，反使胃内不适。

3. 运动量宜少　胃病发作时不宜参加剧烈运动，包括体力劳动、脑力劳动，以免劳倦伤及脾胃，加重胃病症状。

4. 食量宜少　进食七分饱，细嚼慢咽，每口饭菜嚼 30 次成糊状咽下最好。少食对一般人健康有益，对胃病的康复，必不可少。

第七节　咳嗽辨治十法

咳嗽是临床上常见病证之一，本书辨治咳嗽病因病机，认为主要由肺脏感受外邪及其他脏腑功能失调而累及肺脏，其病因病机错综复杂。王立忠教授在长期临床实践中，针对不同的病证及其辨证思路，拟定咳嗽辨治八法，仅供参考。

一、疏散风寒，宣肺止咳法

此证多由于外感风寒之邪、肺气壅遏不宣所致。风寒在肺在表之征，症见咳嗽痰稀、鼻塞流涕，或兼头痛身痛、发热恶寒，怕风无汗，舌苔薄白，脉浮紧。

方药：自拟方。荆芥 10g，防风 10g，薄荷 9g，杏仁 10g，前胡 10g，桔梗 10g，枳壳 10g，陈皮 10g，法半夏 10g，炙紫菀 12g，炙款冬花 12g，甘草 6g，大枣 4 枚，生姜 2 片。

加减：身痛无汗，脉浮紧，风寒重者，加麻黄、羌活；头痛重者，加白芷、川芎；若外寒里热，咽喉痛者，加生石膏、板蓝根、黄芩等。

二、疏风清热，宣肺止咳法

用于伤风感冒初起，症见咳嗽，微热，头痛，鼻塞，恶风，有汗，舌苔薄黄，脉浮数。

方药：桑菊饮（《温病条辨》）。桑叶、菊花、杏仁、连翘、桔梗、芦根、薄荷、甘草。

加减：若咳嗽痰稠，咯痰不爽，加瓜蒌、川贝母；咳嗽痰多，舌苔白腻，加陈皮、法半夏、茯苓；痰多黄稠，舌苔黄者，加黄芩、冬瓜仁；痰中带血，加仙鹤草、桑白皮、地骨皮，枇杷叶；伤津口渴，加麦冬、天花粉。

三、益气健脾，清热利咽止咳法

常由于感受风热之邪，未能及时解除，邪热郁久，肺气失宣，壅滞咽喉，导致咽痒而咳、痰少质黏，遇风邪，或刺激咽喉亦引起咳嗽，往往缠绵不解，10天至半个月，或月余不愈，甚则呈阵发性咳嗽，夜不能寐，舌红苔滑，脉滑细。

方药：玉屏风散加味（《世医得效方》）。黄芪、白术、防风酌加桔梗、全瓜蒌、当归、牛蒡子、僵蚕、金银花、连翘、甘草。

加减：若咳日久，肺气上逆，胸闷，咳剧者，加紫苏子、莱菔子、炙紫菀、炙款冬花，以降气止咳化痰。此方对咽源性咳嗽效佳。

四、解表散寒，温肺化饮止咳法

由于外感风寒、内停水饮。症见恶寒发热，无汗，咳嗽，痰白清稀，微喘，甚则咳喘不得平卧，或肢体面目浮肿，口不渴，舌苔薄白而滑，脉浮紧。

方药：小青龙汤加减（《伤寒论》）。麻黄、白芍、桂枝、干姜、细辛、法半夏、五味子、炙甘草。该方酌加丹参、枳壳、炒紫苏子、炒莱菔子、炙紫菀、炙款冬花、大枣、生姜等效佳。

加减：凡咳嗽，痰白清稀泡沫，口不渴，舌淡、苔白滑者，不论有无恶寒发热，有汗无汗，均可使用本方加减治疗。恶寒重者，重用麻黄、桂枝；恶风自汗，重用桂枝、白芍，再加大枣、生姜；外感已解，喘咳亦除者，去桂枝、麻黄改用炙麻黄；咳痰清稀，胸满，气急不得卧，舌苔白腻，而无恶寒发热者，重用细辛、法半夏、干姜以散寒化痰降逆。常用本方治疗急、慢性气管炎，支气管哮喘等，均获良效。

五、健脾燥湿，化痰止咳法

多由于饮食生冷、脾胃不和、健运失常所致。因脾胃居中焦，有运化水谷、吸收营养和升清降浊等功能，脾运不健，清阳不升无以养肺金，水湿内停，上渍于肺，肺肃降失常，症见咳嗽痰多，痰白而黏。痰饮停留，胃失和降，气机不利，则胸腔满闷，清阳被痰湿困阻，脾气不足，身体困倦，舌苔白腻，脉濡滑，均为痰湿内停所致。

方药：二陈汤加减（《和剂局方》）。陈皮、半夏、茯苓、甘草。此方广泛用于各种痰证。

加减：若脾不健运、痰湿犯肺之咳嗽，兼有胸腔满闷，呕吐恶心者，可酌加杏仁、厚朴，以达止咳下气和中之效。若咳嗽气逆，痰多胸痞，食滞，舌苔白腻，脉滑，可选三子养亲汤（紫苏子、莱菔子、白芥子），具有顺气降逆、化痰消食之功。热痰加桑白皮、石膏、黄芩；寒痰加干姜、白前；吐痰不利加瓜蒌仁、海浮石；脾虚神倦加党参、白术、炙甘草、大枣。

六、清肺润燥止咳法

多因时处秋令，感受燥邪，耗伤肺津，肺卫失和，或风湿之邪化燥伤津及肺所致。症见干咳无痰，或痰少而黏，不易咯出，鼻燥，咽干，甚则胸痛，痰中带血，或声音嘶哑，或形寒身热，大便干结，小便少，舌尖红少津，苔薄黄，脉细数。

方药：清燥救肺汤（《医门法律》）。桑叶、杏仁、枇杷叶、阿胶、麦冬、胡麻仁、党参、甘草、生石膏。

加减：凡燥热伤肺，热象显著即可使用。王立忠教授用此方将其中党参改用北沙参，善滋阴润肺，又能清解肺热，常用于燥咳，与麦冬、百合、天花粉、玉竹、桑叶等药同用；若治燥邪化火者，可与知母、川贝母、天冬、生石膏等同用，其疗效尤著；桑叶配枇杷叶，具有清肺润燥，止咳降逆的作用；桑叶配麦冬具有清肺润燥作用。

七、清热化痰止咳法

多由于痰热壅肺，肺失肃降，故咳嗽，吐痰黄稠，胸膈痞闷，且口燥咽干，舌红苔少，脉细数。

方药：自拟清热宣肺化痰汤。黄芩10g，杏仁10g，前胡10g，桔梗10g，枳壳10g，知母10g，川贝母10g，全瓜蒌12g，枇杷叶60g，桑白皮10g，连翘15g，甘草8g。全方具有清热宣肺、化痰止咳之功。

加减：痰黄如脓腥臭，酌加鱼腥草、生薏苡仁、冬瓜仁；痰热郁蒸而灼伤肺津，酌加北沙参、天花粉、麦冬；大便干结者加大黄。

八、养阴润肺止咳法

多由于病久阴津耗伤，或发汗太过，或邪热久留于肺而损伤肺阴，津液亏损而肺失濡养，症见干咳无痰，或痰少而黏。病久及肾，阴虚火旺，见午后潮热颧红，手足心热，心烦失眠，夜寐盗汗等。热伤肺络，则咳痰带血，甚则咯血，口干咽燥，或声音逐渐嘶哑，舌红苔少，脉细数等，均属肺肾阴亏之象。

方药：沙参麦冬汤加减（《温病条辨》）。沙参、麦冬、玉竹、天花粉、生扁豆、生甘草、冬桑叶。具有清养肺阴、生津润燥之功。

加减：阴虚发热者，加生地黄、玄参、知母、百合、麦冬滋阴退热；兼咳嗽，痰少且黏者，加桔梗、川贝母、地骨皮、桑白皮清肺化痰之品；潮热颧红，五心烦热者，加银柴胡、地骨皮、知母、青蒿、鳖甲、玉竹；盗汗加乌梅、生龙骨、生牡蛎；咳吐黄痰加黄芩、海蛤粉、知母、川贝母；痰中带血加阿胶、三七、仙鹤草、藕节炭、白及等。

九、疏肝解郁，清热化痰法

多由于情志抑郁不舒，肝郁化火，木火刑金，以致肺失肃降、肝火犯肺之咳嗽，兼咳逆胁痛，咽干口燥，心烦口苦，痰少质黏，甚则咯血，舌苔薄黄少津，脉弦数。

方药：丹栀逍遥散（《校注妇人良方》）。白芍、茯苓、当归、柴胡、白术、牡丹皮、栀子各9g，甘草6g。加桑白皮12g，地骨皮10g，川贝母10g，前胡10g，全瓜蒌12g等。全方具有疏肝解郁、清热化痰、止咳平喘之功效。

加减：若肝火犯肺，肺络受损者，在泻白散基础上合黛蛤散（海蛤壳30g，青黛15g，仙鹤草、茜草各30g，赤芍15g，藕节10g，生甘草6g）以泻肝清肺、凉血止血。

十、清热解毒，宣肺化痰法

由于湿热之邪蕴肺，邪热壅肺，肺失宣降。症见高热咳嗽，胸痛气促，口渴汗出，鼻煽，咳痰黄稠，咽干唇燥，面红，寒战，舌红苔黄，脉滑数。

方药：自拟肺炎验方。玄参12g，生地黄12g，黄芩10g，栀子10g，连翘15g，杏仁10g，前胡10g，桔梗10g，全瓜蒌12g，川贝母10g，知母10g，生石膏30g，甘草8g。

加减：若咽喉肿痛，加炒牛蒡子10g，山豆根6g，败酱草12g，清热解毒利咽；兼头痛加蔓荆子10g，清利头目而止痛；胸痛加郁金12g，桃仁10g，行气活血止痛；便秘加大黄泄热通腑；咳血加白茅根30g，侧柏炭10g，桑白皮12g，地骨皮10g以清肺生津、凉血止血。

第八节　失眠辨治思路与方法

一、失眠的发病与辨治用药

失眠属中医"不寐"范畴，是以经常不易入寐为特征的一种病证。失眠临床表现症情不一，轻者难以入寐，或寐而易醒，醒后难以再寐，醒后则疲乏，或缺乏清醒感，甚则彻底不能入寐，或有的患者对失眠感到焦虑和恐惧感，痛苦万状。其不寐发病原因甚多，如思虑过度，内伤心脾，情志失调，阳不交阴，水火不济导致心脾两虚、阴虚血亏、心肾不交、痰火扰心、瘀血阻滞、心神失养、宿食痰火等均可导致失眠。王立忠教授根据不寐的发病和临床表现，分别从五个不同类型的失眠，将其辨证治疗用药分述如下。

1. 心脾两虚失眠　此多由思虑劳倦，伤及心脾，或因月经过多失血不复，久病虚弱，老年人气血虚衰所致。心主血而藏神，脾生血而主思。思虑用脑过度，劳逸失调，致使阴血耗伤，心血伤则神失所养，导致失眠。其临床上表现为失眠多梦，甚至难以入睡，心悸健忘，神疲乏力，面色萎黄，舌淡苔薄白，脉沉细而弱。治宜益气养血、宁心安神。

方药：归脾汤加味。白术、茯神、黄芪、龙眼肉、酸枣仁、人参、木香、当归、远志、甘草。

加减：可加生熟地黄、百合、制何首乌、首乌藤、柏子仁增强养血安神之功；梦多易惊者，加珍珠母、灵磁石以镇静安神。

2. 阴虚血亏失眠　由于产后失血，营血未充，或劳神营血暗耗，虚火内生，上扰心神，阴不足于下，神不安于上，故失眠。临床表现为心悸失眠，头晕梦多，口咽干燥，汗出，胆怯易惊，大便干，小便黄。舌质红苔少，脉细数。治宜滋阴养血安神。

方药：自拟安神定志汤。北沙参、麦冬、生地黄、石斛、生白芍、百合、酸枣仁、首乌藤、丹参、茯神、远志、琥珀、炙甘草。方中北沙参、麦冬、石斛、百合养心阴；生地黄、酸枣仁、白芍、首乌藤、丹参、茯神、远志、琥珀、炙甘草养心血，定惊安神。

加减：若易惊易醒加龙齿、磁石，以镇静安神；若大便秘结加桑椹、黑芝麻以滋阴养血润便。

3.心肾不交失眠 常由于禀赋不足、房劳过度，或劳伤心脑，《经》云："脑为髓之海""肾主骨"，脑与肾关系极为密切，肾阴耗伤，而不能上济心火则心火内炽，不能下交于肾，肾阴虚则志伤，心火盛则神动，心肾失交则神志不宁，故出现心烦不寐，梦多易惊，五心烦热，头晕耳鸣，腰膝酸软，心悸健忘，多疑多虑，梦遗滑精，口干舌燥。舌质红，脉细数。治宜滋阴补肾，镇静安神。

方药：甘麦大枣汤。甘草、小麦、大枣。

加减：加生地黄、桑椹、枸杞子、白芍、百合、黑芝麻、五味子滋阴补肾；酸枣仁、远志、寸冬以养心安神；酌加竹茹、龙齿、磁石除烦安神定志。

4.痰火扰心失眠 由于思虑太多，或过食肥甘之品，或肝气被郁，以致脾失健运，聚湿生痰，痰郁而化火，痰火扰心，故出现心烦失眠，寐时恶梦纷纭，易惊易醒，伴胸闷烦躁，胆怯心悸，情绪易于波动，纳差，兼见头晕头痛，恶心等。舌质红苔滑白而腻，脉弦细或弦滑。治宜清热除烦，化痰和胃。

方药：黄连温胆汤加味。黄连、竹茹、枳实、半夏、陈皮、茯苓、甘草。

加减：若胸闷急躁易怒者，加生白芍、生石决明、郁金、全瓜蒌、合欢皮，平肝理气、化痰安神；若心烦口苦加牡丹皮、栀子清泄肝胆郁热，且能除烦；若纳差加白豆蔻、建神曲，化湿醒脾、理气和胃；大便秘结加瓜蒌仁、大黄化痰通腑。

5.瘀血阻滞失眠 多由情志抑郁，肝失条达，气滞血瘀，或因久病正气耗伤，瘀血留滞，而致心脉瘀阻，心神失养，故出现入睡困难，情绪不稳，易于惊醒，恶梦纷纭，甚至彻夜不眠，久治不愈，伴有烦躁不安，胸闷气憋，面色晦滞，目眶发黑。舌质暗紫，或边有瘀斑，脉沉细或弦滑。治宜活血祛瘀，镇静安神。

方药：血府逐瘀汤加味。桃仁、红花、当归、生地黄、川芎、赤芍、牛膝、桔梗、柴胡、枳壳、甘草。

加减：酌加酸枣仁、首乌藤，养心安神；加龙齿、磁石、琥珀，镇静活瘀安神。

王立忠教授在临床中发现，若兼见气郁痰结导致顽固性失眠者重用法半夏20～30g，疗效显著。半夏能祛扰心之痰浊，特别是痰郁夹杂者，每多用之。对于阴虚血亏、心肾不交者，可重用百合、生地黄各20～30g，以增强养心阴、清虚热、益肾安神之效。《辽宁中医杂志》曾报道失眠症证治，方用百合30g，生地黄30g，首乌藤30～60g，丹参30～90g，五味子15g。水煎，午睡或晚睡前1小时分服，日服1剂。经临床验证，本方对阴虚血亏和心肾不交所致失眠患者，收效良好。对痰火扰心者，常配牛黄清心丸服用，日服两次，每次1丸，以助清热化痰、镇心安神之功，收效甚佳。对长期顽固性失眠患者，如果出现心悸健忘，记忆力减退，智力明显下降等症状，自拟"神衰散胶囊"（西洋参、朱砂、琥珀，益气健脑，镇静安神）。用诸临床多年，效果良好。

二、不寐辨治八法

不寐病因病机错综复杂，虚实夹杂，但从病理变化分析，总属阳盛阴衰，阴阳失交，阳不入阴，一为阴虚不能纳阳，一为阳盛不得入阴，导致心神失养，神不安宁发为本病。王立忠教授根据多年来治疗失眠的临证经验，拟定不寐辨治八法，分述如下：

1. 化痰安神法 症见心烦不寐，胸闷痰多，口苦、呕涎、眩晕、惊悸，苔黄而腻，脉象滑数或弦滑而数。心神被痰气所扰，导致心神不得收藏故而发病。治宜清热化痰安神。

方药：温胆汤（《千金方》）加黄连、全瓜蒌、天竺黄治之。制半夏、陈皮、茯苓、枳实、竹茹、甘草、大枣、黄连、全瓜蒌、天竺黄。方中加黄连、瓜蒌、天竺黄以增强清热化痰安神之功。

加减：酌加酸枣仁、连翘、五味子祛痰清热，养心安神；心悸可加磁石、龙齿以助镇心宁神之效。

2. 清心安神法 症见心烦失眠，惊悸不安，头晕、健忘，手足心热，口舌糜烂。舌质红，苔少，脉细数。心藏神，劳累过度，耗血伤阴，心火炽盛，扰动心神，《清代名医医案精华》云："寐多寐少，悸动不宁，甚则惊惕……是心之症。"由此可见心火独炽，是导致失眠的主要原因。治宜清心泻火安神。

方药：自拟方清心安神汤。生地黄、炙远志、麦冬、连翘各12g，竹叶、栀子、淡豆豉各10g，百合30g，灯心草8g，茯神20g，甘草8g，莲子心、琥珀各3g。方中生地黄、百合、麦冬养阴清热，连翘、竹叶、甘草、栀子、豆豉、莲子心、琥珀清心泻火，远志、茯神宁心安神。全方具有清心泻火、宁心安神之效。

加减：对于顽固性失眠，王立忠教授常配牛黄清心丸治疗，尤其对于中风后遗症不寐者，颇获良效。牛黄清心丸（同仁堂制）对气血不足、痰热上扰引起的胸中郁热、惊悸虚烦、不寐、半身不遂、神志昏迷等症，具有益气养血、镇心安神、化痰息风之功。

3. 养心安神法 症见心悸、健忘、失眠、梦遗，大便干，口干咽燥，舌红苔少，脉细数。人之所主者心，心之所养者血，阴血亏少，心体失养，是以心悸。心的藏神作用，常指大脑而言，大脑的思维活动，赖于气血津精等物质基础，今阴亏血少，脑失濡养，故健忘、失眠；因肾阴亏虚，相火妄动而精泄。治宜养心安神。

方药：天王补心丹（《摄生秘剂》）加减治之。生地黄、太子参、玄参、丹参、茯苓、五味子、远志、桔梗、天冬、麦冬、当归、柏子仁、酸枣仁。

加减：临证应用时常将人参改为太子参，去桔梗，加桑椹、黑芝麻、首乌藤各30g，补肾益精、安神、润肠通便，每获佳效。

4. 清肝安神法 症见不寐，性情急躁易怒，口干口苦，小便黄赤，大便秘结，舌红苔黄，脉弦数。多因郁怒伤肝，肝失条达，气郁化火，上扰心神。治宜清肝泻火，安神镇惊。

方药：龙胆泻肝汤（《兰室秘藏》）。龙胆草、黄芩、栀子、泽泻、木通、车前子、当归、生地黄、柴胡、甘草。

加减：临证时常去木通、车前子，酌加夏枯草。夜间醒后不易入睡，配夏枯草可获殊效；加茯神、生龙骨、生牡蛎以镇惊定志，安神入眠。

5.活血安神法 症见烦扰不安，心悸，夜不能寐，且易惊醒，甚则彻夜不眠，精神紧张，痛苦不堪。舌质暗紫，脉多弦细而涩。此因心神被瘀血阻滞而不得守藏而致。治宜活血化瘀，通窍安神。

方药：血府逐瘀汤（《医林改错》）化裁。当归、生地黄、桃仁、红花、枳壳、赤芍、柴胡、甘草、桔梗、川芎、酸枣仁、首乌藤、法半夏、珍珠母、生龙齿。具有疏肝解郁、活血祛瘀、镇惊安神定志之功。

加减：对于顽固性失眠，在此基础上酌加黄连、法半夏清热祛痰，安眠效果更佳。

6.镇心安神法 症见不寐多梦，易于惊醒，胆怯心悸，遇事善惊，气短倦怠，舌淡，脉弦细。此乃心神被邪扰而不得主持神明，导致神明躁动，故而出现上述症状。治宜镇心安神定志。

方药：安神定志丸（《医学心悟》）。人参、茯苓、茯神、远志、石菖蒲、龙齿。

加减：临证应用时可将人参改太子参，加磁石、生龙骨、生牡蛎以增强镇静安神之功。另外可服用磁朱丸（神曲、磁石、朱砂），用于心神不安，虚阳上浮而致心悸失眠、耳鸣、耳聋等，清心明目，镇心安神而奏效。

7.益气养血法 症见不易入睡，梦多易醒，醒后再难入睡，兼见心悸健忘，头晕目眩，肢倦神疲，饮食无味。舌质淡，苔薄白，脉沉细。心主血，脾生血，心脾两虚，血不养心，神不守舍，故不易入睡，多梦易醒，心悸健忘，气血不足，不能上养于脑，则头晕目眩等症作矣。治宜补益气血，养血安神。

方药：归脾汤（《济生方》）。党参、黄芪、白术、茯神、酸枣仁、龙眼肉、当归、远志、木香、甘草、大枣、生姜。

或见于产后失眠，失血过多，阴亏气弱，心悸怔忡，睡卧不宁，梦多，记忆力减退，舌红，苔少，脉细弱等症。

方药：圣愈汤（《兰室秘藏》）加减。熟地黄、党参、黄芪、当归、白芍、川芎。

加减：临证时常去川芎，酌加酸枣仁、柏子仁、首乌藤、阿胶以养心血，益智安神；若神经衰弱者，加制何首乌、生山药、炙远志、五味子、桂圆肉、枸杞子等补肾益精，荣脑安神，多获满意疗效；若失眠较甚，加首乌藤、五味子、合欢花、柏子仁以助养心，安神，或加龙骨、牡蛎以镇心安神；若血虚较甚，加制何首乌、熟地黄、白芍、阿胶以补血充脑安神。

8. 交通心肾法 症见心悸不安，不能入睡，多见临睡时精神兴奋，面部潮红，舌红苔少，脉弦细。心为火脏，肾为水脏，心阳（即心火）下降而交于肾阴，肾阴（即肾水）上升而济于心阳，从而使心肾两脏的阴阳、水火、升降关系处于平衡、相济、协调状态，以维持人体正常的生命活动。升降失常，水火不济，必然会产生心肾不交的病变。肾阴不能上济，阳无阴制，于是心火偏亢，常怔忡不宁，夜寐不安。

方药：交泰丸（《韩氏医通》）。黄连 3g，肉桂 1.5g，研为末，于睡前 2 小时吞服，或于下午、晚上分两次服，亦可作汤剂，水煎服。

加减：临证应用时可加入远志、石菖蒲、麦冬以养阴安神定志。

三、王立忠教授治疗失眠经验

王立忠教授根据长期临床观察与治疗体会，认为失眠的病机主要有四型：脾胃不和，痰热内扰；肝气失和，心肾阴虚；心脾两虚，心神失养；瘀血内阻，心脉不畅。临床治疗须辨证治之。

1. 脾胃不和，痰热内扰 《素问·逆调论》曰："胃不和则卧不安。"后世医家延伸为凡脾胃不和，痰湿、食滞内扰，以致寐寝不安者，皆属于此。饮食不节，宿食停滞，脾胃受损，酿生痰热，壅遏于中，胃气失和，阳气浮越于外而卧寐不安。如《张氏医通·不得卧》云："脉滑数有力不得卧者，中有宿滞痰火，此为胃不和则卧不安也。"

病例 1：李某，男，36 岁。2008 年 9 月 2 日初诊。

主诉：入睡困难两月余。

现症：心烦不眠，伴胸闷、嗳气、口干口苦，头部昏沉，记忆力减退，平均每晚睡眠不足 4 小时。纳食差，二便可，舌红，苔厚腻微黄，脉弦滑。西医诊为神经衰弱，服用镇静及抗神经衰弱药物疗效不佳，前来求治。

辨证：脾胃不和，痰热内扰。

治法：清热化痰，和中安神。

方药：黄连温胆汤合栀子豉汤。竹茹 10g，枳实 10g，陈皮 10g，法半夏 12g，茯苓 15g，黄连 6g，龙齿 15g，淡豆豉 10g，栀子 10g，茯神 20g，酸枣仁 30g，生龙骨、生牡蛎各 20g，甘草 6g。日 1 剂，水煎服。服上药 7 剂。

二诊：2008 年 9 月 8 日。患者诉睡眠较前明显好转，平均每晚睡眠可达 6 小时左右，但仍有嗳气、胃脘胀满。守原方加炒莱菔子 12g，继服 7 剂，患者诸症均已消失。嘱患者平素注意饮食清淡，忌食肥甘厚腻以调养脾胃。

按：本案属脾胃运化失常，酿生痰浊，痰火扰心所致之失眠。方中黄连温胆汤清热化痰和胃，栀子豉汤清心泻火除烦，龙齿、茯神、酸枣仁、生龙骨、生牡蛎等重镇养心安神，共奏清热化痰、和中安神之功。

2.肝气失和，心肾阴虚 情志不遂，肝气郁结，肝郁化火，邪火扰动心神，神不安而不寐。或肝肾阴虚，肝阳偏亢，火盛神动，心神失交而神志不宁。如《景岳全书·不寐》所说："真阴精血不足，阴阳不交，而神有不安其室耳。"亦有因心虚胆怯，暴受惊恐，神魂不安，以致夜不能寐或寐而不酣。

病例 2：任某，女，48 岁，2008 年 9 月 14 日初诊。

主诉：多梦易醒，醒后难以入睡 3 个月。

现症：心烦多梦，睡后易醒，咽干口燥，心悸不安，胆怯易惊，情绪易波动。纳食正常，大便干结。西医诊为自主神经功能紊乱，给予营养神经药物治疗，效果欠佳。遂求治于中医。

辨证：肝气失和，心阴受损。

治法：滋阴柔肝，养心安神。

方药：甘麦大枣汤加味。甘草 15g，生地黄 12g，枸杞子 12g，生白芍 15g，竹茹 10g，茯神 20g，桑椹 20g，黑芝麻 20g，合欢皮 20g，酸枣仁 30g，百合 30g，陈小麦 30g，大枣 8 枚。日 1 剂，水煎服。服药 7 剂。

二诊：2008 年 9 月 21 日。患者心烦多梦、睡后易醒等、大便干结等症状均减轻，自觉情绪较前愉快，仍有口干、心悸易怯。守原方加麦冬 12g，生龙骨、生牡蛎各 20g，继服 7 剂，诸症均基本消失。继服逍遥丸合六味地黄丸以调理善后。

按： 肝气不和，阴血不足，临床常见不寐多梦，多伴有头晕头胀，目赤耳鸣，或伴心悸不安，胆怯易惊，或口干津少，五心烦热，情绪易波动，或急躁易怒，或常悲伤欲哭，舌红苔少，脉弦或细数。甘麦大枣汤为仲景《金匮要略》中治妇人脏躁之方，甘润缓急，恰合本证之症状表现，加入生地黄、生白芍柔肝敛阴；桑椹、黑芝麻、枸杞子滋阴补肾；茯神、酸枣仁养心安神；百合、竹茹、合欢皮清心除烦。二诊加以养阴重镇之品，共奏奇效。

3. 痰瘀阻络，心脉不畅　痰瘀导致血行不畅，营阴不能正常上濡元神，阴血不足，阴虚不能涵阳而致失眠。

病例 3： 徐某，女，46 岁，2008 年 8 月 10 日初诊。

主诉：入睡困难 2 年。

现症：患者近 2 年来每晚辗转难以入睡，需服用安定 2.5 ～ 5mg 方能入睡。患者曾多方求治，前医多予重镇安神之剂，症状丝毫不减。详问病史得知患者平素急躁易怒，伴胸闷心悸、胸胁刺痛，舌暗红苔滑腻，脉弦。

辨证：痰瘀阻络，心脉不畅。

治法：活血化瘀，化痰安神。

方药：血府逐瘀汤化裁治之。当归 12g，生地黄 12g，生白芍 12g，柴胡 12g，桔梗 10g，川牛膝 10g，桃仁 10g，红花 10g，法半夏 30g，酸枣仁 30g，黄连 6g，甘草 6g。日 1 剂，水煎服。连服 7 剂，睡眠明显好转，无需服用安定已能入睡，原方再服 7 剂，已告痊愈，随访半年未发。

按： 临床上因痰瘀导致失眠者甚多，本例即属痰瘀阻络，心脉不畅型，痰瘀导致血行不畅，故见胸闷心悸、胸胁刺痛，气血瘀滞，心失濡养，故见失眠。本方在血府逐瘀汤基础上重用半夏即活血化瘀祛痰之理。方中当归、生地黄、生白芍、柴胡、桔梗、川牛膝、桃仁、红花共凑活血化瘀之功，大量半夏祛痰化湿，黄连、酸枣仁清心安神。辨证用药直中病所，故能效如桴鼓。

4.心脾两虚，心神失养 心藏神而主血，脾主思而统血，思虑劳倦过度，损伤心脾，或女子月经过多均可导致气血不足，心失所养，而出现失眠。

病例4： 张某，女，27岁，2008年8月16日初诊。主诉：失眠多梦半年余。主症：心悸健忘，神疲食少，伴头晕目眩，倦怠乏力，面色少华。平素月经量多。纳差，大便溏。舌淡苔薄，脉沉细无力。

辨证：心脾两虚，心神失养。

治法：补益心脾，养血安神。

方药：党参15g，炒白术12g，炙黄芪15g，当归12g，熟地黄10g，炙远志10g，龙眼肉12g，酸枣仁30g，柏子仁10g，茯神20g，首乌藤30g，木香5g，甘草6g，大枣4枚，生姜2片。日1剂，水煎服。连服7剂。

二诊：2008年8月23日。患者失眠多梦已明显减轻，食欲增强，仍有倦怠乏力、便溏，原方炒白术改为15g，炙黄芪改为18g，继服7剂，诸证消失。后以归脾丸坚持服用以资巩固。

按： 脾胃为气血生化之源，脾虚则气衰血少，心无所养，不能藏神，故见失眠多梦，心悸怔忡。方用党参、白术、黄芪、甘草益气健脾，当归、熟地黄补血，远志、酸枣仁、柏子仁、龙眼肉、茯神、首乌藤健脾安神，姜、枣为引，调和脾胃，木香行气健脾，使全方补而不滞。使气血足而心脾健，心神得养，故失眠愈矣。又以归脾丸健脾益气，补血养心，而收全功。

临床失眠患者甚多，此病应用西药镇静药物虽暂时有效，但长期服用易形成药物依赖或耐药。而辨证应用中药治疗，疗效满意，且安全无害。

根据失眠的病因病机特点结合临床诊疗经验，王立忠教授还总结出失眠患者应注意平素从以下几个方面调摄：①进行适当的体力活动或体育锻炼，持之以恒，增强体质，促进身心健康。②生活起居有常，养成良好的作息习惯，早睡早起。睡眠环境宜安静整洁，光线应柔和。③调畅情志，保持心情舒畅，避免生气及思虑太过。④注意饮食调养，晚餐要清淡，不宜过饱，睡前忌饮浓茶、咖啡及吸烟等。如能从以上几方面注意调摄，则能促进疾病康复，且不易复发。

第九节　发热辨治思路与方法

一、发热辨治八法

发热是临床上常见的一种病症，许多疾病均可引起发热，其病因病机复杂，常寒热虚实相互夹杂，症状表现各异，因此治疗必须针对不同病机辨证施治，对症用药，方可获效。王立忠教授通过多年临证积累了一些治疗发热的经验，现将其常用治疗发热八法拟定分述如下。

1. 清气解热法　外感发热，汗出不解，病邪传里，初步在肺，为持续发热，进一步影响到胃，形成肝胃蕴热，则午后热甚，伴咳嗽、吐白黏痰或黄痰，口干舌燥，舌苔薄黄而腻，脉滑数。治宜清热化痰，润肺止咳。自拟清热化痰润肺汤。药用桑叶、杏仁、黄芩、百部、知母、川贝母、桔梗、全瓜蒌、金银花、连翘、生石膏、甘草。术后出现咳嗽、低热，亦可应用。

2. 和解少阳法　发热证中常出现忽寒忽热，上午或下午，或一日内数次发作，称"寒热往来"。系由表传里，介于半表半里的少阳经，故《伤寒论》称为少阳病。少阳证系正气不足，腠理不密，邪气乘虚侵袭直入少阳，与正气相搏，正邪交争，正不胜邪则无力祛邪外出，邪不胜正则不能入里而留于半表半里。此证系有阳郁化热见症，也有津液受阻的湿浊停滞，故治疗须邪正兼顾，寒温并用。代表方剂小柴胡汤加减，药用柴胡、黄芩、党参、半夏、炙甘草、生姜、大枣。其功效为和解少阳枢机。对于长期低热者，王立忠教授常合并秦艽鳖甲散加减应用，颇获良效。久病气阴两虚者，气虚者加太子参、黄精、生白术；阴虚者加玉竹、麦冬、生地黄、龟甲胶等。若发有定时，或间日发，或不明原因发作的症状，常以小柴胡汤合达原饮加减治疗，常获殊效。亦可用柴胡达原饮（《通俗伤寒论》），药用柴胡、黄芩、厚朴、槟榔、桔梗、青皮、草果、荷叶、枳壳、炙甘草。其治间日疟效果尤好。若太阳、少阳合病者，发热微恶寒，四肢酸痛，恶心呕吐，脘腹不适，可选用柴胡桂枝汤亦可收效。

3. 清热解毒，凉血养阴法　用于一切大热火盛之证，症见突然高热，神昏狂躁，渴饮，干呕，剧烈头痛，抽搐惊厥，舌绛唇焦，脉细数。代表方剂清瘟败毒饮（《疫疹一得》）。石膏 30g，生地黄 10g，玄参 9g，黄芩 9g，黄连 6g，水牛角粉 3g，栀子 9g，桔梗 9g，知母 9g，赤芍 9g，连翘 15g，竹叶 9g，牡丹皮 9g，甘草 3g。

如热盛发斑而色泽紫暗者，加大青叶、紫草；惊厥抽搐加僵蚕、蝉蜕、石菖蒲；热郁发黄（黄疸）加龙胆草、茵陈、黄柏。近代用于各种传染病，如"流脑""乙脑""败血症"等，可酌情应用。

4. 清热解毒，疏散风邪法　用于风热疫毒上攻之大头瘟证（多为头面部丹毒）。症见恶寒发热、头面红肿疼痛，目不能开，咽喉不利，舌燥口渴，舌红苔薄黄而腻，脉浮数。近代多用于头面丹毒，腮腺炎，扁桃体炎，急性中耳炎，牙龈肿痛等。代表方剂：普济消毒饮（《东垣试效方》）。药用黄芩、黄连各 15g，陈皮、甘草、玄参各 9g，连翘、板蓝根、马勃、牛蒡子、薄荷各 9g，僵蚕、升麻各 3g，柴胡、桔梗各 6g。

如有气虚加党参；便秘加大黄；腮腺炎合并睾丸炎，加川楝子、龙胆草、夏枯草、连翘等。

5. 凉肝息风，清热解痉法　用于肝经热盛，热极动风所致。症见高热不退，神昏目眩，烦躁不安，手足抽搐，或出现痉厥。舌质干绛，脉弦数。代表方剂：羚角钩藤汤（《通俗伤寒论》）。药用羚羊角粉 3g（冲服），桑叶 6g，川贝母 12g，生地黄、竹茹各 15g，钩藤、菊花、白芍、茯神各 9g，甘草 3g。本方常用于急性传染病中高热痉厥、高血压、头痛、子痫等具有热极生风的证候。

若热邪内扰，神志昏迷者，可配紫雪丹、安宫牛黄丸；高热不退，耗伤津液甚者，加玄参、生地黄、麦冬、石斛、阿胶；高血压头昏目眩者，加怀牛膝、白蒺藜、夏枯草等。

6. 清营解毒，透热养阴法　用于外感热病，热入营血。症见高热烦躁、时有谵语、不眠、斑疹隐隐、舌质红绛而干，脉细数等。代表方剂：清营汤

（《温病条辨》）。水牛角粉 5g，生地黄、金银花各 15g，玄参、连翘、丹参、麦冬各 9g，竹叶、黄连各 6g。若气分热重，而营分热轻时，重用金银花、连翘、竹叶心，减少水牛角粉、玄参、生地黄用量；高热烦渴、抽搐，舌红绛而干，本方送服紫雪丹。近代常用于治疗流感、脑膜炎、乙脑、败血症等。

7. 调理肝脾法　王立忠教授治疗低热常用小柴胡汤合秦艽鳖甲散加减，多能获效。但有一些长期低热，反复发热治疗无效的情况，曾沿用蒲辅周先生治低热的经验，蒲老主张调理肝脾。《内经》曰："肝为罢极之本"，"阳气者，烦劳则张。"此理论指导着临床实践，他认为过于疲劳，中气损伤，脾气下陷，脾气不敛，虚热内生；肝主条达，而易寒易热，精神过度紧张而致肝脾不和，亦能引起低热。"烦劳则张"，实为阳虚，这个阳指中焦脾胃之阳。亦谓之中气、中阳。虚则不内敛而外越导致低热。近年来，凡遇到这种低热，本"火郁发之"之理，常用升阳散火汤加减治之。药用葛根、升麻、羌活、独活、党参、白芍、柴胡、生甘草、炙甘草、防风，颇获良效。该方具有升阳解郁、清热散火之功，有升有散，升的是脾，散的是郁热。适用于阳经火郁。症见长期低热，头晕、口苦，四肢发热，或肌表发热，骨髓中热，热如火燎，扪之烧手等症。同时，若见汗多者，王立忠教授常加生龙牡、浮小麦以敛阴固表止汗，且有益气除热之效。

若久患内伤低热，多为气虚、阳虚者。（**按**：这个阳是中焦脾胃之阳，亦谓之中气、中阳。"阳气者，烦劳则张"，"烦劳则张"实为阳虚，其道理即在于此。这种低热，为虚则不内敛而外越而致低热）其症状，一般是下午较重，劳累之后往往发热明显。

治疗用甘温除热法，一般轻者用补中益气汤，重则用当归补血汤加党参，即当归、黄芪、党参。若汗多加浮小麦。若脉弦细数，脾胃虚弱，疲乏嗜睡，体重，关节疼痛，口苦，纳差，大便不调，宜升阳益胃汤。药用党参、黄芪、白术、茯苓、白芍、法半夏、防风、泽泻、柴胡、陈皮、羌活、独活、炙甘草、黄连、生姜、大枣。

低热患者，尤其气虚发热的患者，苦寒药不宜多用，不仅伤脾败胃，而且苦寒太过则化燥伤阴。

另外，慢性病尤其要重视胃气为本，内伤低热，脾胃已弱，药量宜轻，宁可再剂，不可重剂。

8.宣畅气机，通利湿热法 此法适应于湿温初起，邪在气分，发热、汗出、胸痞，口渴不欲饮，舌苔滑白而腻，脉濡缓。或暑温夹湿，面色淡黄，头痛身重，胸闷不饥，午后身热，舌淡红苔白滑，脉弦细而滑。症见湿重于热，用三仁汤（《温病条辨》）。药用杏仁、制半夏、薏苡仁、滑石、通草、白豆蔻、竹叶、厚朴，获良效。

若热重于湿，酌加黄芩、青蒿、淡豆豉、荷叶、栀子、连翘、生石膏等；湿重者，加苍术、陈皮、半夏、茯苓；咳喘者，加杏仁、前胡、桔梗、地龙；若伴有表证，加藿香、佩兰、石菖蒲；咽痛加板蓝根、连翘、马勃。

二、大剂量柴胡治疗低热

王立忠教授采用大剂量柴胡配伍，先后治疗原因不明的低热12例，收到较为显著的效果。现举数例于后，供同道参考。

1.少阳证案 江某，女，34岁，1977年4月21日初诊。低热已半年余（37.7℃左右）。曾做过肝功能、血沉、尿常规、X线胸透等多项检查均无异常。低热原因不明。门诊曾予西药解热、抗感染等治疗，低热仍持续不退，故求治于中医。诊见：午后寒热往来，头晕目眩，口苦咽干，胸闷胁胀，纳谷不香，小便黄。舌红、苔薄白，脉弦细。此系血弱气虚，腠理开，邪气因入，与正气相搏，结于胁下，正邪分争所致。治宜和解少阳枢机、益气扶正。处方：柴胡30g，黄芩9g，半夏、草果各10g，党参、茯苓各12g，陈皮、甘草各6g，生姜2片，红枣5枚。5剂，水煎服。

二诊：药后热势渐退，头晕、胸闷、胁胀减轻。守方续服5剂。

三诊：发热已退，精神好转，食欲增加，余症亦见好转。宗上方将柴胡减为15g，迭进10剂。体温正常，诸恙悉除，经年随访未再发热。

2.肝郁气滞案 张某，女，27岁，1977年6月14日初诊。持续性低热一年余。体温常在37.5℃左右，西医诊为不明原因低热。曾用链霉素、解热药、谷维素等治疗无效。症见头晕头痛，口苦咽干，烦躁易怒，胸胁胀满，手心灼热，心烦失眠，小便短赤。舌嫩红，苔薄而腻，脉弦微数。此系肝气不疏，气郁化火所致发热。治宜疏肝解郁清热。处方：丹参15g，柴胡30g，白芍、茯苓各12g，牡丹皮、栀子各10g，薄荷、黄芩各9g，生龙牡（先煎）各15g。连服18剂，体温恢复正常，头晕头痛等症悉除。随访2年，未再发热。

3. 肝郁脾虚案　李某，男，54岁，1980年4月7日初诊。间歇性低热已2年。经中西医治疗均未奏效。症见发热（37.8℃）伴自汗，头晕目眩，胸胁满闷，神疲乏力，舌淡、苔薄白而腻，脉弦细。此系肝郁脾虚所致肝脾不和，发为低热。治宜疏肝解郁，理脾清热。处方：柴胡30g，黄芩、薄荷、甘草各6g，白芍、党参、茯苓各12g，生白术、半夏、青皮、陈皮各10g，生姜2片，红枣5枚。5剂。

二诊：药后发热减轻，汗出减少，精神好转，余症同前。原方将柴胡增至45g，继服5剂。

三诊：热退汗止，余症悉平。宗上方将柴胡减为15g，继服7剂，以资巩固。1年后随访，病愈未发。

三、小柴胡汤加减治疗低热的经验

低热多与肝脾失调有关。"肝为罢极之本"，以血为体，以气为用；血宜充盈，气宜条达。如受病邪影响，便会产生肝虚、肝郁、肝脾不和、肝经郁热等病理变化，均可导致低热。而柴胡乃驱表邪，升清气，疏肝解郁，理气和血，和解少阳枢机之良药。通过临床观察，柴胡治疗低热，配伍用量一般为20～30g，最大量不宜超过45g。药物作用于人体，有病则病受之，其功效可因配伍不同而有所变易。例如：柴胡配黄芩，撤热之功更大；配党参、黄芪、甘草，能疗气虚之热；配黄芩、栀子、生地黄、龙胆草等，可解肝胆郁火之热而无升阳之害。实则以大剂量柴胡配伍应用，不仅不显柴胡偏颇之弊病，反而起到相得益彰的妙用。当然，柴胡必须在辨证论治的理论指导下应用，斟酌病情，据症加减，中病即止，不可久服，否则会耗散阳气，导致气虚和其他不良后果。

低热，是指发烧体温持续在 37.5～38℃达 2 周以上者。一般起病较缓，病程较长，数月乃至数年，缠绵不已。其病因较为复杂，多为饮食、劳累、情志、瘀血、湿热等导致气血阴精亏虚，脏腑功能失调所致。还有的出现自觉发热、主观感觉发热，实际体温并不高，亦属低热范畴。临床所见有些低热难以确定病因，因而对其治疗颇感棘手，不少患者用抗感冒、抗结核、抗风湿等试验治疗无效。王立忠教授根据长期临床观察和低热发病特点，在辨证分析的基础上，运用仲景《伤寒论》小柴胡汤加减，重用柴胡，对不同类型的低热治疗，获得满意疗效，现分述于下，供同道参考。

1. 少阳枢机不和　临床表现：寒热往来，发无定时为主要特征，伴口苦咽干，胸胁胀满，头晕目眩、不欲饮食；或妇女月经不调，经前或经期出现忽寒忽热，胸胁胀闷，头晕头痛，舌淡红苔薄黄，脉弦数。此类型多由外感发展而来，邪在半表半里，少阳枢机不和，邪气出与阳争则发热，入里与阴争则恶寒，这种寒热交替的出现，即属"低热"范畴。亦有因血亏气弱，腠理开，邪气因入，与正气相搏，结于胁下，正邪分争，往来寒热，发无定时。也有因妇女月经不调，邪热乘虚侵入子宫，而出现寒热往来等症，少阳枢机不利，胆火上炎，灼伤津液，故见口苦咽干，头晕目眩。邪正相争，少阳经气不疏，则胸胁胀满，胆气犯胃，故不欲饮食。

治法：和解少阳枢机。

方药：小柴胡汤加青蒿、秦艽以增强清热利胆之功；若胃气不和，不欲饮食者加枳实、谷芽、麦芽、白蔻仁行气和胃；心烦恶心者加竹茹、陈皮清热和胃除烦；若经期热入血室者，加牡丹皮、栀子、益母草以活血清热为用。

李某，女，34 岁，1994 年 3 月 10 日初诊。低热已半年余，体温 37.8℃左右，曾做过肝功能、血沉、尿常规、X 线胸透等多项检查均无异常。低热原因不明，门诊曾给予西药解热、抗感染治疗，低热仍然持续不退，故求治于中医。诊见：午后寒热往来，头晕目眩，口苦咽干，胸胁胀闷，纳谷不香，小便黄。舌红，苔薄白，脉弦细。此系血弱气虚，腠理开，邪气因入，与正气相搏，结于胁下，正邪纷争所致，治宜和解少阳枢机，益气扶正。

处方：柴胡 30g，青蒿 18g，黄芩、半夏、草果各 10g，党参、茯苓各

12g，陈皮、甘草各 6g，生姜 2 片，红枣 5 枚。连服 10 剂，发热已退，精神好转，胸闷胁胀减轻，余症亦见好转。宗上方将柴胡剂量减为 15g，迭进 1 剂。体温正常，诸恙悉除。经年随访未再发热。

2. 肝脾失调 临床表现：午后发热，时寒时热，头晕目眩，口燥咽干，神疲食少，胸胁胀闷，月经不调，乳房作胀，常常与情绪波动有关。舌质暗红，苔薄白或白腻，脉弦细。此乃肝郁血虚，脾失健运。肝为藏血之脏，性喜条达而主疏泄，体阴而用阳，若精神抑郁，肝失条达或阴血暗耗，或生化之源不足，肝体失养均可导致发热，头晕，头痛，胸胁胀满，神疲纳差，月经不调乳房胀痛等症。

治法：疏肝郁，清邪热，健脾和胃。

方药：小柴胡汤加青蒿、秦艽、薄荷清肝泄热；生白术、茯苓等健脾祛湿以资气血生化之源；若胸胁胀满加香附、枳壳理气消胀；乳房胀疼加橘核仁、路路通理气止痛。

黄某，男，54 岁，1993 年 5 月 22 日初诊。间歇性低热已 2 年，经中西医治疗均未奏效。症见午后发热（37.8℃），伴自汗，头晕目眩，胸胁满闷，神疲乏力。舌质淡红，苔薄白而腻，脉弦细。此系肝郁脾虚所致肝脾不和，发为低热。治宜疏肝解郁，理郁清热。

处方：柴胡 30g，黄芩、薄荷、甘草各 6g，生白芍、党参、茯苓各 12g，生白术、半夏、青陈皮各 10g，生姜 2 片，红枣 5 枚。服药 5 剂后发热减轻，汗出减少，精神好转，余症同前。原方将柴胡剂量增至 45g，继进 5 剂，热退汗止，余症悉平。宗上方柴胡用 15g，续服 7 剂以资巩固，1 年后随访，未再复发。

3. 食滞积热型 临床表现：低热午后较甚，嗳腐吞酸，恶心呕吐，脘腹胀满，大便时溏时结。舌质淡苔白腻，脉滑。常见低热（测试体温不高），脘腹胀，面黄消瘦等症，此乃食滞中焦，郁积生热，中焦停积，脾胃运化失常，故嗳腐吞酸，脘腹胀满，大便时溏时结，食滞内阻，浊气上逆，胃失和降则呕吐恶心。

治法：健脾清热，化滞和胃。

方药：小柴胡汤加黄连、地骨皮、秦艽养阴清热，加鸡内金、焦三仙以消食导滞。

朱某，男，17 岁，1993 年 5 月 4 日初诊。发热年余，体温持续在 37.4～37.8℃。每当食肉类食物而发热，继则不欲饮食，甚则食后即吐，身体消瘦，神疲乏力，时而腹部胀满，曾多方治疗无效，故前来求治。舌质红，苔薄白，脉沉细而滑，此系饮食所伤，脾胃虚弱，湿浊内生，阻滞中焦，积久化热。

治法：清热化滞，健脾和胃。

处方：柴胡 15g，黄芩、胡黄连、甘草、地骨皮、知母、半夏、秦艽、鸡内金、焦三仙各 10g。服药 6 剂，热邪渐退，体温由 37.8℃降至 37.5℃，精神好转，食后不吐，腹胀减轻，后将柴胡剂量改为 10g，连服 9 剂，症状消失，体温正常，随用保和丸以善后，半年后随访未发。

4. 阴虚阳亢　临床表现：午后潮热，暮热朝凉，五心烦热，心烦失眠，盗汗，头晕目眩，口燥咽干，周身酸困，大便秘结，舌红苔少，脉细数。此乃五脏阴液亏损，或热病后期，余邪未尽，阴液已伤，阴不足则阳无所依附，故生低热。阴虚发热多在下午，以一天之中，午后为阴，热自阴分中发生，故午后潮热，夜热早凉，阴不济阳，虚热浮越，故五心烦热，肝肾阴虚则头晕目眩，阴不足，虚热上蒸则颧红，心肾阴虚，水不济火，故心烦失眠，阴虚内热，迫津外泄，当寐时卫入于阴，丧失卫护时故盗汗，阴津不足，津液不能上布则口燥咽干，阴虚津亏则便秘，舌红苔少，脉细数。

治法：益气养阴清热。

方药：小柴胡汤将党参改用北沙参，加麦冬、知母、玉竹、青蒿、秦艽、地骨皮、鳖甲，益气养阴清热，酌加生龙牡滋阴潜阳敛汗，镇静安神，相伍为验。

宋某，男，34 岁，1992 年 10 月 16 日初诊。发低热 10 个多月，夜热早凉，发热时体温 37.5℃，五心烦热，口燥咽干，心悸失眠，盗汗，头晕乏力，舌红苔少缺津，脉细数。此系久病气阴两伤，阴虚津亏，邪伏阴分，未能尽解。治宜益气养阴清热，佐以镇心安神。

处方：北沙参、麦冬、玉竹、柴胡各 20g，黄芩、半夏、甘草各 10g，青蒿、鳖甲、秦艽、地骨皮各 12g、生龙牡各 30g。服药 6 剂，热邪渐退，体温为 37.4℃，其他症状明显好转。宗原方再进 6 剂，热退，体温正常，其主要症状基本消失，精神显著好转，仅时有头晕腰酸，仍按上方将柴胡改为 10g，加山萸肉、枸杞子 12g，继服 6 剂，以资巩固。半年后前来致谢，言其病愈未发。

四、体会

小柴胡汤加减治疗低热，针对上述类型，灵活运用，加减变通，每能奏效。王立忠教授认为小柴胡汤虽是和解少阳枢机、治热之妙方，但广泛运用于临床治疗低热，值得进一步研究。首先它既是驱解少阳之邪，又是调理肝脾、治低热的良方。因为低热多与肝脾失调有关。"肝为罢极之本"，以血为体，以气为用，血宜充盈，气宜条达，如受病影响，便会产生脾虚、肝郁、肝脾不和、肝经郁热等病理变化，均可导致低热。至于大剂量柴胡治疗低热，始于王立忠教授家传口授，认为柴胡乃驱表邪，补清气，疏肝解郁，调气和血，和解少阳枢机的良药。通过临床观察，柴胡治疗低热，配伍用量一般 20 ～ 30g，最大剂量不超过 45g 为宜。药物作用于人体，有病则病受之，其功效可因配伍不同而有所变易。验证可见，柴胡疗效显著，用之得心应手。例如柴胡配黄芩，撤热之功更大；配党参、黄芪、甘草能疗气虚之热；配黄芩、生地黄、栀子、龙胆草可解肝胆郁火之热而无升阳之害；配北沙参、麦冬、青蒿、鳖甲、地骨皮等养阴清热之品，疗效更佳，实则以大剂量柴胡配伍应用不仅不显柴胡偏颇之弊病，反而起到相得益彰的妙用。当然，柴胡必须在辨证论治理论指导下应用，斟酌病情，据症加减，中病即止，不可久服，否则会耗散阳气，导致气虚和其他不良后果。

第十节　头痛辨治思路与方法

一、头痛辨治八法

头痛是内科临床常见病之一，包括偏头痛、雷头风、巅疾、头风等。头居于人体最高部位，为诸阳之会，五脏精血，六腑清阳之气，亦均上荣于头。故风、寒、湿、痰、瘀之邪，内脏气血虚损，均可导致头痛。外邪侵袭，以风邪最为常见，风邪可以单独侵袭而发病，或夹寒、夹湿、夹热、夹痰、夹瘀等病理因素，相互夹杂，侵袭经络影响气血运行而发病。内因者多由情志、饮食、劳倦，损及脏腑，导致脏腑功能失调而发病。除此之外，还应注意结合全身情况，头痛部位、性质、症状特点，进行辨证施治。现根据王立忠教授临床治疗头痛点滴体会，总结出头痛治疗八法，仅供同道参考。

1.祛风散寒，活血通络法　此法治疗头痛，主要用于风寒湿邪夹杂者，多因冒雨涉水，感受风寒湿邪，阻碍经络，经久不愈，每遇风邪入络，气血经脉阻碍清阳而发病。症见头痛胀重，甚则剧烈疼痛，或偏于两太阳穴处痛，或痛于眉棱骨处，舌淡苔滑腻，脉沉细而滑。方用自拟蠲痛汤。

方药组成：荆芥 10g，防风 10g，川芎 20g，细辛 5g，白芷 10g，白蒺藜 30g，桃仁 10g，红花 10g，甘草 6g。用法：水煎服，日服一剂，日服两次。

若寒湿之邪化热，加葛根、蔓荆子、生石膏、野菊花，祛风清热止痛；若因鼻渊（鼻炎）引起的头痛，酌加辛夷、苍耳子、黄芩、升麻、桔梗以宣肺清热，通阳开窍止痛。

2.疏肝解郁，清热和胃法　本法适用于肝郁夹痰导致的头痛。多因情志抑郁，伤及肝脾，肝郁化热，脾虚聚湿生痰，痰热上扰清空，经络气血逆乱而致头痛。常因情绪波动而诱发。症见头痛、头昏，痛时两目发胀，偶尔出现剧烈头痛，伴恶心呕吐，两胁胀闷，口苦咽干，妇女月经先后无定期，小便黄。舌质红，苔薄白或薄黄而腻，脉弦滑或弦细而滑。方用自拟清肝泄热和胃汤。

方药组成：桑叶10g，菊花10g，薄荷10g，白芍12g，蔓荆子10g，夏枯草15g，陈皮6g，半夏10g，茯苓12g，瓜蒌12g，甘草6g。用法：水煎服，日服一剂，日服两次。

若兼失眠者，酌加黄连、栀子、紫石英。珍珠母等；便秘者，加决明子、大黄等。

3.益气养血，补肾充脑法 本法治疗血虚头痛。主要由于体虚久病，产后失血较多，或月经过多等，致营血亏虚，不能上荣于脑；精与血是互为滋生的，精足则血旺，肾精亏于下，精血不能上奉于脑，均可导致头痛。症见头部隐隐作痛，劳累则加重，立则血难上达而痛增，卧则血易达大脑而痛减，常伴头晕眼花，心悸气短，腰酸痛，神疲乏力，舌淡苔少，脉沉细而弱。方用归脾汤合六味地黄丸化裁。

方药组成：党参12g，炙黄芪20g，白术12g，制何首乌15g，当归12g，菟丝子30g，山药20g，熟地黄12g，川芎15g，炙甘草6g。用法：水煎服，日服一剂，日服两次。

若血虚兼风阳上扰者，酌加桑叶、蔓荆子、菊花。

4.疏风散邪，清热解毒法 本法治风热温毒之头痛。主要由于感受风邪时毒，热毒蕴结，上攻于头而致头痛。症见突然出现头痛如雷鸣，头面红赤肿痛，目不能开，恶寒发热，咽喉不利，口渴舌燥，舌红苔黄，脉浮数。方用普济消毒饮加减治之。

方药组成：荆芥10g，防风10g，葛根10g，黄芩10g，升麻5g，牛蒡子10g，桔梗10g，僵蚕10g，板蓝根20g，生石膏30g，甘草10g。用法：水煎服，日服一剂，日服两次。

若发病一周后，恶寒轻发热重，口咽干燥者，去荆芥、防风，酌加玄参、生地黄、柴胡、知母等。

5.活血祛瘀，化痰通络法 本法治疗血瘀夹痰之头痛。主要由于头部外伤后，久痛血伤入络，经脉凝滞，瘀血夹痰，痰瘀互结，瘀阻络道，阻碍清窍，脑络不通而致头痛。症见头痛如针刺，痛处固定，初见隐痛，继则疼痛加剧，甚则头痛如劈，舌暗红，边有瘀斑，苔灰滑而腻，脉弦细而滑，或细涩。方用自拟活血化痰通窍汤。

方药组成：丹参20g，川芎20g，赤芍15g，延胡索12g，天麻12g，葛根20g，蔓荆子12g，蜈蚣2条，白附子8g，僵蚕10g，桃仁10g，红花10g，白芷12g，白蒺藜30g。

用法：水煎服，日服一剂，日服两次。

久痛入络，使用虫药具有引窜之性，可剔除凝瘀滞痰，使络脉通达，头痛可止。

6.息风祛痰解痉法 本法适用于风火夹痰上扰清空而致头痛。常见于三叉神经痛。其临床表现多为局部阵发性疼痛，呈跳痛、烧灼样。剧烈疼痛难忍，遇风或情绪激动均可诱发。舌质红，苔少，脉弦滑或滑数。方用自拟四白汤。

方药组成：白附子8g，白僵蚕10g，白芷12g，白蒺藜30g，天麻10g，川芎20g，生地黄12g，赤芍15g，全蝎10g，夏枯草15g，牛蒡子15g，葛根20g，生石膏30g，菊花10g，甘草6g。用法：水煎服，日服一剂，日服两次。

若血压偏高者，加羚羊角粉、生石决明、钩藤等平肝息风降压之品。亦可选用天智颗粒，该药具有平肝潜阳、补益肝肾、益智安神之功效，对肝阳上亢型的中风引起的认知功能障碍，同时伴有头痛、头晕者，疗效显著。

7.滋阴补肾填精法 本法适用于肾精不足证。肾精亏于下，精血不能上奉于头，又加阴虚生内热，虚热上浮扰犯清空，故头痛作矣。症见头痛发空，眩晕耳鸣，健忘，腰膝酸软，盗汗，遗精，舌红，苔薄少，脉沉细无力，或虚而细数。治宜滋阴补肾为主。方用杞菊地黄汤加减治之。

方药组成：熟地黄12g，牡丹皮10g，山药15g，山萸肉20g，茯苓12g，菟丝子30g，桑椹15g，女贞子12g，决明子12g，泽泻12g，枸杞子12g，菊花10g。用法：水煎服，日服一剂，日服两次。

若见耳鸣者，加石菖蒲、蝉蜕、磁石；若见腰酸腰痛，盗汗遗精者，加怀牛膝、杜仲、桑寄生、芡实、莲须、生龙骨、生牡蛎等。

8.清暑益气止痛法 适用于暑热头痛。夏季暑热交蒸，感受暑热之邪，则出现头痛。症见头部沉重感，虽有汗出但头痛不解，胸脘满闷，四肢酸困乏力，喜卧，舌苔滑腻，或黄腻，脉滑濡。治当清暑益气生津。方用清暑益气汤加减。

方药组成：玄参 12g，石斛 10g，麦冬 12g，荷叶 12g，石菖蒲 10g，竹叶 10g，知母 10g，桔梗 6g，生薏苡仁 15g，葛根 12g，通草 10g，滑石 30g，甘草 10g。用法：水煎服，日服一剂，日服两次。

若见胃脘痞闷者，加厚朴、法半夏 10g，白豆蔻 10g。若见身热不解，午后热甚者，加黄芩 10g，青蒿 12g，淡豆豉 10g，连翘 15g。

二、头痛的辨证用药

头为诸阳之会，又为髓海之所在，手足三阳经脉均会于此，五脏精华之血，六腑清阳之气，也皆上注于头部。头痛，由于病因病机复杂，又有部位、性质之异，因此临床必须针对不同病情，在辨证的基础上正确选用药物。

1. 从病因辨证用药

（1）风寒湿夹杂者　由于素体湿盛，感受风寒之邪，相互夹杂，邪气稽留，阻遏清阳。症见头痛胀重，或鼻塞声重，眉棱骨痛，或痛连脑后，遇风则头痛触发，往往反复发作，经久不愈。治宜祛风散寒胜湿，活血通络。方用自拟散寒通阳止痛汤。药用荆芥、防风、羌活、独活、细辛、白芷、藁本、川芎、桃仁、红花，若寒湿之邪化热，加葛根、蔓荆子、生石膏、野菊花。

（2）偏于风热者　由风热之邪，循肝之经脉上攻入头而致。症见头痛作胀，面目红赤，口渴，小便短赤，大便燥。舌质红苔黄，脉弦数。治宜疏风清热为主。方用桑菊饮加蔓荆子、生石膏、白蒺藜、苦丁茶。

（3）偏于暑湿夹杂者　由于暑邪夹湿，暑湿互蕴，久恋不宣，阻遏清阳。症见头痛胀重，或头痛如裹，胸闷体重，舌红苔黄而腻，脉濡细而滑数。治宜芳香解表，清热化湿。方用三仁汤加藿香、佩兰、石菖蒲、苍术、荷叶、生石膏。

（4）气血双亏者　多因久病或妇女月经量过多或产后失血，以致营血亏虚，不能上荣于脑。症见头痛目眩，劳累则头痛加重，神疲乏力，心悸气短，面色少华。舌质淡苔薄白，脉沉细。以益气养血、补肾充脑为治则。方用补中益气汤合六味地黄丸加首乌藤，蔓荆子、菟丝子、枸杞子、菊花。

（5）血瘀夹痰 久病必瘀，或因头部外伤，脑震荡后，痰血互结，瘀阻络道，阻遏清空，脑络不通。症见痛处固定，初见隐痛，继则加剧，甚则头痛如劈，舌暗红边缘有瘀斑，苔灰滑稍腻，脉弦或涩。治宜活血化瘀，祛痰通络。方用自拟活血通窍汤。药用丹参、川芎、赤芍、桃仁、红花、鸡血藤，蜈蚣、土鳖虫、天麻、蔓荆子、白蒺藜、僵蚕、桔梗。

（6）痰浊 脾失健运，聚湿生痰，痰湿中阻，见头痛昏蒙，胸脘满闷，呕吐痰涎。舌质淡，苔白腻，脉滑。治宜健脾燥湿和胃，方用半夏白术天麻汤。若痰湿化热者，佐以清热化痰，方用黄连温胆汤、香砂六君子丸。

2. 从六经辨证用药

（1）太阳经 ①风寒之邪客于太阳经脉者，症见头痛且多为头顶痛，或痛连项背，恶风畏寒，口不渴，舌苔薄白，脉浮紧。治宜疏风散寒解表。方用荆防败毒散。②风热之邪客于太阳经脉者，症见头痛且胀，甚则头痛如裂，口渴欲饮，面红目赤，发热恶风，舌红苔黄，脉浮数，治宜疏风清热。方用芎芷石膏汤。药用川芎、白芷、石膏、菊花、羌活、藁本。若见血压偏高者，酌加防风、蔓荆子。

（2）阳明经 多由于太阳之邪不解，向里传于阳明，或误治津伤，胃肠燥热炽盛，症见头部前额剧痛，头热而红，身热汗出，口渴喜饮，心烦昏瞀，便秘，舌苔黄燥，脉洪大。治宜清热生津，荡涤腑气。方用白虎汤加葛根、生地黄、麦冬。若见血压偏高者，加玄参、大黄。

（3）少阳经 多由于外感风寒之邪，在表不解，传入少阳，少阳经气不利，故症见偏头痛，口苦耳鸣，寒热往来，胸胁苦满，不欲饮食，心烦善呕，舌苔薄白或薄黄，脉弦。治宜和解少阳枢机，方用小柴胡汤（重用柴胡10～30g）加夏枯草、苦丁茶、竹茹、黄连。

（4）太阴经 多由于痰湿困脾，清阳不升，症见头痛且重，痰多身困，胸脘痞闷，舌淡苔滑腻，脉沉缓。治宜健脾燥湿，宣通气机。方用苍术除湿汤。药用苍术、白术、厚朴、茯苓、陈皮、甘草、半夏曲，加荷叶、升麻。

若见血压偏高者，加槐花、木瓜等。

（5）少阴经　由于素体阳虚，外感风寒，症见头痛，足寒气逆，心痛烦闷。舌质淡胖嫩，苔白滑而腻，脉沉细。治宜助阳解表。方用麻黄附子细辛汤。若见血压偏高者，加杜仲、肉苁蓉等。

（6）厥阴经　多由于寒邪直中厥阴肝脉，症见头巅痛剧烈，痛时头部冰冷感，四肢厥冷，有时伴呕吐清涎黏沫。舌质淡苔白滑，脉弦细或沉紧，治宜暖肝温胃，降逆止痛。方用吴茱萸汤加当归、肉桂。若见血压偏高者，加生代赭石、苦丁茶、川牛膝、决明子等。

3. 从脏腑辨证用药

（1）肝阳上亢　多由于肝肾阴亏，阴不制阳，以致肝阳升动太过，上扰清空。症见头痛而眩，时作掣痛，两侧为重，郁怒加重，或头重脚轻，心烦易怒，面红目赤。舌质红苔少，脉弦有力，或弦数。治宜平肝潜阳，息风止痛。方用天麻钩藤饮或羚角钩藤汤。药用山羊角、龟甲、生石决明。生地黄、牡丹皮、白芍、夏枯草。

（2）心脾两虚　症见面色不华，心悸怔忡，头痛而晕，病势绵绵，时作时止，遇劳加重，舌淡苔薄白，脉沉细而弱。治宜益气养血补肾。方用归脾汤合六味地黄丸加减。药用党参、黄芪、白术、茯苓、当归、熟地黄、山萸肉、酸枣仁、生山药、何首乌、枸杞子、泽泻、蔓荆子、甘草。

（3）肾虚　①肾精不足，由于久病伤阴，肾精不足。症见头痛而空，头晕目眩，脑转耳鸣，劳累后头痛加重，腰膝酸软，或遗精，或带下，舌淡红苔薄白，脉沉细。治宜补肾填精。方用大补元煎。②肾阴亏损，由于肾阴不足，阴虚内热，症见头痛头晕，耳鸣如蝉，五心烦热，舌红苔少，脉细数。治宜养阴固肾。方用杞菊地黄丸。③肾阳虚，由于肾阳虚，阳虚内寒。症见头痛畏寒，面色㿠白，形寒怕冷，腰膝酸软，小便清长，或两下肢轻度浮肿。舌质淡胖嫩，苔滑白，脉沉迟。治宜温阳固肾。方用肾气丸、右归丸。

4. 从头痛部位及症状特点用药　辨明头痛所属部位而循经用药，可以提高疗效，太阳头痛多在头后部，下连于项，选用羌活、川芎、蔓荆子等；阳明头痛多在前额及眉棱骨处，选用葛根、白芷、石膏等；少阳头痛多在头之两侧，并连及耳部，选用夏枯草、苦丁茶等；厥阴头痛则在颠顶部位，选用藁本、吴茱萸等。

三、顽固性头痛证治

顽固性头痛为临床上反复发作经久不愈，痛苦万状的一种疾病。包括偏头痛、雷头风、巅疾、头风等。头居人体最高部位，脏腑清阳之气上注于头，三阳经均上至于头部。故风、寒、湿、痰、瘀之邪，内脏气血虚损均可导致头痛。据"痛则不通，通则不痛"之理，凡能遏阻清阳气血运行之邪，均可发为头痛。除此之外，还应结合全身情况，根据头痛的部位、性质、症状特点等，进行辨证施治，现据本人临床心得分型施治如下。

1.风寒湿夹杂 多因冒雨涉水感受风寒而发。反复发作，经久不愈，每遇风邪或寒凉则发，症见头痛胀重，偏于前额和眉棱骨处，因邪犯阳明，则痛于前额和眉棱骨处，舌苔滑而腻，脉浮紧或滑数。治宜祛风邪、散寒湿、活血通络。药以荆芥、防风、羌独活、细辛、藁本、白芷祛风邪散寒湿。久痛入络，用川芎、桃仁、红花活血通络以止痛；若寒湿之邪化热，加葛根、蔓荆子、生石膏、野菊花祛风清热以解痛。

2.肝郁夹痰 情志抑郁，伤及肝脾，多由情绪波动而诱发，症见头痛头昏，痛时两目发胀，伴恶心欲吐，脘胁胀闷，口苦咽干，妇女月经先后无定期，小便黄。舌质红苔薄黄而腻，脉弦滑或弦细。此属肝郁化热、夹湿痰，上冲头目，横犯脾胃。治宜疏肝解郁清热，佐以和胃。药以桑叶、菊花、白芍、郁金、夏枯草、决明子疏肝解郁清热，佐以二陈、瓜蒌祛痰和胃。

3.气血双亏 多因久病，妇女月经过多或产后失血。症见头痛头晕，伴失眠多梦，心悸气短，腰酸乏力，纳差。舌质淡，苔薄白而腻，脉沉细而弱。此属气血两虚，不能上荣于脑所致。治宜益气养血补肾。方药用归脾汤、六味地黄丸加减治之。

4.肝阳化火 多由恼怒而致肝火上逆。症见头痛发作时疼痛剧烈，多出现左侧面颊，或太阳穴处，呈火烙样疼痛，或局部出现跳痛，抽动作痛，伴心烦易怒，小便黄，大便结。舌质深红，无苔，脉弦数。此属肝失条达，郁而化火，风阳上扰。治宜泻肝凉血、息风解痉。药用玄参、生地黄、牡丹皮清热凉血，白芍、菊花、钩藤、羚羊角（代）平肝息风，川芎、僵蚕、蜈蚣、全蝎、地龙以搜风通络止痛。

5. 血瘀夹痰　久病必瘀或外伤引之。症见痛处固定，初见隐痛，继则加剧，甚则疼痛如劈。舌质暗红边缘有瘀斑，苔灰滑少腻，脉弦或涩。此属痰血互结，阻遏清空，脑络不通。治宜活血化瘀，化痰通络。药以丹参、川芎、赤芍、桃仁、红花、鸡血藤、蜈蚣、土鳖虫活血祛瘀，天麻、蔓荆子、白蒺藜、僵蚕清风热化痰解痉，佐桔梗载诸药上行。

6. 暑湿夹杂　多发于长夏季节，素时饮食伤脾，湿邪内生，复受暑邪，内外相合而发病。症见头痛胀重，或疼痛如裹，胸闷体重，舌红苔黄而腻，脉濡细而滑数。此属暑邪夹湿，暑湿互蕴，久恋不宣，阻遏清阳。治则：芳香解表，清热化湿。方药用三仁汤，如藿香、佩兰、石菖蒲、桔梗宣化气机，葛根、石膏解表清热以止痛。

由于头痛的病因、症状、病变部位各不相同，风、寒、暑，湿、痰、瘀、火邪相互夹杂程度不一，因此用药也有很大差异。临床上常用祛风胜湿止痛的荆芥、防风、羌活、白芷、桂枝、细辛等，风热者取轻清凉泄用桑叶、菊花、蔓荆子、决明子、牡丹皮、苦丁茶等；火郁者用大黄、栀子、知母、黄柏、石膏等；平肝息风，化痰解痉用天麻、钩藤、夏枯草、石决明、僵蚕、全蝎、蜈蚣、地龙等；活血祛瘀止疼用丹参、川芎、赤芍、桃仁、红花、土鳖虫等；暑邪夹湿者用藿香、佩兰、厚朴、薏苡仁、石菖蒲、苍术、滑石、荷叶等；载药上行头目用川芎、细辛、升麻、桔梗等；眉棱骨痛用白芷、石膏、夏枯草治目珠胀痛，蔓荆子治太阳穴处痛，藁本治颠顶痛，项背强痛用葛根等。总之临证用药，不可拘泥于一方一药，应根据病情的交叉及夹杂等复杂变化，随证变通。

四、灵活配伍中药治头痛

头痛为临床上常见病、多发病，甚则久治不愈，则易形成顽固性头痛。在诊疗上，除辨证、立法正确外，必须善于运用和掌握药物性能、配伍，药物的灵活应用，不仅起到协同作用，而且会产生桴鼓之效。现将常用几种药物配伍应用分述于下。

1. 川芎 性味辛温，入肝、胆、心包经，具有活血行气、祛风止痛之功。川芎辛香走窜，为血中气药，上行头目，搜风止痛，谓为治头痛要药。若治风寒头痛，配荆芥、防风、细辛等祛风散寒止痛之品，如《太平惠民和剂局方》的川芎茶调散；治风寒湿夹杂型头痛，配羌活、防风、藁本、白芷等祛风胜湿止痛，如《内外伤辨惑论》的羌活胜湿汤；治风热头痛，配桑叶、菊花、薄荷、石膏等祛风清热之品，如《温病条辨》的银翘散；对血瘀头痛，可配当归、桃仁、红花、延胡索等活血祛瘀之品，如《医林改错》的血府逐瘀汤；对血虚头痛配当归、熟地黄、白芍、首乌等补血养肝益肾之品，如《济生方》的归脾汤；对痰瘀头痛，可配天麻、僵蚕、白附子等息风活瘀化痰，解痉止痛之品，如《普济方》的天麻丸；对鼻炎头痛，配苍耳子、白芷，二药辛温，专入肺经而通鼻窍，疏散宣透之力最强，具有祛风化湿、开窍之功；川芎借苍耳子、白芷而入鼻窍，能活血促进局部血循环，二药借川芎行气活血之力，以增强祛风止痛疗效；对血管神经性头痛，急性发作时，可选用"速效救心丸"，突击性用药，一般为 15～20 粒，5～10 分钟内头痛可止。缓解后，可改为 8～10 粒，有明显预防作用。"速效救心丸"主要成分为川芎。由于头痛久痛入络，久痛多瘀，川芎剂量可用 15～30g，以达行气活血止痛之功效。

2. 升麻 辛，甘，微苦，微寒，入肺、胃、脾经。功能发表散邪、透疹、清热解毒、升举阳气。善治头面疾病。升麻味辛而升，上达头面而解毒，于头面热毒、肿毒，颇为常用。临床上常见头面突发性肿痛，头皮亦肿者，以《东垣试效方》普济消毒饮加减治疗，常以升麻配黄芩、黄连、牛蒡子、板蓝根、连翘等，获良效。配荷叶、苍术，如《保命集》中的清震汤，治雷头风，头重痛，有时雷鸣。

3. 白芷 辛，温，归肺、胃、大肠经。功效解表散寒，祛风止痛，通鼻窍，燥湿止带，消肿排脓。配荆芥、防风、羌活、川芎治风寒感冒，头痛偏于前额；配炒黄芩、桑叶、白僵蚕治风热袭于上焦，风热感冒所致头痛，偏于眉棱骨痛；配细辛、藁本治风寒头痛，偏于颠顶痛；配葛根、羌活治颈项强痛；配辛夷、苍耳子、桔梗、路路通治急性鼻炎、鼻窦炎、鼻塞不通之头痛；配川芎、荜茇、白附子治三叉神经痛等。自拟"祛风解痉、通络止痛汤"。药用羌活、防风、全蝎、蝉蜕各 10g，白芷、赤芍各 12g，川芎 20g，白附子、荜茇、甘草各 6g，蜈蚣 2 条，具有祛风化痰，解痉通络止痛之功效。治疗三叉神经痛，疗效显著。

4. 土茯苓 甘淡性平，入肝、胃两经。功能解毒、除湿、利关节。近年来临床报道土茯苓治疗头痛，其病机为湿热蕴结，浊邪上蒙清窍，常配苍术、荷叶、桑叶、菊花、川芎、蔓荆子等以祛湿化浊，清热止痛，方用"立愈汤"。药用土茯苓 36g，何首乌 15g，天麻 12g，防风 10g，僵蚕 10g，当归 12g，具有养血活血、息风止痉、通络止痛的功能。土茯苓治头痛，一般剂量 30～60g，最大剂量为 120g。

5. 石膏 味辛、甘，性寒，入肺、胃经。生用解肌清热，除烦止渴，为清胃经实火的要药。石膏配伍细辛可治实火头痛，石膏辛甘大寒，清泄阳明胃热；细辛气味香窜，通络止痛。两者伍用，细辛之温可被生石膏寒凉所制，石膏得细辛之升浮，又可上行清头面之热，共奏清热泻火、通络止痛之功效，与防风、黄芩、葛根、知母、升麻、白芷相伍治疗风热上攻之头痛，每收捷效。治突然头面浮肿，头痛剧烈，配荆芥、防风、防己、川芎、升麻、牛蒡子、葛根、知母、金银花、连翘等以祛风清热解毒、活血通络止痛。王立忠教授治疗血管神经性头痛，自拟"速效汤"。药用生石膏 30g，川芎 15g，葛根 20g，谷精草 10g，决明子 10g，白芷 10g，全蝎 6g，白附子 6g，为清热泻火、化痰通络止痛的有效良方。

6. 蔓荆子 辛苦微寒，疏散风热，以治头面部风热为佳。可配茺蔚子，茺蔚子具有活血化瘀、祛瘀生新之功，其味甘，化瘀之中又能益心养肝明目。两药配伍，蔓荆子散风清热，茺蔚子养肝明目，活血祛瘀，"治风先治血"，蔓荆子得茺蔚子化瘀活血，其散风清血分热邪更强，两药配伍，相得益彰。故对风热头痛，及高血压头痛有良效。蔓荆子能清肝经风热，清利头目，治头痛常与防风、川芎、桑叶、连翘、菊花等配伍，以增强祛风止痛效果。治疗血虚头痛，归脾汤中加蔓荆子、枸杞子、菟丝子等，多能提高疗效。

7. 夏枯草　辛散苦寒，宣泄肝胆之郁火，故可用于肝火上炎所致的目珠胀痛及头痛；茺蔚子辛甘微寒，既升又降，能扩张血管、活血顺气，两药配伍，一活血一下降，有移盈补亏之效，故为治头痛良药。常与天麻、钩藤、槐花、生石决明、杜仲、桑寄生等药同用，具有平肝潜阳、降低血压之功能，对高血压头痛有效。

8. 牛蒡子　辛散，禀升发之性，火毒上攻头面或风邪侵扰所致头痛均可治疗。治风热上攻头痛，常与桑叶、菊花、苍耳子、升麻等配伍，以清散风热，治头痛连睛；与当归、白芍、石膏共为细末可治偏头痛。又因牛蒡子"主治上部风痰"，故《太平圣惠方》以本品同旋覆花共为细末服，治痰厥头痛。用炒牛蒡子研末，每次3g，白酒送服，服后盖被取汗，治偏头痛。据现代药理研究证实，牛蒡子能分解出牛蒡酚，有调节血管舒缩功能及镇痛作用，治疗头痛疗效显著。

综上所述，中医治疗头痛，若熟谙药性，精选慎用，配伍得法，充分利用某些药物配伍后所产生的协同增效作用，灵活应用，自不难取立竿见影之效。喻嘉言提倡"病千变，药亦千变"，于头痛证治又何独不然？

第十一节　中风后遗症辨治六法

中风后期往往留有半身不遂，一侧肢体活动受限，语言謇涩，口眼歪斜，偏身麻木或疼痛，甚则感觉完全丧失，或肢体瘫软无力，或肢体浮肿，记忆力减退等症状。据"久病入络"理论和临床实践观察，王立忠教授认为中风病，及时得到抢救治疗，多能迅速得到康复，若治疗不当，或延误治疗，常会遗留后遗症，且缠绵难愈。其病理因素错综复杂，但其根本原因在于本虚标实，或夹瘀、夹痰、夹湿，或肾精亏虚，或兼见阳明腑实证等，导致气血逆乱，气血运行不畅而发病。由于发病的性质和兼证的不同，而辨治方法各异。为此针对病因和症状特点，掌握辨证治疗方法，乃是中风后遗症治疗恢复的关键所在。现将辨治六法，分述于下。

1. 益气活血通络法 此法适应于气虚血瘀，脉络受阻。多因年迈体弱，元气亏虚，鼓动无力，温运无权或中风失治、中风后久卧等因素均可因虚致瘀，或因瘀致虚，以致气虚血瘀。故临床表现为一侧半身不遂，肢体麻木，口眼歪斜，语言謇涩，心悸气短，神疲乏力。舌质淡或紫暗，苔薄白而腻，脉沉缓无力，或沉细而滑。盖气为血之帅、血为气之母，气行则血行、气滞则血瘀，法以益气活血通络治之，首选补阳还五汤加减。药用党参、生黄芪、丹参、当归、赤芍、川芎、桂枝、川牛膝、地龙、鸡血藤、生山楂、水蛭、伸筋草。此类型往往反复发作，病程较长。其中地龙、水蛭治久瘀，疏通经络；重用黄芪，通过补气，以增强活血补血的作用。上肢重者，可加羌活、姜黄、桑枝等；下肢重者，可加木瓜、蜈蚣、乌梢蛇等；肢体疼痛，可加制乳没、香附、细辛；肢体麻木，可加生牡蛎、苏木、全蝎、制马钱子；面神经麻痹，酌加全蝎、僵蚕、蝉蜕、白芷、白附子等；若风痰相搏，阻闭脉络而致语言障碍者，加石菖蒲、郁金、天竺黄、胆南星、远志等；还可酌加鲜竹沥口服液等，以祛风化痰开窍。

2. 益气活血化湿通络法 久病多虚，阳气虚则卫外不固，风寒湿邪易受侵袭，痹阻经络，气血运行不畅，且因留邪与气血相搏，津液不得随经运行，凝聚而成痰瘀，血脉滞涩不通，导致患侧肢体肿胀、麻木，甚则疼痛。舌质淡嫩胖大，边缘有瘀斑，苔滑腻，脉象沉细而滑。治拟益气活血化湿通络。方用蠲痹汤合四妙散加减。药用黄芪、苍术、当归、赤芍、姜黄、羌活、防风、桂枝、黄柏、生薏苡仁、川牛膝、木瓜、丝瓜络、甘草、大枣、生姜。若湿盛，加豨莶草、千年健、防己；痛甚，加制乳香、制没药、忍冬藤等。

3. 活血化瘀通腑法 中风后除患半身不遂，同时长期伴有大便秘结，脉象弦滑。腑气不通，血瘀痰浊，亦影响气血之运行。此时，常须采用活血化瘀通腑法，王立忠教授采用著名中医学家焦树德教授方三化复遂汤加减。药用生大黄、炒枳实、厚朴、羌活、全瓜蒌、制半夏、防风、桃仁、钩藤、玄明粉，颇获良效。在此基础上，酌情加入胆南星、天麻、天竺黄、地龙、石菖蒲、鸡血藤、丝瓜络等祛痰活血通络之品，其疗效有一定提高。

4. 益气养血补肾通络法 久病失调，伤及肝肾，筋骨失养，故半身不遂，腰膝酸软，肢体重着，麻木，舌淡红，苔薄白而腻，脉象沉细。治拟益气养血、补肾通络法治之。方用独活寄生汤加减。药用党参、黄芪、当归、川芎、白芍、防风、桑寄生、熟地黄、牛膝、杜仲、茯苓、秦艽、细辛、伸筋草、甘草。若畏寒肢冷者，加制附子、桂枝、大枣、生姜；遇风寒则肢体疼痛者，加羌活、独活、制乳香、制没药；麻木加木瓜、全蝎、丝瓜络等。王立忠教授认为此法对中风后遗症肢体恢复，提高和调节机体免疫功能等，具有显著疗效。

5. 活血化瘀补肾健脑法 脑萎缩、中风后病程较长，特别高龄老人，除半身不遂外，常出现情绪易于波动、进行性健忘、智能减退、痴呆、震颤、舌质暗淡，或有紫斑，苔滑腻，脉象沉细而滑。此属肾虚髓空，痰瘀阻络。当以活血化瘀、补肾填精、健脑益智治之。方用自拟"健脑益智汤"。药用丹参、赤芍、川芎、天麻、石菖蒲、山茱萸、山药、僵蚕、土鳖虫、水蛭、熟地黄、核桃仁、甘草。若纳差，加焦三仙；失眠，加酸枣仁、百合、龙齿；耳鸣耳聋，加磁石、蝉蜕、枸杞子、菊花等。

6. 心理康复法 中风后产生神经、意识、行为障碍，表现为情绪抑郁，焦虑恐惧，甚至感到孤独、绝望、智力下降等。根据患者这种心理状态，用心理康复治疗帮助患者建立信心、树立对疾病的正确认识是十分必要的。根据患者的不同年龄和性格。采取指导性或协商性医嘱，获得患者充分信任和积极合作，选择以下合理措施：①维护患者的自尊心，激励患者战胜疾病，正确对待新的不断发生的问题，增强对自身功能障碍所引起的心理障碍的抵御力。②一般性心理治疗，应支持和加强患者的防御机能，常用的有解释、鼓励、安慰、保证和暗示等，从而增强患者的安全感，减少焦虑、抑郁的不良情绪。③个别患者要做深入的心理治疗，医生有计划、有步骤地耐心细致倾听患者讲述，同患者一起分析病史资料。通过单独和患者谈话等不同方式，帮助患者提高对疾病的认识，鼓励患者在医生指导下针对自己的病情主动积极进行自我锻炼。总之，中风后遗症的治疗，既要重视治疗，更要注重预防，还要合理调配饮食起居及调畅情志，方能达到事半功倍。

第十二节　老年疑难病辨治用药经验

老年疾病，症情复杂，治疗用药颇难，因此临证掌握其辨治用药规律至关重要。王立忠教授治疗老年眩晕、小便失禁、久泻、慢性水肿、便秘、失眠、痴呆等病，经过辨证用药，疗效显著。兹就其上述疾病之辨治用药特点，探析如下。

1. 眩晕　由于年高体弱，肾精匮乏，髓海空虚，则脑转耳鸣、耳聋失聪，或水不涵木，肝阳上亢，虚风上旋，发为眩晕。治当遵循"病在上，取之下"和"精不足者，补之以味"的原则。症见：头晕目眩，耳鸣耳聋，腰膝酸软，少寐多梦，舌嫩红苔少，脉强细而数。治宜滋水涵木，育阴潜阳为主。药用熟地黄、生地黄、枸杞子、何首乌、菟丝子、女贞子、桑寄生、桑椹等，以滋阴补肾，填精充髓。若肝阳上亢，血压偏高者，药用生白芍、天麻、钩藤、石决明、夏枯草、槐花、代赭石、决明子、生龙骨、生牡蛎、珍珠母等，育阴平肝潜阳治之。若脑动脉硬化，多由于痰浊瘀血阻滞，气血阻闭，以致精血亏乏，大脑供血不足，脑失所养，而导致眩晕。治之应在补肾的同时，酌情选用当归、赤芍、丹参、川芎、地龙、水蛭、土鳖虫、山楂、胆南星、枳实、半夏、陈皮等祛瘀化痰活血通络之品，以改善脑部血液循环。余曾用著名中医专家邓铁涛先生推荐的"防眩汤"，以党参、半夏、天麻各9g，当归、白芍、熟地黄各30g，川芎、山萸肉各15g，陈皮3g治疗老年虚证的眩晕，亦收到良好效果。

2. 小便失禁　小便失禁多由于先天不足，禀赋素弱，或房劳伤肾及年高肾气虚弱所致。肺脾肾三脏俱虚为发病的主要原因，上则治节无权不能制其下，中则脾之转输功能障碍，下则闭藏失司，水不能蓄，故而发病，其中肾虚为其主要机制。症见小便不能自禁，头晕梦多，夜间尿频，神疲乏力，舌淡，脉细弱。治宜益气固肾缩泉为主。以党参、黄芪、白术、山药、升麻、甘草等益气健脾；以熟地黄、山萸肉、何首乌、枸杞子、覆盆子、五味子、益智仁等补肾缩尿;用金樱子、龙骨、牡蛎等固涩缩泉。酌加肉桂、附子、淫羊藿、紫河车以增强益气补精温阳固肾之功。

3. 久泻　老年人久泻不愈,多由于脾肾两虚。脾阳不足不能运化精微,致肾失充养,命门火衰,火不生土,不能腐熟水谷,因而发为泄泻。症见久泻不愈,伴腹中隐痛,甚则腹痛即便,畏寒肢冷,食欲不振,腰膝酸软,舌淡苔白,脉沉细。治拟温补脾肾,涩肠止泻。常以党参、白术、茯苓、山药、甘草、大枣益气健脾,涩肠止泻。腹中隐痛,痛而泄泻者,加焦山楂、乌药、罂粟、肉桂、附子理气散寒,祛痛止泻。酌加炒防风、煨葛根升胃气,以增强止泻功能。若症见寒湿夹杂者,加黄连、金银花炭清热燥湿止泻。

4. 慢性水肿　老年人病程迁延,正气虚弱,肺脾肾皆虚,易发水肿,反复发作,时轻时重,如肺气虚,不能通调水道,下输膀胱而发生小便不利;脾虚中焦运化失司,气不化水而致水湿泛滥;肾气虚弱,肾阳衰微,膀胱气化不利,水湿潴留泛溢肌肤发为水肿。正如王焘《外台秘要方》曰:"肾虚则水妄行,流溢于皮肤,故令身体面目悉肿。"老年发病日久,往往累及脾肾而出现水肿,症见颜面及两下肢浮肿,反复不愈,以两下肢尤甚,按之凹陷不起,神疲肢冷,舌淡嫩,苔滑腻,脉沉细。因此治疗慢性水肿,应以健脾补肾利水为主。药用党参、白术、黄芪、山药、升麻、大枣、甘草益气健脾;以熟地黄、山萸肉、补骨脂、牛膝、桂枝、淫羊藿、肉桂、附子补肾温阳行水;更以防己、茯苓皮、生薏苡仁、泽泻、车前子、冬瓜皮、玉米须、益母草、泽兰利水消肿。斟酌病情亦可选用中成药,如补中益气丸、金匮肾气丸等缓图以资巩固。

5. 便秘　老年便秘,临床上常见为气虚和血虚津枯两种类型:①气虚,由于脾气陷则肠道肌肉弛缓,肺气不能下达,糟粕停于肠道,无力送出,故大便结矣。症见大便秘结,一般 10 ~ 15 天一行,伴少气懒言,自汗,便后虚疲至极,腹中不胀不疼,舌淡苔薄白,脉虚细。治拟补益脾肺,佐以润肠通便。方用补中益气汤加枳壳、蜂蜜、桔梗、火麻仁,郁李仁等,其中重用生白术 30 ~ 40g,具有运脾润燥通便之功;若与滋阴的生地黄、升阳的升麻同用,可增强疗效。②血虚津枯便秘,老年人津血虚少,肠道津液不足,而致便秘。症见大便秘结，面色青黑，身倦畏寒，小便清长，夜尿频多，舌淡白，苔白腻而滑，脉沉迟。治宜滋阴养血，润燥通便。药用当归、大枣、北沙参、麦冬、生地黄、黑芝麻、桑椹、生白芍、火麻仁、桃仁等。另外甘肃老中医杨作先生临床上用生白芍 24～40g，甘草 10～15g，水煎服。一般 2～4 剂，即可通便，且不燥结，经王立忠教授临床验证，疗效甚佳。

6. 失眠（阴虚血亏） 老年气血虚衰，阴虚血亏，不能上济于心。心火盛则神动，上扰心舍，阴不足于下，神不安于上，故失眠。症见心烦失眠，口干，记忆力减退，舌红苔少，脉细稍数。治宜滋阴清热，宁心安神。自拟安神定志汤，药用北沙参、麦冬、石斛、生地黄、百合、白芍、酸枣仁、丹参、茯神、首乌藤、远志、琥珀、甘草。其中北沙参、麦冬、生地黄、百合、石斛滋阴清热；白芍、酸枣仁、首乌藤、丹参、茯神、远志、琥珀、甘草养血宁心安神。若易惊易醒加龙齿、磁石、紫石英以镇静安神定志。

7. 痴呆（脑肾不足） 肾藏精，精生髓，脑为髓海。脑又为元神之府，主宰人的"灵机、记性"等智能活动。由于老年人精气亏虚，精血不足，髓海空虚，脑失濡养，故出现智能衰退，发为痴呆。症见头晕耳鸣，肢体倦怠，懒言思卧，神情呆滞，智能下降，记忆力减退，判断能力差，定向力障碍等，舌淡红，脉沉细尺弱。治宜滋肾填精，醒脑开窍。自拟补肾健脑益智汤，药用制何首乌、生地黄、熟地黄、山萸肉、黄精、石菖蒲、枸杞子、紫河车、远志、酸枣仁、龙眼肉、茯神、山药、益智仁。其中制何首乌、生熟地黄、山萸肉、枸杞子、山药补肾填精；紫河车、远志、酸枣仁、茯神、龙眼肉、益智仁养心健脑益智。

第十三节　滑苔辨识述要

滑苔在《中医诊断学》中定义：舌面水液过多，甚至伸舌涎流欲滴，扪之湿而滑利的舌象。临床提示为阴寒和痰饮等证。最早的记载见于《伤寒论》，有三处提及滑苔，如"脉阴阳俱紧者，口中气出，唇口干燥，踡卧足冷，鼻中涕出，舌上苔滑，勿妄治也"，"何谓脏结？答曰：如结胸状，饮食如故，时时下利，寸脉浮、关脉小细沉紧，名曰脏结。舌上白苔滑者，难治"，"脏结，无阳证，不往来寒热，其人反静，舌上苔滑者，不可攻也"。显而易见，《伤寒论》所说滑苔是阴寒内结，阳气衰微的重症急症的外象，治疗不宜妄治，病情难为不可用攻伐之法。后世医家大多宗此鲜有更动。明清温病学派兴起，因对湿温病机病位认识深入，多启用腻苔而弃滑苔而不用，遂至滑苔有名无实，临证渐湮没无闻。

王立忠教授认为滑苔临床较为常见，多表现为舌体适中或偏瘦小，质淡红或嫩，苔或白或黄，边或有浅淡齿痕，但是必有薄而不腻，其上有水膜。具备这一舌苔特点的人群多具有以下特征：女性多见，平素性情多急躁易抑郁，胃纳不馨。滑苔体现的病理特点是脾胃虚弱，气机郁滞，寒热之象均不明显。但易致阳虚、痰饮、瘀血内结或化火等变证。因此王立忠教授所裁定的滑苔是《伤寒论》滑苔的位次前移，也即伤寒滑苔形成之前所示的舌苔，因而变数更多，病机演变更趋复杂，但临证如能斟酌病势，审慎辨证遣方用药，还可以做到既病防变、先安未受邪之地的中医学治则要求。

滑苔的形成，多因肝郁脾虚，气机失畅，致痰饮内停。《辨舌指南》云："舌之苔，胃蒸脾湿上潮而生。"所以舌苔为胃气蒸腾脾所运化的气血津液上熏于舌而形成，气血上盈显现为舌质舌色，津液熏蒸于舌显现为舌苔。在人体，相对于舌质而言，舌苔变化多端，且主要与气机升降出入及津液通调运行密切相关，反映了人体五脏功能盛衰和脏气均衡。简而言之，舌苔的变化生理条件下体现气及津的关系，病理状态下则反应为郁和湿。而滑苔集中体现了气郁甚则转滞，津凝为湿为痰的病理演化过程，为气郁痰凝的关键环节外向反映。涉及脏腑主要为肝胃，次及肺脾肾。气机运行和内生之湿关系密切，若气与形质，治则相互助长，气运津布周身；乱则两相窒碍，湿阻气滞。故观滑苔变化便能明了人体气机运行及津液敷布状态。犹如地气湿者，云气多聚于其上，云中自有湿气；地气干者，云气少聚其上，则云气稀薄，湿气必轻而难落甘霖。云气累聚者，湿气必重而易于降雨。然湿重亦致土壅而木郁，气津蒸腾无力必出现痰盛，病机推演更趋复杂而逆乱。是故观其舌苔变化，能料病机转变之机变，知己知彼，方能百战不殆。

因滑苔和气津相关，临床见此苔往往反映气滞湿停之象，若不及时调治，进则出现痰凝血瘀之证，因此宜及时治疗，观其脉证，随证立方。处方用药可予轻调气机及淡渗利湿之品。

王立忠教授据苔变区分病邪的性质，病位的深浅，辨识正气的充盈及正邪交争的机转。滑苔结合舌质舌色可以区分病邪的性质，不同性质的邪气，舌象上都有不同反映。如黄滑苔多主痰热，白滑苔多主寒邪，腐厚腻苔多主食积痰浊，黄厚腻苔多主湿热。察舌色舌苔可以分辨病位的深浅，正如《辨舌指南》说："辨舌质，可决五脏虚实；视舌苔，可察六淫之浅深。"无论外感内伤，察其苔之厚薄，足以反映邪气之深浅轻重。如苔薄多为疾病初期，邪入尚浅，病位在表；苔厚则为病邪入里，病位较深；舌质绛则为热入营血，病位更深，病情危重之象。结合临床闻诊、问诊和脉诊等四诊合参，舌苔变化可以推断病情进退：苔色与苔质，往往随正邪消长和病邪的进退呈相应的动态变化，特别是在外感热病中变化十分迅速，即使在内伤杂病中舌象变化也同样反映了病情的进退。如舌苔由白转黄，又进一步变黑，说明病邪由表入里，由轻变重，由寒化热；舌苔由润转燥，多为热邪盛，津液渐伤；若苔由厚转薄，由燥转润，则为病邪渐退，津液复生。

第十四节　痹证的发病及辨治用药思路

痹证是指人体肌表、经络遭受风、寒、湿、热之邪侵袭，气血经络为病邪闭阻而引起的，以筋骨、肌肤、关节等酸痛、麻木、重着、屈伸不利或关节肿大为临床特征的一类疾病。《素问·痹论》云："风寒湿三气杂至，合而为痹也。"由此可见，凡身体遭受风寒湿三种邪气合而侵入，使气血营卫失利，导致经络、肌肉、筋骨、关节、肢体等处发生疼痛、酸楚、麻木、重着、肿胀、屈伸不利，甚至关节变形等症状者，都通称为"痹病"。五体痹证，是指发生在皮、肌、脉、筋、骨等部位上的气血闭塞不通的痹证。

一、发病的病因病机

常由于正气虚弱，气血失调，以致风、寒、湿、热诸邪侵袭，气血运行不畅，阻滞于经络、筋骨、肌肤引起筋骨肌肉关节酸痛、麻木、重着和关节肿大等症。故《素问·痹论》云："其风气胜者为行痹，寒气胜者为痛痹，湿气胜者为着痹也。"余认为其病理因素，在发病的过程，往往相互转化，比如寒湿痹日久郁而化热，邪正斗争，邪从热化而成热痹。关节疼痛日久不愈，甚则关节变形，肢体屈伸不利，拳缩不能伸者，这是由于经脉气血长期不得通畅，在病理的作用下往往产生瘀血和痰浊，痰留关节，瘀阻脉络，从而加重了痹阻，使气血失荣，导致疼痛、麻木、肿胀，甚至骨关节变形等症。当然也可以因久病及肾，寒湿二邪较胜，深侵入肾（肾主骨），从而影响到肝（肝主筋），筋骨同病，进一步导致关节变形，肢体不能屈伸，骨质变损者，可称为"尪痹"。

二、辨治用药思路

王立忠教授认为，关于痹证治疗，在辨证立法的基础上，遣方用药是关键，掌握病证特点和用药规律，灵活地加以配伍应用，有助于提高临床疗效，立法精当，方药恰中病机，往往可收奇效。

1. 风邪偏盛　症见肢体关节疼痛，游走不定，以腕、肘、膝、踝等关节为多见，甚则关节屈伸不利，或见寒热表证，舌苔薄白，脉浮缓。治宜祛风通络，散寒除湿。

方选《宣明论方》中防风汤：茯苓 15g，防风、当归、羌活、秦艽、葛根、杏仁、黄芩各 12g，桂枝、甘草各 6g，生姜 3 片为引。

方中秦艽、防风祛风胜湿；当归养血和营，补中有调活之意；茯苓淡渗利湿；羌活、桂枝、葛根祛风发表，散寒解肌；杏仁、黄芩宣肺气而燥湿，亦可防止湿邪化热；甘草调和诸药。全方具有祛风通络、散寒除湿宣痹之功。

随症加减：上肢疼痛，加桑枝、姜黄祛风湿，利关节，活瘀通络；下肢疼痛，加川牛膝、独活、木瓜补肾祛湿通络；伴有腰痛，加狗脊、川续断、桑寄生、巴戟天补肾强腰，祛风除湿；若关节屈伸不利，加伸筋草、络石藤舒筋活络。

《圣济总录》载：防风汤有麻黄、葛根，麻黄宣肺气以开毛窍，葛根解肌以通腠理，治行痹可谓合拍。

2. 寒邪偏盛 症见肢体关节肌肉疼痛较剧，痛有定处，得热则痛减，遇寒痛增，关节不可屈伸，痛处不红不肿。舌质淡，苔滑白，脉沉细或弦紧。

方用自拟乌桂麻辛汤：制川乌（先煎）、制草乌（先煎）、白芷、麻黄各6g，黄芪20g，桂枝10g，炒白芍15g，细辛、甘草各5g。

方中川草乌大辛大热，温经散寒止痹痛；麻黄、桂枝、细辛、白芷解表散寒，温通经脉，祛风止痛；黄芪、白芍补气养血，扶正达邪；甘草甘以缓急，解川草乌之毒。全方旨在驱逐寒邪，温通经脉，助阳化气，以止痹痛。

随症加减：若有形寒肢冷，多为阳虚感寒，加羌活、防风、狗脊、肉桂，以温阳散寒；如寒湿阻闭经络，症见痛处不移，屈伸不利，加秦艽、防己、海桐皮以散寒除湿，通络止痛。

另方：桂枝芍药知母汤（《金匮要略》）。

治法：温经散寒、祛风止痛。

组成：桂枝、白芍、知母、白术、防风、制附子各9g，甘草、麻黄各6g，生姜3片。适用于风湿性关节炎、类风湿性关节炎等。

3. 湿邪偏盛 适用于营卫两虚，风湿痹着，身体酸痛，项背拘急，肩肘痹痛，举动不便，手足麻木等。治宜益气活血，祛风除湿，宣畅营卫。

方选蠲痹汤（《百一选方》）合四妙散加减治之。药用黄芪15g，当归12g，羌活10g，姜黄10g，赤白芍各12g，防风10g，川牛膝12g，苍术10g，黄柏6g，生薏苡仁30g，鸡血藤30g，甘草6g。

随症加减：若上肢疼痛较重，加桂枝10g，桑枝30g；肢体麻木者加全蝎12g、丝瓜络20g、生牡蛎20g、炒白芥子10g；下肢沉重加木瓜12g，千年健15g，豨莶草15g。

4. 热邪偏盛 症见关节灼热红肿疼痛，关节屈伸不便，活动受限，动则疼痛加剧，可发生于一个或多个关节，甚则兼有发热、口渴、心烦、小便短赤。舌质红，苔黄腻，脉滑数。

方选自拟二藤桑蚕汤：忍冬藤、络石藤、桑枝、生薏苡仁、滑石各 30g，萆薢、丝瓜络各 15g，防己、知母、蚕沙、赤芍各 10g，甘草 5g。

方中忍冬藤、防己、络石藤祛风通络，清热利水肿，消肿止痛；桑枝祛风湿，利关节；赤芍、生薏苡仁、滑石、萆薢、丝瓜络、知母、蚕沙清热化湿，活血通络；少佐甘草清热解毒，调和诸药。全方具有清热化湿、通络消肿止痹痛之功。

随症加减：若热盛，加栀子、连翘、生石膏以助清热散结消肿之力；若湿盛，加土茯苓、苍术、黄柏、木瓜以助胜湿之力；若疼痛剧烈，加姜黄、制乳香、制没药以行气活瘀止痛。

5.肝肾两虚，夹寒湿 症见腰膝重痛，久延不愈，四肢关节屈伸不利，或畏寒，下肢无力，筋骨挛急，舌淡，苔薄白而腻，脉沉细。

方选《千金方》中独活寄生汤：桑寄生、独活、杜仲、牛膝各 15g，防风、当归、秦艽各 10g，川芎、肉桂各 9g，白芍、熟地黄、党参、茯苓各 12g，细辛 5g，甘草 6g。

方中熟地黄、杜仲、牛膝、桑寄生补益肝肾，强壮筋骨；当归、川芎、白芍和营养血；党参、茯苓、甘草扶脾益气；配以肉桂温通血脉，鼓舞气血运行；独活、细辛入肾经，搜风蠲痹，驱邪外出；秦艽、防风祛风邪，行肌表，且能胜湿。此方为标本兼顾，扶正祛邪，痹痛常用方。临床上，在此方的基础上加减应用，治疗慢性四肢关节疼痛，每获良效。

随症加减：若关节屈伸不利，加伸筋草、络石藤，以舒筋活络；疼痛重着者，加苍术、黄柏、生薏苡仁、威灵仙，以健脾燥湿、散寒通络止痛。

6.瘀血痰浊，痰瘀胶结 症见痹证日久，经络气血运行不利，产生瘀血痰浊，痰瘀胶结，停留关节之间，痹阻气血，而致肩痛、臂痛、腰痛、腿痛、周身疼痛，更甚者形成关节变形等。治宜活血祛瘀、化痰、通络。

方选《医林改错》中身痛逐瘀汤加减治之。药用黄芪 20g，当归 12g，桃仁 10g，红花 10g，五灵脂 6g，地龙 12g，川芎 12g，制香附 10g，秦艽 10g，川牛膝 12g，羌活 10g，制乳没各 10g，甘草 6g。

若肢体关节疼痛，游走不定，痛无定处者，加防风、麻黄、独活、防己、全蝎等；若肢体关节疼痛剧烈，痛有定处，加制川草乌、麻黄、细辛、乌梢蛇；若肢体关节重着酸痛，肌肤麻木不仁者，加苍术、黄柏、薏苡仁、木瓜、丝瓜络等；若关节红肿热痛者，加忍冬藤、蚕沙、赤芍、牡丹皮、木通、寒水石等清热解毒通络之品；对经久不愈，疼痛难忍者，可酌情加入全蝎、蜈蚣、乌梢蛇、蜂房、土鳖虫、僵蚕等虫类药物活血化瘀，搜邪通络，颇获良效。

第十五节　血小板减少性紫癜治验

血小板减少性紫癜，临床表现为自发性皮肤瘀点和瘀斑，黏膜和内脏出血；血小板减少及出血时间延长，属中医学"血证"中的衄、衄、大衄和崩漏、便血等范畴。

王立忠教授认为其发病多有瘀血滞留，根据临床观察，将血小板减少性紫癜分为毒热灼伤营血夹瘀、阴虚血燥夹瘀、脾肾虚损气不摄血三大类型。治疗必须针对引起瘀血的原因，分别采用凉血活血、养阴清热化瘀、补气活血摄血等，使瘀血化散，气血调和。正如《素问·至真要大论》所说："谨守病机……疏其血气，令其条达，而致和平。"

一、毒热灼伤营血夹瘀

多系肺经素有郁热，或因风、燥、热邪伤肺，邪热传入营血，蕴蒸不泄而致血溢。临床常见鼻衄、口干咽燥、烦躁不安，颈部或胸部甚至全身可见米粒大小出血点，舌鲜红少苔，脉细数。此乃气血两燔，血与热结，阻于脉道则形成瘀血而引起出血。治宜清热解毒，凉血活血。方用自拟"解毒活血汤"，药用牡丹皮、栀子、侧柏炭、甘草各10g，生地黄、丹参各12g，赤芍、金银花各15g，连翘、白茅根、玄参、蒲公英各30g。若出现身热口渴、心烦不宁、吐血衄血、全身皮下紫斑，或神昏谵语、舌红绛苔少、脉多滑数或弦数。治宜清热凉血、解毒化斑。方用化斑汤（《温病条辨》）加生地黄、金银花、大青叶、牡丹皮等。

李某，男，25岁，1985年10月12日诊。患鼻衄反复发作2年，近半年来鼻出血频发，发现胸部散在性出血点，曾用多种止血剂，疗效欠佳。于昨日下午连续鼻衄不止，面色苍白，发热，体温38℃，两下肢皮下呈片状紫斑，烦躁不安，大便秘结，小便短赤。查血小板82×10⁹/L，出血时间5分钟，血红蛋白80g/L，舌红绛，苔少而黄，脉滑数。此乃热毒陷于营血，迫血妄行。西医诊为原发性血小板减少性紫癜。处理：随时采用耳内吹气止鼻衄，用后衄止。治宜清热解毒，凉血活血。方用自拟"解毒活血汤"。服上药2剂热退，未再出现鼻衄，继服3剂，上身出血点和紫斑渐消。后按原方增减，继服12剂，出血点和紫斑全部消失，血小板上升为180×10⁹/L。后嘱患者用鲜茅根100g，配白糖60g煎水代茶饮用。

二、阴虚血燥夹瘀

阴虚肺燥，或肝火犯肺，或肾经虚火，或虚劳久病，必耗其阴而引起口咽干燥，鼻衄，齿衄，五心烦热，全身皮下紫斑，伴头晕耳鸣，舌红苔少，脉细数。治宜养阴清热，活血止血。方用一贯煎加减，药用北沙参、生地黄、丹参、枸杞子、地骨皮、三七、墨旱莲、知母、鸡血藤。偏于阴虚肺燥者，加天冬、白及、白茅根、藕节；若肝火犯肺，加牡丹皮、青黛；若虚劳久病，阴津灼伤者，加熟地黄、龟甲；齿衄属胃经实火，加大黄、生石膏；属肾经虚火，加牛膝、黄柏等。

冯某，女，16岁，1987年6月10日诊。近3个月来，经常发生鼻衄，继则出现四肢皮下片状紫斑，下午低热，伴头晕眼花、神疲乏力、食欲减退、口咽干燥、大便秘结、小便黄。查体温37.5℃，血小板63×10⁹/L，舌红苔少，脉细数，此乃肾阴虚，虚热内生，损伤脉络，血溢于外而发病。西医诊为血小板减少性紫癜。治宜养阴清热，活血止血。方用一贯煎加减方，加龟甲，服药6剂，紫斑渐消，体温36.8℃，守原方去地骨皮，生地黄改用熟地黄，连续服药20剂，鼻衄未发，紫癜全部消失，血小板上升为220×10⁹/L，其他症状显著好转，随以六味地黄丸调理善后。随访1年未发。

三、脾肾虚损，气不摄血

久病或因失血而造成气血亏虚，气不摄血，血无所主而妄行，出现鼻衄，且反复发作，两下肢发现出血点，或皮下紫斑，面色㿠白，心悸气短，腰膝酸软，舌淡苔薄白，脉细缓。治宜益气养血，活瘀止血。自拟"消斑汤"，药用炒黄芩、牡丹皮、茜草、藕节、炙甘草各10g，党参、当归、阿胶、焦生地黄、仙鹤草、赤芍各12g，黄芪、墨旱莲、连翘各30g，蒲黄炭6g。另配儿茶煮红枣。若鼻衄止，瘀斑渐退，可改用归脾汤加熟地黄、鸡血藤、山萸肉、墨旱莲等，补脾益肾，以治其本。

刘某，女，28岁，1986年5月3日诊。患者齿衄3年之久，时发鼻衄，两下肢皮下出现紫斑，月经量多，白带多，时常头晕目眩，心悸气短，四肢倦怠。查血小板$80×10^9$/L，血红蛋白90g/L，舌淡胖嫩，苔薄白稍腻，脉细弱。此乃脾肾亏虚，气虚不能摄血，血无所主而妄行。西医诊为血小板减少性紫癜。治宜益气养血，活瘀止血。方用自拟"消癜汤"。配儿茶煮大枣，食其枣饮其汤。服药14剂，齿衄减少，皮下紫斑渐消，精神较前好转。继服35剂，鼻衄、齿衄止，月经量大为减少，查血小板上升为$210×10^9$/L。后以归脾丸调理善后，以资巩固，随访2年未发。

体会：从临床观察中发现，血小板减少性紫癜青少年发病为多见，女性较男性为多，脾肾虚损型为常见。

本病用西药激素和止血剂，虽有好转，血小板计数波动幅度较大，往往不易巩固。而辨证应用中药治疗，其疗效尚称满意。且能巩固。如治疗脾虚者，常用儿茶煮大枣，儿茶30g，大枣500g，煮后食枣饮汤，或大枣5枚，日两次，汤酌饮。其方法简便易行，每收良效。

治疗"紫癜"，突出一个"瘀"字。热毒或阴虚血燥，气血双亏，气不摄血，均可形成血滞和瘀血，也可以说，凡能影响气血运行的一切因素，均可导致瘀血。因此，治疗上采用活血化瘀法，是中医的一种反治法。曾有"瘀血不去，血不归经"的说法。因离经之血不仅阻碍新血的化生，且会加重经脉阻滞，使出血不易停止。唐容川说："凡吐衄，无论清凝鲜黑，总以祛瘀为先。"同时通过西医学研究证明，活血化瘀法有抑制体内发生免疫性抗体，减少毛细血管通透性、脆性和增强毛细血管张力的作用。

王立忠教授认为，清除热邪、祛除瘀滞、调理气血阴阳，对于造成和促进血小板升高起着重要作用。从方药配伍和疗效观察中，认为很大程度上是协同发挥作用的结果，很难说是某种药所起的作用。治疗紫癜，常重用连翘，不仅因连翘具有清热解毒散结的功效，而且药理上含维生素 P，能增强毛细血管的抵抗力，对于过敏性紫癜疗效尤佳。

第十六节　非特异性溃疡性结肠炎治验

非特异性溃疡性结肠炎，系原因未明的结肠溃疡为主，反复发作的慢性炎症，多累及远端结肠甚至遍及整个结肠。中医学虽无此病名，但从发病和临床特征，与中医的慢性泄泻、痢疾、便血等病颇相类似。西医常使用解痉、抗菌类药物，疗效不著。王立忠教授从长期临床观察中认为本病病程虽然较长，由于受邪后有从"热化""寒化"或虚实夹杂、寒热并见的不同，因此辨证时要结合病史、症状特征等不同情况，分别予以审证求因，审因论治。现结合病例分述如下。

1. 脾肾阳虚案

张某，男，54 岁，干部，1974 年 11 月 6 日初诊。

2 年前出现大便次数增多，日行 1～3 次，神疲，纳呆，继则出现腹中隐痛，喜按，腹痛欲便，便后痛减，大便日行 6～7 次，质溏带白色黏液或夹棕褐色黏液。素感形寒肢冷，腰酸乏力，脉沉细，舌淡胖嫩。大便常规：黏液（+++），红细胞（+），白细胞（++）；乙状结肠镜检查示：乙状结肠黏膜明显水肿、充血，12～15cm 处有 4 个糜烂面；黏膜活检报告为慢性炎症；符合非特异性溃疡性结肠炎诊断。

证属：泄泻日久，肾阳虚衰，不能温养脾胃，运化失司，固摄无权。治宜益气健脾，温肾固摄。药用党参、白术、茯苓、补骨脂、煨肉豆蔻各 12g，赤石脂 30g，干姜 30g，罂粟壳、山楂各 10g，吴茱萸、甘草各 6g。水煎服。

二诊：5 剂药后大便次数减少为日行 1～2 次，腹痛减轻，余症同前。守上方加生山药 30g，砂仁 6g，继服 5 剂。

三诊：服上药后，大便黏液消失，每日一行，精神较前明显好转，按上方继服 15 剂后诸症消失，一如常人。大便常规检查：仅黏液（＋）；乙状结肠镜检查示：肠黏膜基本恢复正常。又以香砂六君子丸调理善后。

2. 湿热壅滞案

刘某，男，32 岁，工人，1984 年 6 月 11 日初诊。

腹痛泄泻反复发作 3 年余。患者 3 年前开始出现大便溏薄，带有黏液，但无脓血，仅腹部间断性隐痛下坠感，肠鸣。曾按"细菌性痢疾"治疗，服痢特灵、黄连素等，均无明显效果。继而经常腹痛，便中夹脓血。症见：面色萎黄，形体消瘦，腹部隐痛，胀坠欲便，大便日行 4～6 次，质稀夹脓血，每逢吃不易消化食物及生冷油腻食物则病情明显加重。舌质红，苔薄黄而腻，脉滑数。大便常规示：红细胞（＋＋），白细胞（＋＋），黏液（＋＋＋）。纤维结肠镜检查示：肠腔 14～16cm 处黏膜充血、水肿、出血点，并有 3 处溃疡面，接触出血；病理活检报告为"慢性炎症伴肠上皮中度间变"。

证属：湿热蕴结大肠，气血阻滞，大肠传导失司所致。治宜清热化湿，行气活血。药用：苍术、秦皮、槟榔、炒防风、焦山楂、台乌药、煨葛根各 10g，赤芍、白头翁各 15g，生薏苡仁、金银花各 30g，炒黄柏、木香、甘草各 6g。水煎服。

二诊：服上药 5 剂后，腹泻次数减少，腹痛减轻，效不更方，继用 7 剂。

三诊：腹痛已除，大便日行 1～2 次，无脓血，舌淡红，苔稍腻，脉沉缓。宗上方加减变化，先后服药 40 余剂，症状基本消失，上方改丸剂缓图，以求巩固。半年后经纤维结肠镜复查，局部溃疡愈合，周围炎症消失，随访 1 年未复发。

3. 脾虚气陷案

李某，男，56 岁，工人，1984 年 9 月 13 日初诊。

腹泻脱肛 5 年之久。患者常年大便溏薄，日行 1～3 次，腹痛作坠，便后有脱肛现象，常心悸，头晕，气短乏力，易自汗出，面色㿠白。舌质淡，边有齿痕，苔薄白微腻，脉沉缓无力。纤维结肠镜检查示：直肠、结肠黏膜充血，水肿，肠腔 12～15cm 处有多个小溃疡面；病理活检示：慢性炎症。大便常规示：红细胞（++），白细胞（++），黏液（+++）。

证属：久泻则脾虚气陷，传导失职。治宜补中益气。药用党参、炙甘草、苍术、罂粟壳各 10g，炙黄芪 20g，炒薏苡仁、生山药、赤石脂各 30g，炒升麻、柴胡、砂仁、木香、陈皮各 6g，煨肉豆蔻 12g，红枣 5 枚。

上方连服 70 余剂，大便日行一次，黏液消失，脱肛显著好转，诸症悉减，后以补中益气丸缓图，以资巩固。半年后结肠镜复查基本正常，大便常规正常。

按： 非特异性溃疡性结肠炎，中医认为此病与肝、脾、肾三脏有密切关系，尤以脾肾亏虚为多见。其临床表现错综复杂，虚中夹实，实中有虚，常虚实互见，以脾肾亏虚为本，湿热阻滞为标。湿邪为泄泻发病的主要因素，但在治湿的同时，还应考虑到因风、因寒、因热等诱发因素，针对不同病因辨证用药。若湿热壅滞者，治疗上应以清热化湿、荡涤湿热为主，酌加理气活血之品。症见脘痞腹胀，因湿而泻者，药如藿香、佩兰、薏苡仁、川厚朴、苍术、白豆蔻、滑石等；若风甚，肠鸣矢气，大便带泡沫状黏液，当用风药以胜湿，如葛根、升麻、炒防风、柴胡等；湿热甚，泄下如注，肛门灼热，宜黄芩、黄连、白头翁、鲜荷叶等；黏液便者，加马齿苋、金银花炭、桔梗、生薏苡仁、败酱草、蒲公英等；脓血便者加地榆炭、赤芍、大黄等。但在湿热未除之际，切忌过早应用补益固涩之品，王立忠教授常在清热化湿中加用藕叶、鲜荷叶，既能清热化湿，又能升提胃气，还酌加焦三仙等消导之品，疗效甚佳。

使用苦寒药物，应注意中病即止的原则，防止攻伐脾土；补药不可过早投用，以防恋邪之弊。至于脾肾阳虚，从临床观察，两者很难截然分开，因此在治疗上若在温肾祛寒的同时配用益气健脾之类，奏效尤著。常用四神丸合四君子汤加减，可酌加温肾健脾药如肉桂、附子、细辛、山药、红枣等及固涩药如诃子、赤石脂、禹余粮等，此类患者切忌生冷食物及不易消化食物，忌暴饮暴食等不良习惯。久泄久痢导致脾虚气陷，在治疗上以补气升陷固脱为主，还要着重平时调理，食用一些红枣、山药之类，善后用香砂六君子丸、补中益气丸等，避免重体力劳动。总之，对本病当先治标而后治本，辨证立法时，分别采用"清热化湿，通里攻下""健脾化湿，理气和中""温肾健脾，固涩止泻"等不同方法，验之临床多应手而效。

第十七节　甘麦大枣汤临床运用心得

甘麦大枣汤系《金匮要略》方，其药物组成为甘草、小麦各30g，大枣10枚。水煎服。全方具有和中缓急、滋养心阴、宁心安神等功能，主要用于脏阴不足，心脾受损之病。临床运用于精神恍惚，悲伤欲哭，心神不安，甚则不能自主，呵欠频作，舌红苔少，脉细数为辨证要点。《金匮要略》："妇人脏躁，喜悲伤，欲哭，象如神灵所作，数欠伸，甘麦大枣汤主之。"王立忠教授在临床上拓展了运用范围，对儿童多动症、顽固性失眠、老年便秘等病的治疗均获良好效果。现分述于下。

1. 儿童多动症　是指患儿的智能正常或基本正常，以注意力不集中，动作过多为突出症状，多伴有动作不协调或性格上的异常；本病以学龄儿童居多，男孩较女孩为多，早产儿此病为多见。

苏某，女，12岁，2002年9月14日初诊。近半年来吃饭时无心而爱玩物，动作过多不协调，上课时话多爱做小动作，不守课堂纪律，不合群，有时说谎话，逃学，情绪易激动，以致学习成绩下降。经当地多方治疗无效，故前来初诊。据父母所述，患儿难产，且不足月而生，从小溺爱，乱吃零食，易发脾气，哭闹，任性不听家长劝说，舌红苔薄白而腻，脉细数。此属先天不足，后天失养，肾精不足，心脾两虚，气血亏虚，脑神失养，而出现神志不宁，神思涣散，阴血不足，虚热内扰，故见多动、烦急多言等症。治宜养心健脾，益智宁神。方用甘麦大枣汤加味治之。药用甘草、小麦、茯神、灵磁石、生龙骨、生牡蛎各20g，竹茹、龙眼肉、白芍、熟地黄、枸杞子各10g，酸枣仁15g，大枣5枚。10剂，水煎服。

二诊：药后病情好转，情绪较前稳定，语言动作减少，舌淡红苔薄白，脉沉细。仍按上方继服10剂，另配磁朱丸，每次日服两次，温开水送服。

三诊：上述症状基本消失，情绪稳定，舌脉同上。守上方继进10剂，以资巩固。磁朱丸续服2个月，以善其后。

按：本案患儿早产、难产，先天不足，后天因生活失调，教养失当，从而产生异常行为与情感而发病。方中以甘草、小麦、大枣、白芍、茯神、酸枣仁、龙眼肉补益心脾；枸杞子、熟地黄、灵磁石、生龙骨、生牡蛎填精益智，镇静安神，心神得养，情志得以安宁，其病自愈。

2. 顽固性失眠　失眠是经常不易入寐，或寐而易醒，醒后不能再度入睡，甚则彻夜不眠为主要症状的一种疾病。其病因病机不同，有因脏腑功能失调，有因气血不和，虚实各异，均可导致失眠而发病。本病属心肾阴虚，虚火内生扰乱心神。心主血，肾藏精，精血上滋于脑，而阴血不足，脑失所养，神无所依，必然导致失眠。

李某，女，46岁，教师，2002年5月8日初诊。失眠多梦，心烦不安已6年之久。长期服安定片、养血安神片等药度日，夜间难以入睡，睡则多梦，心烦心悸，神疲乏力，情绪易于波动，若精神上受到某种刺激，则病情加重，舌红苔少脉细数。此乃心肾亏虚，心神失养。治宜滋养心肾，安神定志。方用甘麦大枣汤加味治之。药用甘草、小麦、茯神、百合、首乌藤、桑椹各30g，生地黄、枸杞子、竹茹、麦冬各12g，大枣10枚，酸枣仁20g，7剂，水煎服。

二诊，药后睡眠较安，精神较前好转，舌脉同上。原方再投10剂。

三诊，睡眠可达4～5个小时，心烦已除，精神显著好转，舌淡红苔薄白，脉沉缓。续进10剂，其病痊愈。继用"神衰散"（西洋参、薄荷、琥珀等组成）以善后巩固。

按：本例为顽固性失眠，常服安眠药疗效不显，此属心血亏虚而心神失养，肾精亏虚，脑海失滋，心神失养，神不守舍，故不能寐。方中以甘草、小麦、大枣、麦冬、酸枣仁、茯神、百合、首乌藤补养心神，生地黄、枸杞子、桑椹填精益肾，其中竹茹清热除烦，百合清心补虚安神，尤其对顽固性失眠有良效。心神得养，脑海得滋故失眠愈矣。

3.老年便秘　多由年老精血亏损，津血不足，肠道无以滋润，大便涩滞难下。正如《金匮翼》所说"下焦阴虚则精血枯燥，精血枯燥，则津液不到，而肠脏干槁"。说明了老年便秘的发病机制。

杨某，男，69岁，干部，2001年9月10日初诊。大便干燥秘结，4～6天排解一次，已5年之久，常伴有头晕梦多，夜间口干，神疲乏力，盗汗，眠差，舌红胖大，苔薄白而腻，脉弦细。此属年老气津两伤，津亏不能滋润大肠，气伤无力布津于肠，以致大肠传导失常。治宜益气养阴，滋肾润肠。方用甘麦大枣汤加味治之，药用甘草、小麦、桑椹、黑芝麻各30g，玄参、生地黄、知母、炒莱菔子各15g，生白术20g，枳壳10g，桔梗6g，10剂，水煎服，日服一剂，日服两次。

二诊：药后大便秘结好转，平均2～3天一次，质软易解，口干减轻，睡眠及精神状态均见好转，舌淡红，苔薄白，脉沉缓。守上药继服15剂，水煎服。

三诊：大便基本正常，其他症状亦随之而愈。嘱续服六味地黄丸，以善其后。

按：此患者为气阴两伤，血虚津少，肠道失于濡润。方中用甘草、小麦、白术、大枣和中益气，玄参、生地黄、知母养阴润燥，桑椹、黑芝麻滋阴养血润肠，炒枳壳、桔梗、炒莱菔子宣利肺气，和大肠，理气畅中，增强肠道蠕动功能，能助传送，因肺与大肠相表里。全方具有益气养阴、滋肾润肠、行气通便之功，故可治疗老年气虚津亏便秘。

下　篇

跟师临证

第三章　肺系病证

第一节　感　冒

感冒是外感风寒、风热或时行病毒，以恶寒发热、鼻塞、流涕、咳嗽、头身疼痛、全身不适为特征的病证。中医学把感冒归为外感（外邪）疾病，其中包括西医学的上呼吸道感染、流行性感冒、病毒性感冒。

【辨治思路】

王立忠教授认为调理脾胃是防治感冒的有效途径和方法，特别对体虚、胃肠型感冒反复发作者，尤为适合。王立忠教授临证时根据具体情况，谨慎处理，急则治标，缓则治本。内伤外感并见，夹杂出现者，若内伤重、外感轻，根据脾胃特点，当以调理脾胃为主，轻剂解表即可。若外证多，外感重者，当以解表为先，调理为辅的原则。"虚则补之"乃是治疗虚证大法，然而补药应用不当，亦多气壅、腻膈，反使脾胃运化呆滞，致生变证。王立忠教授在临床上对体虚（胃肠型）感冒，采用益气固表、调和营卫的治法，方用玉屏风散合桂枝汤加减应用，或用补中益气汤酌加桂枝、淫羊藿、菟丝子、生姜、大枣等，多获良效。对于脾胃虚弱，易发感冒者，常嘱患者服用香砂六君子丸、补中益气丸缓图，亦可预防感冒或慢性支气管炎，疗效颇佳。

【典型医案】

病例1 许某，女，45岁，兰考县人。2015年4月27日初诊。

［主诉］反复感冒1年余。

［病史］1年前因宫颈癌术后行放化疗后反复出现感冒，咳嗽、咳白痰，约每月1次。

［现症］乏力、汗多、气短，面色白，纳呆眠可，小便可，大便略溏。舌淡红，苔白腻，脉滑细。

问题

（1）此患者的发病病机是什么？

（2）根据患者的症状，辨证属哪种分型？

（3）本案应采用何种治法？可选用哪些方剂治疗？

［治疗过程］

初诊方药：党参15g，生黄芪20g，炒白术12g，防风10g，荆芥10g，薄荷10g，桔梗10g，陈皮10g，法半夏12g，茯苓15g，淫羊藿12g，焦山楂10g，乌药10g，浮小麦30g，炙甘草8g，大枣5g，生姜2片。7剂，水煎服，日1剂，早晚分2次服用。

二诊：5月6日。患者服上药后咳嗽、咳痰等感冒症状消失，患者自觉出汗减轻，纳食明显好转，大便较前成形。仍有乏力，舌淡红，苔白，脉滑细。守上方去荆芥、薄荷、桔梗，黄芪加至25g，加炒山药20g。继服7剂。3个月后电话随访未再出现感冒反复。

问题

（4）处方中选用的主方是什么？如何理解处方配伍？

（5）二诊中为何去荆芥、薄荷、桔梗？

（6）二诊为何黄芪加量？加炒山药？

（7）此案中为何选用香砂六君子汤治疗？

病例2　黄某，男，54岁，教师。2004年9月14日初诊。

［主诉］反复感冒3个月。

［病史］诉近3个月来因熬夜劳累，稍遇风寒即感冒，出现鼻流清涕，头痛，咳嗽，肢体酸软无力，缠绵不解。曾服"三九感冒灵冲剂"，"重感灵"等药物，症状虽能得到缓解，但症状极易反复。

［现症］面色淡白，头目昏沉，畏风汗出，神疲乏力，纳差口淡，舌淡红，苔薄白而腻，脉沉缓。

问题

（1）此患者发病的病因病机是什么？

（2）患者症状，辨证属哪种分型？

（3）本案应采用何种治法？

［治疗过程］

初诊方药：自拟防感汤。党参12g，黄芪25g，炒白术12g，防风10g，茯苓12g，生山药30g，砂仁10g，陈皮6g，炙甘草10g，大枣5枚，生姜2片。连服20余剂。

二诊：10月8日。诉诸症悉除，体质较前增强。舌淡红苔薄白，脉沉缓。后补中益气丸、防风通圣丸交替应用，以资巩固。3个月后随访，未出现感冒反复。

问题

（4）处方自拟防感汤的主方是什么？如何理解处方配伍？

（5）二诊为何以补中益气丸、防风通圣丸交替应用以巩固？

病例 3 周某，女 32 岁，2015 年 4 月 2 日初诊。

［主诉］鼻塞、流涕、喷嚏伴咽痛、乏力 1 周余。

［病史］患者 1 周前出现咽痛，自服双黄连口服液症状稍减轻，后因不慎受凉出现鼻塞、流黄涕、喷嚏，伴咽干、咽痛，头沉、周身乏力酸痛，自服感冒颗粒、银黄滴丸症状未见明显好转，今来诊。

［现症］鼻塞声重、流黄涕，咽干、咽痛，咳嗽，咳少量黄痰，头沉、周身乏力酸痛，纳差眠可，小便略黄，大便少干。舌红苔薄黄，脉滑。

问题

（1）此患者发病的病因病机是什么？

（2）应采用何治法？

［治疗过程］

初诊方药：荆芥 10g，防风 10g，杏仁 12g，前胡 10g，桔梗 12g，金银花 12g，连翘 12g，苍耳子 10g，辛夷 10g（包煎），薄荷 10g（后下），白芷 10g，羌活 10g，炒山楂 15g，甘草 9g。5 剂，水煎服，日 1 剂，早晚分 2 次服用。

二诊：4 月 7 日。患者服药后鼻塞声重、流黄涕，咽干、咽痛等症状均明显好转，仍有轻微咳嗽，咳少量白色黏痰，周身乏力、酸痛明显好转，纳食一般，眠可，二便调。舌淡红苔薄黄，脉弦。守上方去荆芥、防风、苍耳子、辛夷，加枇杷叶 15g，炒鸡内金 12g。5 剂，水煎服，日 1 剂，早晚分 2 次服用。

问题

（3）如何理解首诊方剂的药物配伍？

（4）二诊时为何去荆芥、防风、苍耳子、辛夷，加枇杷叶、炒鸡内金？

【问题解析】

病例 1

（1）人体对环境的适应能力、抗病能力及康复能力，中医学称为"正气"。《黄帝内经》云："正气存内，邪不可干""邪之所凑，其气必虚"。只有在正气虚弱、防御能力低下的情况下，才会因外邪侵袭而引起感冒发病。反复感冒，又称习惯性感冒，其根本原因是正气虚弱，因此补益正气是防治感冒的根本。而"脾胃为后天之本"，大多反复感冒的患者都是因为脾胃功能失调导致正气虚弱，抵抗力低下。

（2）患者乏力、汗多，面色白，纳呆眠可，小便可，大便略溏。舌淡红，苔白腻，脉滑细。辨证为气虚感冒。

（3）根据患者的症状，应以益气解表，健脾和胃为法。可选用玉屏风散合香砂六君子汤加味治疗。

（4）方中应用玉屏风散益气固表，荆芥疏风解表，薄荷、桔梗利咽止咳化痰，党参、炒白术、陈皮、法半夏、茯苓为香砂六君子汤合二陈汤，益气健脾，祛湿化痰。淫羊藿补肾益精、健脾利湿；焦山楂消积开胃，乌药温肾散寒，用于胃寒痉挛，宿食不消，还可以理七情郁结，治疗气血凝停，痰食稽留；浮小麦甘能益气，凉可除热，有止汗之效，可以治疗失眠、烦躁不安；大枣、生姜调和脾胃。

（5）二诊感冒症状消失，故去荆芥、薄荷、桔梗等解表之药。

（6）此案患者因宫颈癌术后行放化疗后，正气亏虚，反复感冒，乏力、面白、纳呆、便溏及舌脉均是脾胃虚弱的表现。加大黄芪用量以增强益气固表扶正之功，炒山药健脾补肺，益胃补肾，助五脏，强筋骨，是平补肺脾肾的药食两用之品。

（7）肺气不足，大多与脾有关。如脾胃虚弱的人易发感冒。表面上看较易感冒是由于卫气不足，而实际上是与脾气不足有关，脾不能益气则肺气虚，肺气虚则卫气不足。仲景在《金匮要略》中说："四季脾旺不受邪。"调理脾胃是预防反复感冒的重要方法。香砂六君子汤健脾和胃，患者脾胃功能健运，正气充沛，则邪无所犯。故感冒不易反复。

病例 2

（1）患者因熬夜劳累导致机体正气亏损，系体虚感冒。《经》云："正气存内，邪不可干""邪之所凑，其气必虚。"肺主人一身之气，脾为后天之本。

脾虚气弱，中虚卫阳不振，则表卫不固，肌腠不密，易感风邪。卫外能力下降，外邪易乘虚而入，故易反复出现感冒，缠绵难愈。感冒发烧，应用西药抗生素、打针吃药，这种治标的方法，固然感冒及时得到了控制，但脾胃已受到了损伤。因此感冒反复发作，甚者缠绵不解，形成恶性循环。

（2）根据患者舌脉症状，证属脾虚气弱，卫外不固。

（3）治法应以益气健脾、调和营卫为法。

（4）本案以玉屏风散加味组成"防感汤"。方中用党参、黄芪补益中气，固表止汗；生山药、白术、砂仁、茯苓、大枣、炙甘草健脾、补中焦以旺生化之源，使气血充盈，则固实卫外之力更宏；防风走表而助参、芪益气屏御风邪；佐陈皮健脾理气，使补而不滞；同时姜、枣配合应用，可防止补气过壅之偏，以扶正祛邪，调和营卫，营卫和则脾胃自不失其常度。全方配合具有益气健脾、固表止汗、调和营卫、预防感冒之功能。

（5）补中益气丸具有补中益气、升阳举陷之功效，临床可用于治疗素体气虚，易患感冒或气虚外感发热不退、身倦多汗等症。防风通圣丸解表通里，清热解毒。用于外寒内热、表里俱实、头痛咽干、小便短赤、大便秘结。补中益气丸补益正气，防风通圣丸防止补益太过而生内热，交替服用，使阴阳调和。

病例 3

（1）患者先出现咽痛症状，后因受凉出现鼻塞、流黄涕、喷嚏，咽干、咽痛，头沉、周身乏力酸痛等感冒症状，此症属"寒包火"证。

（2）治法应以疏风解表，清热解毒。

（3）方中荆芥、防风疏风解表；杏仁、前胡、桔梗清肺止咳化痰；金银花、连翘清热解毒；苍耳子、辛夷、薄荷、白芷宣通鼻窍；羌活解表胜湿；炒山楂健胃消食；甘草止咳化痰、调和诸药。

（4）二诊时鼻塞、流涕、咽干、咽痛等症状明显好转，仍有咳嗽、咳痰，所以去荆芥、防风、苍耳子、辛夷以防发散太过，加枇杷叶清肺止咳化痰，加炒鸡内金健胃消食。

【学习小结】

从以上病例可以看出临证治疗感冒时需根据具体情况，谨慎处理，急则治标，缓则治本。内伤外感并见，夹杂出现者，若内伤重、外感轻，根据脾胃特点，当以调理脾胃为主，轻剂解表即可。若外证多，外感重者，当以解表为先，调理为辅的原则。王立忠教授在临床上对体虚感冒采用益气固表、调和营卫的治法，方用玉屏风散合桂枝汤加减应用，或用补中益气汤酌加桂枝、淫羊藿、菟丝子、生姜、大枣等，多获良效。对于脾胃虚弱，易发感冒者，常嘱患者服用香砂六君子丸、补中益气丸缓图。

【课后拓展】

1. 熟读、背诵并正确理解《金匮要略》中"四季脾旺不受邪"章节。

2. 查阅"正气存内，邪不可干""邪之所凑，其气必虚"的出处，并准确理解其含义。

3. 了解西医学对本病的认识、研究进展。

4. 通过对本病的学习，写出心得体会。

第二节 咳 嗽

肺气不清，失于宣肃，上逆作声而引起咳嗽为其证候特征。咳嗽、咳痰是本证的主要症状。外感引起的咳嗽、咳痰大多伴有发热、头痛、恶寒等，起病较急，病程较短；内伤所致咳嗽，一般无外感症状，起病慢，病程长，常伴有脏腑功能失调的证候。本病相当于西医学的急慢性支气管炎、肺炎、肺结核等疾病。

【辨治思路】

王立忠教授认为咳嗽的治疗临床上首先当分辨外感与内伤。外感咳嗽起病较急，病程较短，初期常有寒热、头痛等表证，实证居多，治宜疏散外邪，宣通肺气为主，邪去则正安。内伤咳嗽病程较长，往往有较长时间的咳嗽病史和其他脏腑失调的证候，虚证或虚中夹实者居多。治疗以调理脏腑为主。治疗咳嗽，调理脏腑主要在肺，并受到脾肾肝心和六腑的影响，因此，治疗咳嗽，不但要治肺，而且要注意调理其他脏腑，如健脾、清肝、养肺补肾等，临证详辨，灵活掌握，遣方用药，变通化裁。

【典型医案】

病例 1　王某，女，36 岁，郑州人。2014 年 5 月 7 日初诊。

［主诉］干咳 2 月余。

［病史］2 个月前因受凉出现咳嗽，阵发性咽痒、干咳无痰，咽痒即咳，遇凉气、讲话即可诱发剧烈咳嗽。先后静脉滴注、口服各种抗生素及止咳药物症状均无明显好转。

［现症］干咳无痰，咽痒即咳，遇凉气、讲话咳嗽明显，纳可眠一般，舌红苔少，脉象弦细，小便可，大便稍干。

问题

（1）此患者发病的病因病机是什么？

（2）根据患者的症状，辨证属哪种分型？

（3）本案应采用何种治法？

［治疗过程］

初诊方药：生黄芪 15g，生白术 12g，防风 10g，桔梗 10g，当归 10g，全瓜蒌 10g，炒牛蒡子 9g，金银花 15g，连翘 15g，枳壳 10g，炒紫苏子 12g，炒莱菔子 12g，甘草 6g。7 剂，水煎服，日 1 剂，早晚分 2 次温服。

二诊：5 月 13 日。患者服上药后咳嗽、咽痒明显减轻，稍有干咳，自觉咽干不舒，纳眠如常，二便通利，舌红苔薄白而干，脉弦细。守上方去金银花、连翘，加芦根 15g，麦冬 12g，5 剂，水煎服，日 1 剂，早晚分两次温服。

服后随访患者咳嗽、咽部不适等症状均完全消失。半年后随访未再反复。

> 问题
>
> （4）处方中选用的主方是什么？如何理解处方配伍？
>
> （5）二诊中为何去金银花、连翘？
>
> （6）二诊为何加芦根、麦冬？

病例2　陈某，男，64岁。2015年5月19日初诊。

［主诉］咳嗽伴痰中带血2周余。

［病史］患者2周前出现咳嗽、咳痰，痰中带血，自行口服抗感染药物症状无明显缓解。既往查胸部CT诊断为支气管扩张症。

［现症］咳嗽，咳吐白色泡沫样痰，痰中带血，日轻夜重，口干气短，盗汗，大便不成形。舌红苔黄腻，脉滑细。

> 问题
>
> （1）此患者的发病病机是什么，为何会出现上述症状？
>
> （2）根据患者的症状，辨证属哪种分型？
>
> （3）本案应采用何种治法？可选用哪些方剂治疗？

［治疗过程］

初诊方药：桑叶12g，黄芩10g，北沙参12g，麦冬12g，杏仁10g，前胡10g，桔梗10g，知母10g，川贝母12g，瓜蒌6g，陈皮9g，地龙12g，连翘15g，炙款冬花12g，炙桑白皮12g，地骨皮10g，甘草8g，代赭石30g，白及10g。8剂，水煎服，日1剂，早晚分2次温服。

二诊：5月28日。患者服上方3剂即见效，5剂咳血消失，睡眠好转，大便成形。余症吐白色黏痰，气短，厌食油腻，脉滑。方药：北沙参15g，麦冬12g，金钗石斛12g，竹茹10g，枳实10g，陈皮10g，法半夏12g，茯苓15g，焦山楂10g，建神曲10g，地骨皮10g，炙桑白皮12g，甘草8g。10剂，水煎服，日1剂，早晚分2次温服。经以上诊治后，随访患者，自述气短、吐白色黏痰、厌油腻等症状完全消失。

问题

（4）清金化痰汤的出处、功效，如何理解处方配伍？

（5）处方中以清热化痰药物为主，为何加地骨皮？

（6）二诊为何应用温胆汤为主方治疗？

病例3　王某，女，36岁。2014年5月7日初诊。

[主诉]咳嗽2月余。

[病史]患者2个月前开始出现咳嗽，咳黄黏痰，先后静脉点滴、口服抗生素及止咳药物症状均无明显减轻。

[现症]咳嗽，伴咽干、咽痛，咳少量黄色黏稠痰，不易咯出，纳可，眠一般，小便可，大便稍干，舌红苔少，脉象弦细。

问题

（1）此患者病因病机是什么？

（2）应采用何治法？

[治疗过程]

初诊方药：桑叶10g，黄芩10g，百部10g，桔梗10g，板蓝根12g，枳壳10g，连翘15g，地龙12g，炙紫菀10g，炙桑白皮10g，甘草8g。7剂，水煎，日1剂，早晚分2次温服。

二诊：5月15日。患者咳嗽较前明显减轻，仍有少量咳痰，色白质黏，觉咽干不适，纳眠如常，二便调。舌红苔薄白，脉弦。守上方加芦根30g，枇杷叶15g。继服7剂。后电话随访，咳嗽、咳痰、咽部不适症状均完全消失。

问题

（3）如何理解初诊组方中的药物配伍？

（4）二诊为何加芦根、枇杷叶？

【问题解析】

病例 1

（1）风邪易袭上位，肺脏位居五脏之最高位，易受风邪侵犯，而咽喉为气道之门户，感受风邪之后，常首先表现为咽喉不利，后邪气内侵，肺失宣肃，而出现咳嗽。此患者初起感受风寒之邪，邪气未能及时宣散，而使用各种抗生素导致邪气深入，咳嗽日久不愈，患者平素体质相对偏燥热，风邪未解，反又入里化热，因而表现为干咳无痰，咽痒，大便稍干，舌红苔少，脉象弦细等风、燥、热之症。

（2）根据患者舌脉症状，辨证为风邪上袭，肺气上逆。

（3）本案治宜宣肺祛风，降气止咳。

（4）选用玉屏风散加减祛风散邪，桔梗、牛蒡子清利咽喉，枳壳、炒紫苏子、炒莱菔子降气止咳，金银花、连翘清肺热，当归既有"治风先治血，血行风自灭"之意，又能与瓜蒌共奏润肠通便之功，以通腑泄热。全方宣肺祛风，清肺利咽，降气止咳，切中病机，故症状可明显减轻。

（5）二诊时患者咳嗽、咽痒明显减轻，稍有干咳，自觉咽干不舒，纳眠如常，二便通利，舌红苔薄白而干，脉弦细。患者热象已退，故去金银花、连翘。

（6）患者仍稍有干咳，自觉咽干不舒，考虑久咳肺阴受损，津液不足，故加用芦根、麦冬养阴生津，诸症痊愈。

病例 2

（1）中医学认为"五脏六腑皆令人咳"，但"咳证虽多，无非肺病"，因此，咳嗽可由各种病因影响肺的宣发肃降功能而引起。咳嗽常随外感而发，是寒热袭肺，痰热蕴结，肺失宣降的结果。患者素体气阴两虚，感受外邪则易化热化火，更耗气伤阴，见日轻夜重，口干气短，盗汗等症，由因及果，日久遂成痰热壅肺、气阴两虚之虚实夹杂证。邪火伤络则见痰中带血，痰湿过多阻于肠道可见大便不成形。

（2）辨证为痰热壅肺，气阴两虚。

（3）治疗应以清热化痰、益气养阴为法。先以清金化痰汤清泄肺热，止咳化痰，继以温胆汤清热燥湿化痰，并以益气养阴药物善后。

（4）清金化痰汤出自《杂病广要》引《医学统旨》，其功能重在清热化痰，肃肺止咳。方中桑白皮、黄芩、山栀、知母清泄肺热；川贝母、瓜蒌、桔梗清肺止咳；麦冬、陈皮、茯苓、甘草养阴化痰。诸药合用使热清火降，气顺痰消，则咳嗽自愈。加用桑叶祛风清热；炙款冬花、炙桑白皮、地骨皮、代赭石清泄肺热，润肺下气祛痰；北沙参、麦冬、金钗石斛滋肺胃阴；杏仁、前胡宣肺利气，止咳化痰；地龙清热息风平喘；连翘清热散结；白及活血化瘀。全方共奏清热止咳化痰、益气养阴之效。

（5）患者舌、脉症状均为痰热壅肺之象，但痰中带血，日轻夜重，口干气短，盗汗，均为肺热伤阴之象，有凉血止血、清热滋阴之效，故用地骨皮以清肺滋阴止血。

（6）二诊时患者余症吐白色黏痰，气短，厌食油腻，脉滑。审症求因，患者久病及脾，脾失运化，痰湿内蕴，上泛于肺，肺失宣降所致。治法宜健脾燥湿，化痰止咳。方用温胆汤加减。

病例 3

（1）根据患者的症状及舌脉，患者因痰热壅肺、热袭咽喉，肺失清肃而致咳嗽、咳痰。

（2）治法应采用清热泻肺，化痰止咳。

（3）首诊方中桑叶、黄芩清肺泄热，百部、桔梗止咳化痰，板蓝根、连翘清热解毒，枳壳清热理气，地龙解痉止咳，炙紫菀、炙桑白皮清肺止咳化痰，甘草止咳化痰，调和诸药。

（4）患者咳嗽日久，燥热伤津，出现咽干，痰黏难咯，均为肺津亏耗之症，加芦根润燥生津利咽，枇杷叶润肺止咳。

【学习小结】

从以上病例可以看出咳嗽主要因肺脏感受外邪及其他脏腑功能失调而累及肺脏，其病因病机错综复杂。王立忠在长期临床实践中，针对不同的病证及其辨证思路，总结出咳嗽辨治十法：①疏散风寒、宣肺止咳法。②疏风清热、宣肺止咳法。③益气健脾、清热利咽止咳法。④解表散寒、温肺化饮止咳法。⑤健脾燥湿、化痰止咳法。⑥清肺润燥止咳法。⑦清热化痰止咳法。⑧养阴润肺止咳法。⑨疏肝解郁、清热化痰法。⑩清热解毒、宣肺化痰法。详细论述见《王立忠医论医案集》。

【课后拓展】

1. 熟练掌握咳嗽的辨证分型、症状表现及辨证治法、方药。
2. 查阅"五脏六腑皆令人咳，非独肺也"的出处，并准确理解其含义。
3. 查阅西医学对本病的认识、研究进展。
4. 通过对本病的学习，写出学习心得体会。
5. 参考阅读岳美中著作中关于咳嗽的论述及治疗。

第三节 哮 病

哮病是由于宿痰内伏于肺，每因外感、饮食、情志、劳倦等诱因而引触，以致痰阻气道，肺失肃降，肺气上逆，痰气搏击而发出痰鸣气喘声。相当于西医学的"支气管哮喘"。

【辨治思路】

王立忠教授认为发作时治标，平时治本是本病的治疗原则。发作时痰阻气道为主，故治宜祛邪治标，豁痰利气，但应分清痰之寒热，寒痰则温化宣肺，热痰则清化肃肺，表证明显者兼以解表。平时正虚为主，故治宜扶正固本，但应分清脏腑阴阳，阳气虚者予以温补，阴虚者予以滋养，肺虚者补肺，脾虚者健脾，肾虚者益肾，以冀减轻、减少或控制其发作。至于病深日久，发时虚实兼见者，不可拘泥于祛邪治标，当标本兼顾，攻补兼施，寒热错杂者，当温清并用。

【典型医案】

病例1 翟某，女，44岁。2014年11月30日初诊。

［主诉］反复发作性胸闷、气喘5年余，再发加重3天。

［病史］5前因受凉后开始出现咳嗽，咳痰，胸闷，气喘，喉中喘鸣，于诊所静滴抗感染、平喘药物后症状缓解。此后每遇受凉即易出现咳嗽、胸闷、气喘发作，每年发作2～3次，曾于某省级医院查肺功能诊断为"支气管哮喘"，应用平喘、激素类药物症状可控制，但易反复发作。3天前患者受凉感冒后再次出现上述症状发作，前来求中医诊治。

［现症］气喘憋闷，喉中喘鸣如鼾，声低，气短息促，稍动则喘甚，咳嗽、咳痰色白质黏，不易咳出，伴腰膝酸软、畏寒，纳食一般眠差，平素月经量多，色暗，有血块，痛经，小便可，大便溏。舌质暗淡，边有瘀斑，舌下脉络瘀滞，苔白腻，脉沉细而滑。

问题

（1）哮病的发病病机是什么？

（2）哮病按发作期如何分型？治疗原则有何不同？

（3）根据患者的症状，辨证属哪种分型？

（4）本案应采用何种治法？如何理解？

（5）如何理解初诊的处方配伍？

［治疗过程］

初诊方药：党参15g，黄芪30g，沉香6g（后下），五味子10g，紫苏子

10g，款冬花12g，杏仁12g，补骨脂12g，丹参15g，茯苓20g，桂枝10g，桃仁10g，蛤蚧1对，黄芩10g，川贝母10g，桔梗10g。7剂，水煎服，日1剂，早晚分2次温服。

二诊：12月2日。服上方后，闷喘好转，喉中喘鸣明显减轻，仍咳嗽、咳白黏痰，效不更方，继服10剂，水煎服，日1剂，早晚分2次温服。

三诊：12月15日。服上方后咳嗽、气喘明显减轻，活动后稍气短，睡眠好转，诉12月6日月经来潮，量较前有所减少，色暗，少量血块，痛经较前减轻。守上方去五味子、紫苏子、款冬花、川贝母，加熟地黄15g，山萸肉15g，怀山药15g，淫羊藿10g，巴戟天10g。7剂，水煎服，日1剂，早晚分2次温服。

四诊：12月16日。患者服上药后，哮喘症状基本消失，偶劳累和觉气短，休息后可缓解，余症均除。守上方继服10剂以巩固疗效。嘱避免受凉、劳累。1年后电话随访，患者哮喘未出现发作。

问题

（6）三诊时为何加熟地黄、山萸肉、怀山药、淫羊藿、巴戟天这几味药物？

病例2 张某，男，44岁。2013年5月14日初诊。

［主诉］咳嗽、气喘反复发作5年，再发1周。

［病史］患者5年前感受风寒后出现咳嗽、气喘，在社区诊所给予抗菌消炎、平喘类药物应用，症状可缓解，此后每遇寒易发，予布地奈德气雾剂后症状可缓解。1周前受寒再发，于诊所静滴抗感染、化痰药物症状无明显缓解。

［现症］咳嗽，气喘，胸膈满闷如塞，咳白痰，多泡沫，口不渴。纳食一般，二便调。舌质淡红，苔白滑，脉弦紧。

问题

（1）此患者的发病病机是什么？

（2）此患者的治疗原则是什么？

（3）根据患者的症状，辨证属哪种分型？

（4）本案应采用何种治法？如何理解？

［治疗过程］

初诊方药：小青龙汤加味。生麻黄 8g，桂枝 9g，干姜 9g，细辛 5g，炒白芍 12g，五味子 10g，法半夏 12g，炒枳壳 10g，地龙 12g，炒紫苏子 15g，炒莱菔子 15g，炙紫菀 12g，炙款冬花 12g，甘草 8g。7 剂，水煎服，日 1 剂。

二诊：患者咳嗽气喘症状改善，痰量减少，效不更方，继服 10 剂。

三诊：患者诸症基本消失，守上方去麻黄、桂枝，加白术 12g，茯苓 15g，防风 10g，黄芪 15g，继服 7 剂，巩固疗效。3 个月后随访病情平稳。

问题

（5）如何理解首诊中的处方配伍？

（6）三诊中为何去麻黄、桂枝，加白术、茯苓、黄芪、防风？

（7）预防哮喘反复，缓解期需如何调摄？

【问题解析】

病例 1

（1）历代医家多认可哮病的"夙根"学说，认为痰饮伏肺为哮病之"夙根"。伏痰遇感引触，痰随气升，气因痰阻，相互搏结，壅塞气道，肺气宣降失常，引动停积之痰，而致痰鸣如吼，气息喘促。

（2）哮病分为发作期和缓解期。急则治标，发作期治疗应以祛邪为则，宜宣肺平喘、祛痰为法。缓则治本，缓解期应以扶正固本为则，以健脾益肺、纳肾平喘为法。

（3）根据患者舌脉、症状，辨证为肺肾两虚，痰瘀交阻。

（4）采用补肺益肾、化痰祛瘀法。此案系肺肾两虚、痰瘀交阻之哮喘。《类证治裁》载："实喘责在肺，虚喘责在肾。"故肺不主气，肾不纳气，均可引起气之上逆而发为哮喘。痰气瘀阻肺络，肺宣发肃降失常，亦可引起哮喘。故王立忠教授用补肺益肾、化痰祛瘀之品。方中使用蛤蚧乃因其有补肺益肾、定喘止嗽之功，《本草纲目》载其"补肺气，益精血，定喘止嗽，疗肺痈消渴，助阳道"。全方补肺益肾纳气，化痰祛瘀平喘，临床辨治此型哮喘，往往疗效显著。肺主气司呼吸，肾主纳气，肾为气之根，若肾虚根本不固，吸入之气不能归纳于肾，就会出现呼吸困难、喘息的病症。补肾纳气定喘乃治疗大法也。

（5）党参、黄芪益气补肺，沉香、紫苏子降气平喘，五味子收敛肺气，黄芩、川贝母、桔梗、款冬花、杏仁止咳化痰，补骨脂、蛤蚧补肾纳气定喘，茯苓、桂枝温通阳气，丹参、桃仁活血化瘀通络。全方共奏补肺益肾纳气、化痰祛瘀平喘之功。

（6）三诊时患者咳喘已平，仍活动后稍气短，为肺肾气虚之症，加熟地黄、山萸肉、怀山药、淫羊藿、巴戟天补肾益气，培元固本，有助于患者恢复正气，预防病情反复。

病例 2

（1）本患者为素有水饮之人，每因外感风寒，表寒引动内饮。《难经·四十九难》曰："形寒饮冷则伤肺。"水寒相搏，内外相引，饮动不居，水寒射肺，肺失宣降，故咳嗽气喘，痰白多泡沫；水停心下，阻滞气机，故胸膈满闷如塞；舌苔白滑，脉弦紧为寒饮内停之征。对此外寒内饮之证，若不疏表而徒治其饮，则表邪难解；不化饮而专散表邪，则水饮不除。

（2）故治宜表里双解，解表与化饮相配合。

（3）根据患者舌脉、症状，辨证为风寒束表，水饮内停。

（4）根据发病病机及辨证，治疗应以解表散寒，温肺化饮，降气平喘为法。

（5）方中麻黄、桂枝相须为君，发散风寒以解表邪，且麻黄又能宣发肺气而平咳喘，桂枝化气行水以利水饮之化。干姜、细辛为臣，温肺化饮，兼助麻、桂解表祛邪。佐以五味子敛肺止咳，白芍和营养血，既可增止咳平喘之功，又可制约诸药辛散温燥太过之弊。半夏燥湿化痰，苏子、莱菔子降气化痰，枳壳行气化痰，地龙利水平喘，炙紫菀、炙款冬花润肺止咳为佐；甘草益气和中，调和诸药为使。诸药合用，散中有收，开中有合，使风寒解，水饮去，宣降复，则诸症自平。

（6）王立忠教授认为，哮病缓解期若未感新邪，不宜过于解表发汗，以免耗伤正气，形成恶性循环，当以顾护正气为要。故去麻黄、桂枝，加白术、茯苓以健脾益肺，黄芪、防风益气固表。

（7）缓解期的预防调摄措施：①对平素脾虚痰盛之人，应注意调理脾胃为要。可服用香砂六君子丸以益气健脾、祛痰和胃，脾胃调和，正气充盛，机体抵抗力增强，体现了"正气存内，邪不可干""邪之所凑，其气必虚"这一基本道理。②防止感冒，适寒温，调饮食，忌肥甘厚腻、烟酒、咸菜、酱菜等，这些食品易生痰，痰多即可诱发咳喘。③调情志，坚持合理的生活起居，适当参加体育活动以增强体质，避免诱发本病，减少本病的发作机会。

【学习小结】

对于哮病的中医辨证治疗，王立忠教授非常推崇朱丹溪及张景岳的思想。《丹溪治法心要·喘》："未发以扶正气为要，已发以攻邪为主。"故发作时治标，平时治本是本病的治疗原则。发作时痰阻气道为主，故治宜祛邪治标，豁痰利气，但应分清痰之寒热，寒痰则温化宣肺，热痰则清化肃肺，表证明显者兼以解表。平时正虚为主，故治宜扶正固本，但应分清脏腑阴阳，阳气虚者予以温补，阴虚者予以滋养，肺虚者补肺，脾虚者健脾，肾虚者益肾，以冀减轻、减少或控制其发作。至于病深日久，发时虚实兼见者，不可拘泥于祛邪治标，当标本兼顾，攻补兼施，寒热错杂者，当温清并用。《景岳全书·喘促》说："扶正气须辨阴阳，阴虚者补其阴，阳虚者补其阳。攻邪气者，须分微甚，或散其风，或温其寒，或清其痰火。然发久者，气无不虚……若攻之太过，未有不致日甚而危者。"此为哮病辨治的要领、临证应用的准则。王立忠教授临证中也是以此为准则辨证施治、处方配药的。

【课后拓展】

1. 熟练掌握哮病的辨证分型、症状表现及治疗原则、辨证治法、方药。

2. 掌握并准确理解《伤寒论》《金匮要略》中关于此病的条文。

3. 检索文献，了解西医学对本病的认识、研究进展及治疗方法。

4. 通过对本病的学习，写出学习心得体会。

5. 参考阅读《丹溪心法》《临证指南医案》《景岳全书》等著作中关于此病的论述。

第四节　喘　证

喘证是指由于外感或内伤，导致肺失宣降，肺气上逆或气无所主，肾失摄纳，以致呼吸困难，甚则张口抬肩，鼻翼扇动，不能平卧为临床特征的一种病证。轻者仅表现为呼吸困难，不能平卧；重者稍动则喘息不已，甚则张口抬肩，鼻翼扇动；严重者，喘促持续不解，烦躁不安，面青唇紫，肢冷，汗出如珠，脉浮大无根，甚则发为喘脱。喘证是多种慢性疾病的一种证候，西医学的慢性阻塞性肺疾病、支气管哮喘、肺源性心脏病、肺间质纤维化等疾病均属此范畴。

【辨治思路】

王立忠教授认为喘证的辨证首当分清虚实。实喘者呼吸深长有余，呼出为快，气粗声高，伴有痰鸣咳嗽，脉数有力，病势多急；虚喘者呼吸短促难续，深吸为快，气怯声低，少有痰鸣咳嗽，脉象微弱或浮大中空，病势徐缓，时轻时重，遇劳则甚。实喘又当辨外感内伤。外感起病急，病程短，多有表证；内伤病程久，反复发作，无表证。虚喘应辨病变脏器。肺虚者劳作后气短不足以息，喘息较轻，常伴有面色白，自汗，易感冒；肾虚者静息时亦有气喘，动则更甚，伴有面色苍白，颧红，怯冷，腰酸膝软；心气、心阳衰弱时，喘息持续不已，伴有紫绀、心悸、浮肿、脉结代。喘证的治疗应分清虚实邪正。实喘治肺，以祛邪利气为主，区别寒、热、痰、气的不同，分别采用温化宣肺、清化肃肺、化痰理气的方法。虚喘以培补摄纳为主，或补肺，或健脾，或补肾，阳虚则温补，阴虚则滋养。至于虚实夹杂，寒热互见者，又当根据具体情况分清主次，权衡标本，辨证选方用药。此外，由于喘证多继发于各种急慢性疾病中，所以还应当注意积极地治疗原发病，不能见喘治喘。

【典型医案】

病例1 杨某，男，76岁。2012年5月22日初诊。

[主诉]间断咳喘50年，加重2周。

[病史]患者神志清，面色萎黄，咳喘胸闷，气短不足以息。慢性支气管炎病史50年，肺气肿病史3年，每遇受凉及秋冬季节易发作。近2周因受凉感冒再次出现咳喘症状加重，于当地诊所静滴抗感染药物症状无明显缓解，今来初诊求中医治疗。

[现症]神清，精神差，咳嗽、咳白色黏痰，胸闷、气喘，稍活动即气喘加重，口唇紫绀，伴汗多、乏力、怕冷、腹胀、纳差，腰膝酸软发冷，舌淡苔白滑，脉滑缓。

问题

（1）此患者发病的病因病机是什么？

（2）根据患者的症状，辨证属哪种分型？

（3）本案应采用何种治法？

［治疗过程］

初诊方药：太子参 12g，丹参 20g，制黄芪 18g，生麻黄 8g，杏仁 10g，桃仁 10g，百部 10g，五味子 10g，地龙 12g，炒枳壳 10g，炒紫苏子 15g，炒莱菔子 15g，淫羊藿 15g，炙紫菀 12g，炙款冬花 12g，炙甘草 8g，炙桑白皮 12g。8 剂，每日 1 剂，水煎汁 400mL，分 2 次服。

二诊：5 月 31 日，诉症状显著好转，仍有咳白色黏痰，舌淡苔白滑，脉滑缓。原方加炒白芥子 10g，继服 10 剂。

三诊：6 月 7 日，诉症状好转，但遇风则喘，查舌体胖大，苔白腻。舌质瘀暗，脉濡。仍宗上方加减，佐以益卫固表。太子参 12g，生黄芪 15g，生白术 12g，防风 10g，丹参 20g，地龙 12g，炒莱菔子 15g，炒白芥子 15g，五味子 10g，淫羊藿 12g，炙麻黄 8g，炒枳壳 9g，炙桑白皮 12g，炙紫菀 12g，炙款冬花 12g，甘草 6g。10 剂，每日 1 剂，水煎汁 400mL，分 2 次服。

问题

（4）如何理解首诊处方用药配伍？

（5）二诊为何加炒白芥子？功效是什么？

（6）三诊处方如何加减变化？为何如此调整？

病例 2　赵某，男，86 岁，郑州人。2014 年 9 月 17 日初诊。

［主诉］胸闷、气喘、咳嗽、咳痰 5 年余，加重 1 天。

［病史］患者 5 年前受凉后出现咳嗽、胸闷、气喘等不适症状，后反复发作，受凉及冬春季易发作，经中西医治疗，效均欠佳，症状时轻时重，1 天前因受凉后病情再次加重，来诊。

［现症］胸闷、气喘，咳嗽、痰少而黏，心烦急躁，纳眠差，二便可。舌质红苔黄厚腻，脉弦滑。

问题

（1）此患者的发病病机是什么？

（2）此患者此时处于发病期，治疗原则是什么？

（3）根据患者的症状，辨证属哪种分型？

（4）本案应采用何种治法？可选用何方药？

[治疗过程]

初诊方药：炒紫苏子 15g，炒莱菔子 15g，炒白芥子 15g，炙紫菀 12g，炙款冬花 12g，生麻黄 8g，杏仁 10g，炒葶苈子 12g，厚朴 10g，黄芩 8g，炙桑白皮 12g，白果 10g（打），甘草 8g。7 剂，水煎 400mL，分早晚 2 次温服。

二诊：9 月 24 日。药后症状明显好转，自述腰酸、怕冷，守上方加五味子 10g，淫羊藿 12g，继服 10 剂，煎服法同前。半年后随访，至今未发。

问题

（5）如何理解初诊的处方配伍？

【问题解析】

病例 1

（1）喘证的病位主要在肺和肾，涉及肝脾。基本病机为痰邪壅肺，宣降不利；或精气虚衰，肺肾出纳失常。病理性质有虚实之分。实喘在肺，为外邪、痰浊、肝郁气逆，邪壅肺气，宣降不利所致；虚喘责之肺、肾，因阳气不足、阴精亏耗，而致肺肾出纳失常，且尤以气虚为主。实喘病久伤正，由肺及肾；或虚喘复感外邪，或夹痰浊，则病情虚实错杂，每多表现为邪气壅阻于上，肾气亏虚于下的上盛下虚证候。此患者素有慢性支气管炎、肺气肿病史，久病耗气，肺为气之主，肾为气之根，肺失宣降，气机上逆则出现咳喘，肾虚不能纳气则气短，故见胸闷、气喘，动则加剧。

（2）根据患者的症状、舌脉，辨证属肺肾气虚。

（3）治疗应以补肺健脾、益肾纳气、祛痰平喘为法。

（4）方用太子参、黄芪补气；丹参、桃仁化瘀；紫苏子、杏仁、莱菔子、紫菀、款冬花降气平喘祛痰，麻黄宣肺平喘，桑白皮泻肺平喘，五味子敛肺定喘，百部温润肺气而止咳，地龙清肺平喘，枳壳宽胸理气，淫羊藿补肾固本，炙甘草调和诸药。

（5）炒白芥子功效为温肺豁痰利气，散结通络止痛。常用以化痰逐饮，散结消肿。主治咳喘痰多，胸满胁痛。治痰饮咳喘，胸胁胀满疼痛。二诊患者咳喘减轻，仍有白痰，故加炒白芥子温肺化痰。

（6）三诊患者症状好转，但遇风则喘，查舌体胖大，苔白腻。舌质瘀暗，脉濡。但根据舌脉症状，肺卫之气尚虚，遇风则喘，故加防风、白术益气固表。

病例 2

（1）喘证的临床症状轻重不一，轻者仅表现为呼吸困难，不能平卧；重者稍动则喘息不已，甚则张口抬肩，鼻翼扇动；严重者喘促持续不解，烦躁不安，面青唇紫，肢冷，汗出如珠，脉浮大无根，甚则发为喘脱；喘证在《金匮要略》中属痰饮病范畴，其内言：病痰饮者，当以温药和之;《丹溪心法·喘》曰："肺以清阳上升之气，居五脏之上，通荣卫，合阴阳，升降往来，无过不及，六淫七情之所感伤，饱食动作，脏气不和，呼吸之息，不得宣畅而为喘急，亦有脾肾俱虚，体弱之人，皆能发喘；又或调摄失宜，为风寒暑热邪气相干，则肺气胀满，发而为喘；又因痰气皆能令人发喘；治疗之法，当究其源，如感邪气，则驱散之，气郁即调顺之，脾肾虚者温理之。"本患者咳喘日久，迁延不愈，本虚标实，虚实夹杂。

（2）患者 1 天前咳喘加重，观其脉症，痰实为急，应遵循急则治其标的原则。

（3）根据患者舌脉、症状，辨证为痰邪壅肺，肺失肃降。

（4）治疗应以宣降肺气、止咳平喘为法。可选用定喘汤合三子养亲汤加减。

（5）方中用炒紫苏子、炒莱菔子、炒白芥子类温润药化痰且温而不燥；炙紫菀润肺止咳；炙款冬花、生麻黄、杏仁、厚朴以宣降肺气而止咳喘；炙桑白皮、黄芩以清泄肺实；白果以敛肺定喘；甘草合诸药。7剂后效显症缓，加五味子、淫羊藿以温补肾阳而化痰饮以治标，治急顾缓，标本兼治，故收佳效。

【学习小结】

通过以上病例的学习，可以发现王立忠教授强调肺系受邪及脏腑功能失调均导致咳喘反复发作。但"痰邪"的产生无论寒痰、热痰、风痰、湿痰均为主要病理因素。首先认为脾虚健运失常，饮食不能化生为精微，反而酿成痰浊，上犯于肺，肺失宣降，气逆而喘。故有"脾为生痰之源""肺为贮痰之器"之说。这是内在因素的根本。当然其他脏腑功能失调亦可生痰，而致咳喘，但以脾虚生痰者居多。当人体正气虚弱、卫外不固的情况下，气候稍变或遇寒冷，邪气即乘虚袭人，肺首当其冲，新感引起伏痰，如此内外合邪，咳喘故而诱发，其病机多为脾虚痰壅，肺失肃降。因此，对于慢性支气管炎患者，注重调理脾胃当以益气健脾祛痰为主。王立忠教授常以香砂六君子汤、二陈汤、苓甘五味姜辛汤化裁治之，每获良效。这对于减少痰的来源、减少发作机会大有裨益。

【课后拓展】

1. 熟练掌握喘证的辨证分型、症状表现及辨证治法、方药。

2. 掌握并准确理解《金匮要略》中关于喘证的条文。

3. 检索文献，了解西医学对本病的认识、研究进展。

4. 通过对本病的学习，写出学习心得体会。

5. 参考阅读岳美中著作中关于喘证的论述及治疗。

第五节　咳　血

咳血是指因肺络受伤而致血自肺中经气道咳嗽而出，或纯血鲜红，或痰血相兼，或痰中带血丝的病证。又称嗽血、咯血。咳血是指经咳嗽而出血之谓。故多痰血相兼，或痰中带有血丝。若痰少而血多，或大量出血，则称咯血。西医学中的肺结核、支气管扩张、肺部感染、肺癌等合并咯血时均可参考此病辨证治疗。

【辨治思路】

因肺为娇脏，又为脏腑之华盖，喜润恶燥，喜清恶浊，不耐寒热，当内外之邪干扰于肺，肺气上逆则为咳，损伤肺络，血溢脉外则为咳血。常见的病因包括：①外邪袭肺：风热燥邪，首先犯肺，肺失清肃而上逆为咳，损伤肺络，血溢气道，则引起咳血。②肝火犯肺：若情志不遂，肝郁化火，或暴怒气逆，肝气化火，气有余便是火，火随气窜，上逆犯肺，肺络受损而咳血。③胃热犯肺：因过食辛辣醇酒厚味，湿热内生，热积于胃，聚胃关肺，损伤肺络而为咳血。④气不摄血：因过度劳累，久病失养，情志内伤，耗伤元气则气虚，而血无所主，血不循经，形成咳血。咳血需从外邪犯肺和内伤于肺两方面着手辨证施治，选方用药应注意祛邪宜肃降，不宜宣散；止血宜清润，不宜温燥；治痰宜运化，不宜收敛；消瘀宜和养，不宜攻伐；固本宜兼顾，不宜独取。方能取得较好疗效。

【典型医案】

病例 1　周某，女，56 岁。2009 年 4 月 2 日初诊。

［主诉］咳血、痰多 1 月余。

［病史］患者既往慢性支气管病史 6 年余。近 1 个月因受凉感冒咳嗽加剧，痰中带血，甚则咳血，约 150mL，口干，胸闷，大便干结。胸部 CT 示

左下肺支气管扩张。经西医用止咳化痰剂、抗感染治疗，效果不明显，故前来求中医治疗。

［现症］咳嗽胸闷，痰多，呈黄色黏痰，痰中带血丝，口干咽燥，大便干结，舌红苔少，脉弦滑而数。

问题

（1）此患者发病的病因病机是什么？

（2）根据患者的症状，辨证属哪种分型？

（3）患者为何会出现大便干结的症状？

（4）本案应采用何种治法，如何处方用药？

［治疗过程］

初诊方药：北沙参 12g，全瓜蒌 12g，炒黄芩 10g，杏仁 10g，前胡 10g，桔梗 10g，知母 10g，川贝母 10g，地骨皮 10g，侧柏炭 10g，白及 10g，川牛膝 10g，百合 30g，代赭石 30g，炙紫菀 20g，大黄 6g，甘草 6g。7 剂，水煎服，日 1 剂，分 2 次温服。

二诊：服上药后，咳嗽减轻，痰血显著减少，舌红，苔少，脉滑细。守上方继服 10 剂。

三诊：咳嗽痰血基本消失，仍口干，大便顺畅，舌红苔少，脉沉细。继服 7 剂，以资巩固，后以百合固金丸调理善后。

问题

（5）如何理解初诊的处方配伍？

（6）三诊为以百合固金丸调理善后？

病例 2 李某，男，45 岁。2014 年 7 月 9 日初诊。

［主诉］反复咳血 2 月余、伴午后低热 1 周。

［病史］患者 2 个月前开始出现咳嗽、咯血，在外院查胸部 CT，诊断为

"支气管扩张"并抗感染治疗，咳嗽、咯血症状有所减轻，但仍间断咯血，1周前患者出现午后低热，体温37.6℃左右，来诊。

［现症］仍反复咳血、咳黄痰、痰中带血，色鲜红，口干，乏力，失眠。舌质红，苔薄黄，脉弦细。

问题

（1）此患者发病的病因病机是什么？

（2）根据患者的症状，辨证属哪种分型？

（3）本案应采用何种治法，如何处方用药？

（4）养阴润肺汤出处是什么？为何以此命名？

［治疗过程］

初诊方药：生地黄 14g，麦冬 30g，玄参 15g，甘草 10g，川贝母 14g，牡丹皮 14g，薄荷 5g，白芍 14g，茜草 30g，仙鹤草 30g，百合 10g，炒酸枣仁 30g，煅龙牡各 30g，首乌藤 30g。6剂，水煎服，日1剂，早晚分2次温服。

二诊：7月15日。咳血止，余症状明显减轻。舌质红，苔薄黄略干，脉弦细。守上方去仙鹤草加北沙参 15g，生地黄 12g。继服7剂以巩固疗效。

问题

（5）如何理解首诊方中配伍用药？

（6）二诊中为何加北沙参？

【问题解析】

病例1

（1）久咳伤气，肺伤则阴虚，又复感受新邪，郁而化热，痰热蕴肺，肺失宣肃，热伤肺络，以致咳嗽胸闷，痰多黏稠，带血丝。

（2）根据患者舌脉症状，辨证为肺阴亏虚，热伤肺络。

（3）患者久病肺阴亏虚，又复感受新邪，郁而化热，痰热蕴肺因肺与大肠相表里，肺失宣肃，故出现大便干结等症。

（4）治法应采用养阴清热，化痰通腑。可选用咳血方加减。

（5）方中北沙参、百合养阴润肺；黄芩、杏仁、前胡、桔梗清热宣肺；瓜蒌、紫菀、知母润肺止咳；地骨皮、代赭石、侧柏炭清肺降逆、凉血止血；白及为收敛止血之要药。

（6）百合固金汤具有滋养肺肾、止咳化痰之功效。主治肺肾阴亏、虚火上炎证。患者咳血日久，虽经治疗咳血已止，但仍有肺肾阴亏之证，以百合固金丸滋养肺肾、止咳化痰缓调以防再发。白及为收敛止血之要药；牛膝、大黄引血下行，清热泻火，通腑止血；甘草调和诸药。热清痰化，痰无血止，肺气宣畅而奏效。

病例 2

（1）根据患者的症状及舌脉，本病属阴虚肺热，肺失宣降，火热灼肺，肺阴受伤，肺失清肃，火热灼伤肺络，血液不循脉道而外溢，故咳嗽、咳痰、痰中带血。

（2）辨证属肺热阴虚。

（3）治法应以清金润肺、滋阴降火、凉血止血、泻肝宁络为法。可选用养阴润肺汤加减。

（4）养阴清肺汤出于清代郑梅涧喉科杰作《重楼玉钥·卷上》，方以大队养阴清热药养肾阴清肺热而名。

（5）方中生地黄、麦冬、玄参、百合、白芍滋阴清热，养肺生津；川贝母、甘草润肺化痰止咳；茜草、仙鹤草凉血止血；牡丹皮清肺泻火；酸枣仁、煅龙牡、首乌藤疏肝降逆，镇静安神。诸药合用，切中病机，故咯血能止。

（6）二诊患者咳血已止，但久咳伤阴，肺津亏耗，加北沙参、生地黄润肺养阴。

【学习小结】

从以上病例可以看出，王立忠教授临床根据不同证型辨证治疗咯血。风热犯肺证：咳嗽，喉痒，痰中夹血，发热，微恶风寒，汗出，头痛，舌红，苔薄黄，脉浮数。治宜疏风清热止咳，用桑菊饮加栀子、藕节、白茅根等。燥邪犯肺证：喉痒咳嗽，痰中带血，口干鼻燥，或有身热，舌红，少津，苔薄黄，脉数。治宜生津润肺、止咳止血，用桑杏汤加生地黄、藕节、白茅根等。肝火犯肺证：咳嗽阵作，痰中带血或咯血鲜红，胸胁胀痛，烦躁易怒，口苦，面赤，舌质红，苔薄黄，脉弦数。治宜清肝泻肺止血，用黛蛤散合泻白散加减。肺热炽盛证：咳血鲜红、量多，痰黄稠，身壮热，胸闷心烦，口渴引饮，大便干结，小便短，舌红，苔黄干，脉洪数。治宜清热泻肺止血，用黄芩清肺汤加石膏、知母、白茅根、仙鹤草等。阴虚火旺证：咳嗽，痰少难咯，痰中带血或反复咳血，血色鲜红，口干咽燥，颧红，潮热盗汗，舌质红，苔少而干，脉细数。治宜滋阴降火、清肺止血，用百合固金汤加减。气不摄血证：咳嗽，气短懒言，痰中带血，神疲乏力，畏冷自汗，面白无华，唇甲色淡，舌淡，脉细弱。治宜益气摄血，用拯阳理劳汤加减。

【课后拓展】

1.熟练掌握咳血的辨证分型、症状表现及治疗原则、辨证治法、方药。
2.掌握并准确理解《黄帝内经》《伤寒论》《金匮要略》中关于此病的条文。
3.检索文献，了解西医学对本病的认识、研究进展及治疗方法。
4.通过对本病的学习，写出学习心得体会。
5.参考阅读《丹溪心法》及岳美中先生著作中关于此病的论述。

第六节 肺 胀

肺胀是指多种慢性肺系疾患反复发作，迁延不愈，肺脾肾三脏虚损，从而导致肺气胀满，不能敛降的一类病证。肺胀多因先天禀赋不足或喘息、久咳、慢性肺系疾病所引起。相当于西医学中慢性阻塞性肺气肿、慢性肺源性心脏病。

【辨治思路】

王立忠教授认为，根据标本虚实，分别选用祛邪扶正是本病的治疗原则。一般感邪时偏于邪实，以祛邪为主，根据病邪的性质，分别采取祛邪宣肺（辛温、辛凉）、降气化痰（温化、清化）、温阳利水（通阳、淡渗）、活血化瘀，甚或开窍、息风、止血等法。平时偏于正虚，以扶正为主，根据脏腑阴阳的不同，分别以补养心肺，益肾健脾，或气阴兼调，或阴阳兼顾。正气欲脱时则应扶正固脱，救阴回阳。

【典型医案】

病例 1 段某，女，79 岁。2015 年 6 月 8 日初诊。

[主诉]咳嗽、咳痰、胸闷、气喘 5 个月。

[病史]5 个月前因受凉感冒后开始出现咳嗽、咳白痰、胸闷、气喘，活动后加重，于西医院住院治疗，诊为"慢性阻塞性肺疾病"，给予抗感染、解痉平喘药物治疗 1 周余，症状无明显缓解。

[现症]咳嗽，咳白黏痰，胸闷，气喘，乏力，活动后明显，伴口干、口苦，纳差，眠可，小便可，大便干。舌红苔黄，脉滑细。

问题

（1）此患者发病的病因病机是什么？

（2）根据患者的症状，辨证属哪种分型？

（3）本案应采用何种治法，如何处方用药？

[治疗过程]

初诊方药：生麻黄 8g，白果 10g（打碎），黄芩 8g，炙款冬花 12g，炒紫苏子 15g，杏仁 10g，地骨皮 10g，炙桑白皮 12g，连翘 15g，地龙 12g，全瓜蒌 12g，炙紫菀 12g，炒莱菔子 12g，法半夏 12g，甘草 8g。7 剂，水煎服，日 1 剂，早晚分 2 次温服。

二诊：6 月 15 日。患者服上药后咳嗽、胸闷，气喘均较前明显减轻，仍有白痰，活动后汗多，纳食一般，夜眠可，二便正常。舌红苔薄黄，脉滑细，守前方加丹参 20g，炒白芥子 10g，炙款冬花 12g，五味子 10g，浮小麦 30g。继服 7 剂，并给予保和丸，每日 2 次，每次 15 粒，口服。

问题

（4）首诊处方中选用的主方是什么？如何理解处方配伍？

（5）二诊中为何加丹参、炒白芥子、炙款冬花、五味子、浮小麦？

病例 2 马某，男，59 岁，郑州人。2015 年 1 月 8 日初诊。

[主诉]反复气短、喘闷 5 年余。

[病史]5 余年前开始逐渐出现气短、喘闷，每遇受寒后或劳累后发作或加重，曾于医院就诊，胸部 X 线检查示慢性支气管炎、肺气肿。予以药物治疗，具体不详，服药后症状减轻，停药后复又加重。

[现症]胸闷、气喘，活动后气喘明显，咳嗽、咳白色清痰，有时有泡沫样痰。怕冷，纳差，夜眠差，小便正常，大便每日 1～2 次，质稀。口唇青紫。舌质淡，苔白滑，脉弦细而滑。

问题

（1）此患者发病的病因病机是什么？

（2）根据患者的症状，辨证属哪种分型？

（3）本案应采用何种治法，如何处方用药？

[治疗过程]

初诊方药：生麻黄 8g，丹参 20g，干姜 10g，细辛 5g，五味子 10g，桂枝 10g，法半夏 12g，炒枳壳 10g，地龙 12g，炒紫苏子 15g，炒莱菔子 15g，淫羊藿 12g，炙紫菀 12g，炙款冬花 12g，甘草 8g，大枣 4 枚，生姜 2 片。10 剂，水煎服，日 1 剂，早晚分 2 次温服。

二诊：1月22日。诉气短、喘闷明显减轻，咳白色泡沫样痰较前减少，大便较前成形。上方继服7剂。

三诊：患者胸闷、气喘症状不明显，咳少量白色黏痰，纳呆、乏力，舌淡红，苔白腻，脉滑细。嘱患者坚持口服香砂六君子丸巩固治疗，以防再发。1周后电话随访患者症状好转稳定，3月后回访未再出现反复。

问题

（4）如何理解初诊的处方配伍？

（5）三诊时为何以香砂六君子丸巩固治疗？

病例3 杨某，男，76岁。2012年5月22日初诊。

［主诉］间断咳喘50年，加重2周。

［病史］患者神志清，面色萎黄，咳喘胸闷，气短不足以息。既往慢性支气管炎50年病史，肺气肿病史3年，近2周咳喘症状加重而初诊。

［现症］咳喘、胸闷，气短不足以息，稍活动即气喘加重，咳嗽、咳白色黏痰，难以咯出。纳眠差，舌淡苔滑，脉滑缓。

问题

（1）此患者发病的病因病机是什么？

（2）根据患者的症状，辨证属哪种分型？

（3）本案应采用何种治法，如何处方用药？

［治疗过程］

初诊方药：太子参12g，丹参20g，制黄芪18g，生麻黄8g，杏仁10g，桃仁10g，百部10g，五味子10g，地龙12g，炒枳壳10g，炒紫苏子15g，炒莱菔子15g，淫羊藿15g，炙紫菀12g，炙款冬花12g，炙甘草8g，炙桑白皮12g，8剂，每日1剂，水煎汁400mL，分2次服。

二诊：5月31日。患者诉症状显著好转，仍有白色黏痰，舌淡苔滑，脉滑缓。原方加炒白芥子 10g，继服 10 剂。

三诊：6 月 7 日。患者诉症状好转，但遇风则喘，汗多，舌体胖大，苔白腻。舌质瘀暗，脉濡。仍宗上方加减，佐以益卫固表。处方：太子参 12g，生黄芪 15g，生白术 12g，防风 10g，丹参 20g，地龙 12g，炒莱菔子 15g，炒白芥子 15g，五味子 10，淫羊藿 12g，炙麻黄 8g，炒枳壳 9g，炙桑白皮 12g，炙紫菀 12g，炙款冬花 12g，甘草 6g。10 剂，每日 1 剂，水煎汁 400mL，分 2 次服。

问题

（4）如何理解首诊中的处方配伍？

（5）首诊方中为何用丹参、桃仁？

（6）三诊为何加防风、白术二药？

病例 4　柳某，女，45 岁。2012 年 9 月 20 日初诊。

［主诉］咳喘反复发作 5 年，加重半个月。

［病史］患者近 5 年反复发作咳喘，近半月余因天气转凉，咳喘加重。既往肺心病史 5 年。

［现症］现咳嗽，咳黄痰，气喘，身热，动则汗出，胃胀，纳眠差。舌质红，苔白厚，脉沉细而滑。

问题

（1）根据患者的症状，辨证属哪种分型？

（2）本案应采用何种治法，如何处方用药？

［治疗过程］

初诊方药：党参 15g，生白术 12g，五味子 10g，麦冬 12g，茯苓 15g，生麻黄 12g，生石膏 30g，杏仁 10g，地龙 15g，葶苈子 15g（包煎），制附子 12g（先煎），炙甘草 8g，炒白芍 12g，生姜 2 片，大枣 4 枚。7 剂，日 1 剂，水煎汁 400mL，分早晚 2 次温服。

二诊：9 月 27 日。患者服上药后诸证缓解，守上方加厚朴 15g，继服 7 剂以资巩固。

问题

（3）此案为何以辛凉之麻杏石甘汤与泻肺实、开宣肺气之葶苈大枣泻肺汤合用？

（4）如何理解首诊中的处方配伍？

（5）二诊为何加厚朴？

（6）肺胀缓解期应如何调理？

【问题解析】

病例 1

（1）本病中医病名称肺胀，本病的发生，多因久病肺虚，痰浊潴留，每因再感外邪，诱使病情反复发作加剧。《症因脉治·喘证论》谓："肺胀之因，内有郁结，先伤肺气，外复感邪，肺气不得发泄，则肺胀作矣。"本病病变首先在肺，肺主气，开窍于鼻，外合皮毛，主表，卫外。故外邪从口鼻皮毛入侵，首先犯肺。邪气壅肺，肺气宣降不利，或咳，或喘，或哮，或津液失于输化而成痰，久则肺虚，气阴耗伤，导致肺的主气功能失常，遂使六淫乘袭或他脏之邪干肺，而成肺胀。《诸病源候论·咳逆短气候》曰："嗽则气还于肺间，则肺胀，肺胀则气逆。"本病的主要病理因素为痰，本病多由慢性肺系疾病积久而成，隐袭发病，病程较长，在其发病过程中，痰浊、水饮与血瘀起重要作用。此患者平素肺脾虚弱，肺虚不能化津，脾虚不能转输，水津停滞，痰浊内生，壅阻于肺，壅塞气道，故发为肺胀。日久累及脾肾。肺脾同病，脾为肺母，肺病日久，子耗母气，则脾运失健，导致肺脾两虚，脾虚不能散精上归于肺，肺病不能输布水精，则聚为痰浊。肺肾同病，足少阴肾经从肾上贯肝膈，入肺中，循喉咙，夹舌本。肺为气之主，肾为气之根。肾能助肺纳气，若肺病日久，累及肾，精气耗损，肺不主气，肾不纳气，可致气喘日益加重，吸入不易，呼吸浅短难续，动则更甚。后期病及于心，肺与心脉相通，同居上焦，肺朝百脉，肺气辅助心脏运行血脉。久咳久喘，肺病日深，治节失职，心营不畅，而致喘悸不宁。心气、心阳虚衰，心脉瘀阻，则肺病及心。心阳根于命门真火，如肾阳不振，进一步导致心肾阳衰，可以出现喘脱危候。此外，病变还可涉及肝。如在感受外邪急性发病阶段，可因痰热内郁、热极生风，或阴液耗损、虚风内动，出现抽搐震颤等症。

（2）根据患者临床症状，辨证为肺虚感寒，气逆膈热。

（3）治法应采用宣肺平喘，清热化痰。可选用定喘汤加减。

（4）本方证为风寒外束、痰热内蕴所致。由于素有痰热，复感风寒，肺气壅闭，肺失宣降，故哮喘咳嗽，痰多气急，苔黄，脉滑细。治宜宣肺降气，清热化痰。方中用麻黄辛温，宣肺平喘，解表散邪；白果甘涩，敛肺定喘，祛痰止咳，两药合用，一散一收，既能增强平喘之功，又可防麻黄辛散太过耗伤肺气，共为君药。杏仁、紫苏子、款冬花、半夏皆能降气平喘，化痰止咳，协助君药加强平喘祛痰之功，共为臣药。用甘寒之桑白皮，苦寒之黄芩，清泄肺热，止咳平喘，为佐药。臣佐相配，以解内蕴之痰热。酌加瓜蒌、连翘清肺化痰散结，炒莱菔子降气化痰；患者口干、口苦，考虑热盛伤阴，酌加地骨皮清退虚热，甘草和中而调药，为使药之用。诸药相合，共奏宣降肺气，止咳平喘，清热化痰之功，使痰热清，外寒解，肺气降，则咳嗽痰喘诸症自除。

（5）二诊咳、喘均明显减轻，仍有白痰，汗多，加炒白芥子、炙款冬花加强化痰之功；五味子、浮小麦收涩敛汗；咳喘日久，多痰瘀互结，加丹参活血化瘀。同时口服保和丸健脾消食，固护中焦脾胃，扶正固本，以防再发。

病例 2

（1）患者体虚且素有水饮，邪蕴于肺，壅阻肺气，一旦感受外邪，表寒引动内饮，而发本病。《难经》云："形寒饮冷则伤肺。"水寒相搏，内外相引，饮动不居，水寒射肺，肺失宣降，故发气喘。

（2）根据患者舌脉症状，辨证为风寒闭肺。

（3）治法应采用宣肺散寒，降气平喘。可选用小青龙汤加减。

（4）方中生麻黄宣肺平喘利水，桂枝通阳化气行水，两者均解表散寒。干姜、细辛温肺化饮，兼助麻、桂解表祛邪。五味子敛肺止咳，法半夏、炒紫苏子、炒莱菔子、炙紫菀、炙款冬花温肺化痰、降气止咳，丹参活血祛瘀，枳壳消积行痰。久病阳虚及肾，淫羊藿温补肾阳，地龙化痉平喘。诸药相合，散中有收，开中有合，使风寒得散、水饮得除，肺得宣降，则气喘自平。

（5）肺胀的反复发作与肺、脾、肾三脏相关，脾为生痰之源，脾虚湿盛生痰为肺胀反复发作的重要因素之一。香砂六君子丸益气健脾、和胃，用于脾虚气滞，消化不良，嗳气食少，脘腹胀满，大便溏泄。通过服用香砂六君子丸健脾益气和胃，减少生痰之源，故患者病情稳定，未再出现明显发作。

病例 3

（1）患者素有慢性支气管炎、肺气肿病史，久病耗气，肺为气之主，肾为气之根。

（2）根据患者舌脉症状，辨证为痰瘀互结、肺肾气虚。

（3）治法应采用补肺健脾，益肾纳气，祛痰平喘，选用自拟补肺平喘汤加减。

（4）方用太子参、黄芪补气；丹参、桃仁化瘀；紫苏子、杏仁、莱菔子、紫菀、款冬花降气平喘祛痰，麻黄宣肺平喘，桑白皮泻肺平喘，五味子敛肺定喘，百部温润肺气而止咳，地龙清肺平喘，枳壳宽胸理气，淫羊藿补肾固本，炙甘草调和诸药。

（5）患者久病气虚，推动运行无力，故久病必留瘀，痰瘀互结，壅阻气道，而发气喘。故应用丹参、桃仁活血化瘀通络。

（6）三诊患者症状虽好转，但肺卫之气尚虚，遇风则喘，汗多，故加防风、白术益气固表。

病例 4

（1）根据患者舌脉症状，辨证为肺脾气虚。

（2）治法应采用补气健脾补肺，宣肺止咳平喘。可选用麻杏石甘汤合四君子汤及葶苈大枣泻肺汤加减。

（3）《金匮要略》有云："虚虚实实，补不足，损有余，是其义也"，患者病程日久，损及正气，成虚实夹杂之貌。《伤寒论》有云："发汗后，不可更行桂枝汤，汗出而喘，无大热者，可与麻黄杏仁甘草石膏汤"，故本案以辛凉之麻杏石甘汤，与泻肺实、开宣肺气之葶苈大枣泻肺汤合方，以泄热宣肺平喘。生脉饮益气生津。

（4）处方以辛凉之麻杏石甘汤，与泻肺实、开宣肺气之葶苈大枣泻肺汤合方，以泄热宣肺平喘。生脉饮益气生津，茯苓、白术培土生金，以助肺气；地龙通络平喘，同时附子、白芍、甘草三药合用阴阳双补，以助正气；生姜、大枣同用，达调和营卫、补益脾胃功效。诸药共用，共奏益气健脾补肺、宣肺止咳平喘之功。

（5）厚朴能燥湿消痰，下气平喘。可用于治疗痰饮阻肺，肺气不降，咳喘胸闷。

（6）肺胀缓解期的调护：①饮食护理：饮食宜清淡可口、富营养、易消化，忌食辛辣、煎炸或过甜、过咸之品。寒饮束肺者，忌食生冷水果。痰热郁肺者，可饮清热化痰之品。有心衰和水肿者，给予低盐或无盐饮食。多汗者，注意补液，给予含钾食物。纳呆者，可少食多餐，并注意饮食的色、香、味。②情志护理：本病缠绵难愈，患者精神负担较重，指导患者自我排解方法，树立战胜疾病信心，积极配合治疗与护理。③健康指导：加强锻炼，劳逸适度。慎风寒，防感冒。饮食有节，戒烟酒。

【学习小结】

从以上病例可以看出，肺胀的发病与肺、脾、肾三脏密切相关。治疗急性期以宣肺平喘、止咳化痰为主，缓解期以益气、健脾、补肾为则。王立忠教授临证能够根据脏腑阴阳的不同，辨证准确，选方用药，疗效显著。

【课后拓展】

1.熟练掌握肺胀的辨证分型、症状表现及辨证治法、方药。
2.掌握并准确理解《伤寒论》《金匮要略》中关于此病的条文。

3.检索文献，了解西医学对本病的认识、研究进展及治疗方法。

4.通过对本病的学习，写出学习心得体会。

5.参考阅读岳美中著作中关于肺胀的论述及治疗。

第七节　肺　积

肺积是以咳嗽、胸痛、咯血、体倦乏力为主要临床表现的疾病，基本病机是正气虚损，阴阳失调，六淫之邪乘虚而入，邪滞于肺，导致肺脏功能失调，肺气阻郁，宣降失司，气机不利，血行受阻，津液失于输布，津聚为痰，痰凝气滞，气滞血瘀，瘀阻络脉，于是痰气瘀毒胶结，日久形成肺部积块。西医学中的肺癌可依据此病辨证论治。

【辨治思路】

王立忠教授认为，肺积用中医学理论可以理解为人体经络和五脏六腑长期不通（气滞、湿阻、血瘀、痰凝、毒聚等）导致邪盛正虚在肺脏局部组织的恶性表现。癌症的形成无论是西医理论还是中医理论，都是一个多系统脏器因环境长期失调造成复杂病变过程的结果，这也是目前人类对此类疾病治疗不尽如人意的原因。中医认为肺癌的病理变化为"正气不足，邪气踞之，积之成也"。邪毒内侵袭肺，郁结胸中，肺气郁，宣降失司，若肺气虚则气滞而血瘀，久而成块；若脾气虚则所生之痰湿与外邪凝结，亦成肿块；肾气不足，脾不运化，肺脏津液乏源，若遇热毒，津液凝聚成痰，与气血相搏，成为肿块。肿块在气道侵犯肺脏之脉络则咳嗽，或痰中带血，甚则咯血不止。若邪积增大，阻塞气道，气不能通畅，以致气短或气憋。若病期日久，邪积剧增，痰湿阻塞，毒邪更甚，可蕴酿发热，肺气继而不固，出现恶寒、汗出等症状。王立忠教授认为本病是因虚而得病，因虚而致实；虚为病之本，实为病之标。《黄帝内经》中讲到的"阳化气，阴成形"，是对一切有形之疾病机的高度概括，一切有形的肿块归根结底均是"阴实"所致。这就告诉我们对癌症的治疗要注重扶阳，正气充足，才能有力抗邪。临证治疗需准确把握扶正与祛邪的平衡，维持机体的阴阳平衡，即便不能完全清除病灶，也能实现带瘤生存。

【典型医案】

病例 1　吕某，女，50 岁。2014 年 11 月 6 日初诊。

［主诉］反复咳嗽 5 个月，咯血痰半个月。

［病史］2013 年 9 月起反复咳嗽，缠绵难愈，给予抗生素及对症止咳化痰药物偶有效，反复发作。2014 年 2 月查胸部 CT 发现左上肺叶占位，行 CT 引导下穿刺活检病理为肺腺癌，遂于 3 月行左肺上叶切除术，术后行 GP 化疗方案化疗 2 个疗程，化疗后出现咯血症状，前来求中医治疗。

［现症］咳嗽，有痰难咯，痰中带血，活动后或静息时偶有气短，面色紫暗而青，舌红苔少脉沉细。

问题

（1）根据患者的症状，辨证属哪种分型？

（2）本案应采用何种治法，如何处方用药？

［治疗过程］

初诊方药：北沙参 15g，麦冬 12g，百部 10g，杏仁 10g，前胡 10g，瓜蒌 10g，知母 10g，桔梗 10g，川贝母 10g，炙紫菀 12g，炙款冬花 12g，炙桑白皮 12g，甘草 8g，炒枳壳 9g，地骨皮 9g。7 剂，水煎服，日 1 剂，早晚 2 次温服。

二诊：11 月 15 日。药后咳嗽减轻，但仍出现痰中带血，查舌红苔稍腻，脉滑细，初诊方去北沙参、麦冬，加黄芩 10g，桑叶 10g，连翘 15g，生代赭石 30g，白花蛇舌草 30g，大黄 5g（后下）。7 剂，水煎服，日 1 剂。

三诊：11 月 22 日。患者咳血痰消失，近日感胸闷气短，喉间痰鸣，舌淡红苔滑，脉滑细。处方：北沙参 25g，百部 10g，黄芩 8g，杏仁 10g，前胡

10g，瓜蒌 10g，知母 10g，桔梗 10g，连翘 15g，炙桑白皮 10g，白花蛇舌草 30g，地骨皮 10g，炙紫菀 12g，炙款冬花 12g，甘草 8g。7 剂，水煎服。

四诊：11 月 29 日。患者服上方后病情明显好转，胸闷气短减轻，可登至 5 层楼方觉气短，已无明显喉间痰鸣，查舌红苔稍腻，脉滑细。处方：北沙参 15g，麦冬 12g，五味子 10g，炒牛蒡子 9g，知母 10g，川贝母 10g，炙款冬花 12g，炒枳壳 10g，连翘 15g，板蓝根 12g，地龙 12g，甘草 8g。7 剂，水煎服，日 1 剂，早晚 2 次温服。

五诊：12 月 6 日。药后患者诸症减轻，但咳后干呕，痰中带血基本消失，痰黏难咯，时有腰痛，查舌红苔稍腻，脉滑细，11 月 29 日方加炙桑白皮 12g，炙枇杷叶 12g，炙川续断 12g。

六诊：12 月 13 日。药后病情减轻，诉咳嗽减轻，痰较前易于咳出，痰色灰暗。舌质红少苔脉滑细。上方加炒紫苏子 10g，全瓜蒌 10g，7 剂，水煎服，日 1 剂，早晚 2 次温服。

问题

（3）如何理解初诊处方用药配伍？

（4）二诊时为何去北沙参、麦冬，加黄芩、桑叶、连翘、生代赭石、白花蛇舌草、大黄等药？

（5）三诊时方药如何调整，有何意义？

（6）四诊中为何加地龙，有何功效？

（7）五诊中为何加炙桑白皮、炙枇杷叶、炙川续断三味药？

（8）六诊为何加炒紫苏子、全瓜蒌？

（9）此患者病情能够逐渐好转，除辨证用药准确外，还有什么因素？

病例 2 赵某，男，62 岁，南阳人。2013 年 6 月 24 日初诊。

［主诉］咳嗽、咯血、喘闷、胸痛 4 个月，加重 1 个月。

［病史］4 个月前初起病时，全战栗、恶寒，其后发热，伴有咳嗽、喘促，病势严重，到当地县级医院经胸部 X 光透视检查，左肺上叶有阴影（空洞），

考虑肺部感染，给予对症抗炎止咳平喘治疗，病情改善出院。出院后患者觉右胸前乳房处疼痛，放射至后脊背痛，伴有咳嗽吐痰，痰中带血，仍到县医院，经胸部 CT 及穿刺活检病理诊断，确诊为肺腺癌，患者拒绝手术治疗，服用中药治疗病患。2 个月间先后 4 次更换中医大夫，服药 30 多剂，病势愈加严重，前来初诊。

［现症］患者已卧床不起，每日叠被倚床而坐，不能下地，咳嗽气促，吐白泡沫腥臭且带血丝涎痰，全身无力，面容灰暗，两眼无神，鼻、唇青，声音细微，呼吸喘促，恶寒极甚，虽夏天尚穿棉袄，有时又觉心内潮热，但不思饮水，喜热食，头项强痛，舌淡苔白腻，脉沉细。

问题

（1）此患者的发病病机是什么？

（2）根据患者舌脉症状，应辨证属哪种证型？

（3）本案应采用何种治法，如何处方用药？

［治疗过程］

初诊方药：生麻黄 10g，制附片 50g（先煎），细辛 8g，桂枝 20g，高良姜 20g，干姜 40g，甘草 60g，法半夏 30g。3 剂，水煎服，日 1 剂，早晚分 2 次温服。

嘱以后凡处方中有附片，皆先煎熬 1 小时，有麻黄、桂枝、细辛皆应忌吃油腻、蛋类及辛辣刺激食品。和家属交代病情：中医治疗不是针对肿瘤缩小方面，亦反对以毒攻毒等治法，应针对现有症状，以减轻患者痛苦为主，然后在此基础上扶正祛邪，达到延长生命目的。

二诊：患者服药 3 剂后，自觉咳嗽、气促、胸痛都有所减轻，考虑痰中带血，以炮姜易干姜，复就上方加重剂量以治之。方药：生麻黄 15g，制附片 80g，细辛 10g，桂枝 30g，高良姜 50g，炮姜 50g，甘草 80g，法半夏 30g。3 剂，水煎服，日 1 剂，早晚分 2 次温服。

三诊：服上方 3 剂后，咳、喘都减轻，痰中已完全无血，对治疗此类病症增加信心。考虑过去所服中、西药过多，体内中有药毒，用独味甘草汤清解之，可作茶饮。甘草 200g，代茶饮。

四诊：服上方后，大便溏，有泡沫，量多，矢气往下行而舒畅，痰易咳出，精神转好，能起床坐一段时间，并在室内行走。自觉白天吐痰，从喉咙右侧出来，痰稠浓，腥臭异常；晚上痰从喉咙左侧出来，白色泡沫样痰，味不臭。舌质淡边有齿痕，苔白，脉沉细。方以附子理中汤加味治之。方药：制附片 100g，炮姜 100g，白术 50g，党参 50g，桔梗 15g，甘草 80g，鹿角片30g，鱼腥草 30g。3 剂，水煎服，日 1 剂，早晚分 2 次温服。

五诊：连续服药 3 剂，咳、喘、痛均减轻，臭痰减少较多，饮食增多，精神转好，自觉心中舒适，能在附近街道走上二三百步，自觉两足能睡暖（过去两足通夜冰凉），能安睡四五个小时。守前方继续服用。

六诊：根据服药情况判断，患者中、下焦阳虚影响肺脏，以致咳、喘，寒湿凝聚不散作痛，必须扶中、下焦之阳，乃就原方加扶阳补肾药品，或加肉苁蓉、巴戟天、紫石英、补骨脂、韭子、菟丝子、砂仁、上肉桂、鹿角胶等，连续服药 50 余剂，该证更有所减轻，服药 80 余剂，已能上街行走。

七诊：为巩固疗效，用潜阳丹、封髓丹合方治之，方药：附片 100g，龟甲 20g，黄柏 50g，磁石 50g，砂仁 40g，甘草 30g。

问题

（4）如何理解首诊的处方用药？

（5）二诊中为何以炮姜易干姜？

（6）为何给予独味甘草汤治疗之？

（7）如何理解附子理中汤配伍？

（8）六诊中为何加扶阳补肾药物？

（9）七诊为何以潜阳丹、封髓丹合方治之？

（10）如何理解此案治疗肺积成功的案例？

病例3　张某，女，58岁，河南省信阳人。2013年3月17日初诊。

［主诉］阵发性头痛3月余。

［病史］患者阵发性头痛3月余，经当地医院治疗乏效。遂去上海投亲求医，到上海第二军医大学长征医院检查，CT提示两侧大脑内分布多个大小不等结节性病灶。进一步胸部CT检查发现，左肺癌伴阻塞性炎症。患者因经济困难，放弃了手术等治疗。后经人介绍，初诊我处。

［现症］头痛且重，咳嗽、痰少、胸闷，左上肢麻木，行走亦困难，但不呕吐，言语尚清，二便正常，饮食欠佳，情绪低落。舌质紫暗，苔薄白腻，脉弦滑细。

> 问题
> （1）根据患者的症状表现，如何辨证？
> （2）应采用何治法？

［治疗过程］

初诊方药：金荞麦15g，山豆根10g，鱼腥草25g，僵蚕10g，生水蛭15g，广地龙12g，全蝎6g，露蜂房15g，大象贝15g，炙紫菀12g，炙款冬花15g，炮山甲（代）5g，胆南星10g，法半夏15g，南北沙参各15g，炙鳖甲（先煎）30g，紫丹参15g，川芎10g，老葱15g，姜3片，水煎，每日1剂，早晚饭后1小时服。另加服六神丸，每次20粒，日3次。

二诊：2013年5月15日。患者服药10剂，自觉头痛较前减轻，间隔时间明显拉长，已不胸闷，微咳无痰。行走仍欠利。药已见效，又在家人的关心照顾下，患者对治疗情绪好转，增强了信心。前方已见疗效，仍守原方继续跟踪治疗。

将生水蛭、全蝎、土鳖虫、蜈蚣另配，打研成粉，装胶囊随汤药吞服。每日2次。患者经半年多的治疗，症情基本稳定。

问题

（3）如何理解首诊的处方用药配伍？

（4）为何加服六神丸？

（5）为何以水蛭、全蝎、土鳖虫、蜈蚣打粉长期服用？

（6）此案患者为何能取得良效？

病例4 李某，男，48岁，河南省商丘人。2000年2月中旬初诊。

［主诉］咳嗽、胸痛、咯血丝3个月，加重1周。

［病史］患者于1999年12月，胸部CT检查发现左下肺癌。化疗首次疗效尚可，第2周期化疗则体力不支，无法继续进行。复查胸部CT，癌已两肺广泛扩散，生存期3～4个月。患者情绪十分低落。

［现症］消瘦乏力，声息低微，不愿讲话，咳嗽，吐泡沫样痰及血丝痰，气喘，左胸闷痛，纳差，口干，夜寐差，大便不畅。舌质暗红，苔薄腻，脉细小结代。

问题

（1）根据患者的症状表现，如何辨证？

（2）应采用何治法？

［治疗过程］

初诊方药：金荞麦15g，生黄芪25g，红参（另炖）10g，升麻10g，天花粉15g，南北沙参各15g，炒白术15g，法半夏12g，薏苡仁30g，蜈蚣2条，露蜂房10g，浙贝母15g，白花蛇舌草25g，淫羊藿12g，紫菀12g。水煎服，每日1剂，早晚饭后1小时服。另用西洋参、冬虫夏草与老母鸡炖汤服。

二诊：以上方先后调方治疗2个月，气喘平息，但仍偶见咳嗽痰中带血，转以养阴润肺，止咳化痰。方药：生晒参12g，百合15g，生熟地黄各15g，生黄芪25g，炙紫菀10g，全瓜蒌20g，麦冬15g，冬凌草15g，川贝母5g，甘草 8g，生薏苡仁 30g，白及 10g。水煎，每日 1 剂，早晚饭后 1 小时服。治疗 5 月余，患者精神体质恢复正常。

问题

（3）如何理解首诊处方用药？

（4）如何理解二诊时处方用药？

（5）通过此病例的治疗，对肺癌的治疗有何认识和思考？

【问题解析】

病例 1

（1）根据患者舌脉症状，辨证为（肺）阴虚火旺。

（2）治法应采用滋阴润肺，化痰散结。可选用沙参麦冬汤合泻白散加减。

（3）方中北沙参、麦冬养阴润肺，百部、川贝母止咳化痰散结，杏仁、前胡、瓜蒌润肺止咳化痰，桔梗、炙紫菀、炙款冬花止咳化痰，甘草、炒枳壳降气止咳，知母清热泻火，炙桑白皮、地骨皮泻肺养阴清热。全方共奏滋阴润肺、化痰散结之功。

（4）二诊时患者咳嗽减轻，仍有痰中带血，舌红苔稍腻，脉滑细，仍肺热症状明显，暂去沙参、麦冬养阴之药，加黄芩、桑叶清肺泄热，连翘、白花蛇舌草清热解毒，生代赭石平肝潜阳、凉血止血，大黄通腑以泄肺热。

（5）三诊时患者咳血痰症状消失，出现胸闷气短，喉间痰鸣，舌淡红苔滑，脉滑细。为痰热壅肺之象。

（6）地龙清热止痉、平喘通络，用之以加强平喘之功。

（7）患者咳后干呕、痰中带血症状基本消失，痰黏难咯，为阴虚肺热表现，加炙桑白皮、炙枇杷叶清热润肺止咳。时有腰痛，加川续断补肝肾、强筋骨。

（8）六诊患者痰较前易于咯出，痰色灰暗。舌质红少苔脉滑细。加炒紫苏子化痰平喘、瓜蒌清肺化痰以巩固疗效。

（9）肺癌的治疗，患者的精神、情绪作用亦非常重要。若患者能以积极坦然的心态面对疾病、配合治疗，有利于病情的控制与稳定。该例患者中年女性，对王立忠教授非常信任和尊重，每每称呼其为先生，用语恭谨，心态平和。初诊时面色黧暗而青，而至六诊时观其面色则隐现红润之色，痰血消失而易咯出。应是正气来复之象。王立忠教授一直遵从肺为娇脏之理，用药不辛不燥，唯以甘凉润之，适时稍攻，亦缓取良效。

病例 2

（1）根据患者的症状、体征，患者素体阳虚，正气亏虚，阴阳失调，导致肺气阻郁，宣降失司，气机不利，血行受阻，津液失于输布，津聚为痰，痰凝气滞，气滞血瘀，瘀阻络脉，于是痰气瘀毒胶结，日久形成肺积。

（2）辨证为阳虚寒凝，气血凝滞。

（3）治法以温阳散寒、化痰平喘为则，方选以麻黄附子细辛汤加味治之。

（4）麻黄附子细辛汤具有扶正解表、温经解表之功效。方中麻黄辛温，发汗解表为君药。附子辛热，温肾助阳，为臣药。二药配合，相辅相成，为助阳解表的常用组合。细辛归肺肾二经，芳香气浓，性善走窜，通彻表里，既能祛风散寒，助麻黄解表，又可鼓动肾中真阳之气，协助附子温里，为佐药。方中麻黄散寒宣肺，附子温肾助阳，细辛协二药辛通上下，合用则具宣上温下、开窍启闭之功。三药合用，补散兼施，散外感风寒之邪，温补在里之阳气。在原方的基础上加桂枝助麻黄以宣肺温阳解表，高良姜与干姜相似，有祛寒、健胃和镇痛作用，但干姜祛寒力较大，高良姜则镇痛作用较强，法半夏燥湿化痰散结。甘草调和诸药，并牵制附子的毒性。

（5）干姜辛热，燥烈之性较强，长于温中回阳，兼可温肺化饮；炮姜性苦温，辛散作用大减，善能温中止泻，兼能止血。所以，古人有"干姜能走能守，炮姜守而不走"之说。患者痰中带血，故用炮姜更为适合。

（6）甘草和中缓急、润肺、解毒、调和诸药，有"和事佬"之称。患者虽病情复杂，但经调治症状已稳定，以中正平和之甘草调和解毒，以促进患者正气回复。

（7）附子理中汤补虚回阳，温中散寒。在此基础上加鱼腥草、桔梗清肺止咳化痰，鹿角片补肾壮阳，收敛止血。

（8）患者中、下焦阳虚影响肺脏，以致咳、喘，寒湿凝聚不散作痛，必须扶中、下焦之阳，故就原方加扶阳补肾药品。

（9）潜阳丹、封髓丹合用纳气归肾，使肾气不上冲而致咳、喘。据其家属谈，上方共服10剂，乃停服药。到医院复查，肺部阴影缩小，癌细胞没有发展，病情基本得到控制。当嘱其注意调护，不要感受外邪。

（10）近年中医界同仁为治疗癌症积极研究探索，已取得不少成绩。其辨证选方用药，多偏于养阴清热解毒、以毒攻毒、化瘀通络一途。王立忠教授对本例肺癌，概以阳药施治，患者服药近百剂，时间长达半年。检查肺部阴影缩小，癌细胞得到控制，因此咳嗽、喘、不能行走、吐痰腥臭等症状均消失，正如《内经》所说："正气存内，邪不可干。"临床病例，阳虚所致肿瘤亦很常见，化疗后和处于肿瘤中晚期的患者总表现为畏寒肢冷，面色白，浮肿，小便清长，大便溏薄，脉沉迟等，这些都是典型的阳虚寒盛的状况。现代文献报道，临床对照研究发现正气虚是导致肺癌发生之关键。正如《内经》云："邪之所凑，其气必虚。"《医宗必读》曰："积之由也，正气不足，而后邪气踞之。"其中阳气虚占有相当的比例。因此，用了温阳的中药后，有效率可以达到62%，但如果不用温阳药，有效率只有35%。该例患者即为典型的阳虚类型。综观所有症状，证属阳虚内寒。其肺癌因阳虚寒邪凝滞而引起。年轻时，正气尚有抵抗能力，故不觉病；而中年以后，身体渐衰，寒凝气滞，水湿不行，以致出现上述诸种症状。但阳损至极，亦可见阴伤虚火之象。综观病变根本，阳虚为本，阴伤为标，故治疗用药处处以扶阳固本为念，临近收效之时，佐以滋阴潜阳之品，取阴中求阳之功。

病例3

（1）辨证属邪毒壅肺，痰瘀瘤积，瘀阻脉络，清空失灵。

（2）治法以祛风痰、化瘀血、清肺解毒、软坚散结为原则。

（3）方中用南北沙参养阴润肺；金荞麦、山豆根、鱼腥草清肺解毒；大象贝、紫菀、款冬花化痰止咳；僵蚕、胆南星、全蝎、地龙、法半夏祛除风痰；生水蛭、川芎、山甲（代）、丹参破瘀消积；鳖甲、胆南星、象贝、法半夏软坚散结。患者体质尚好，正气内存，当以全蝎、露蜂房、生水蛭、法半夏等以毒攻毒，应用老葱以加强通窍之功。

（4）清代名医王清任通窍活血汤方歌谓："通窍全凭好麝香。"因该药市售难得，即使有也真伪难辨，故用六神丸代之，因六神丸中主要药物有麝香，本品由六味药组成，具有很强的清热解毒抗癌作用，是故用之配合主方，相得益彰。

（5）水蛭、全蝎、土鳖虫、蜈蚣均为活血通络药物，因患者为邪毒壅肺，痰瘀癌积，瘀阻脉络，故长期坚持服用，有活血化瘀、解毒散结通络之功。

（6）本案处方看似庞杂，但依证立法，遣方调药，紧扣病机。故获良效。

病例 4

（1）辨证属肺脾气虚，痰湿内停。

（2）治法应以补脾益气、润肺化痰为则。

（3）方中生黄芪、红参益气扶正，天花粉、南北沙参润肺养阴，金荞麦、炒白术、法半夏、薏苡仁健脾燥湿化痰，升麻升阳引药上行，浙贝母、紫菀化痰散结，露蜂房解毒杀虫，白花蛇舌草清热解毒，淫羊藿健脾益肾。全方共奏补脾益气、润肺化痰之功。

（4）二诊时患者偶见咳嗽痰中带血，治疗应以养阴润肺、止咳化痰为则，方中生晒参、生黄芪益气扶正，生熟地黄、百合、麦冬润肺养阴，炙紫菀、全瓜蒌、川贝母止咳化痰，生薏苡仁健脾利湿化痰，白及收敛止血。

（5）本案病例是一位中年男性左下肺癌患者，首次化疗患者虽然坚持下来，再次化疗患者身体已虚弱，已无法支持化疗所引起的副作用。病情不但没有得到控制，反而使人体正气更虚，导致癌毒广泛扩散到两肺。在肿瘤治疗的临床中经常出现这类情况，在无计可施的情况下，有个别医者常言："癌已扩散，只能活两三个月了。"这不是治病的积极态度，常常导致患者及家属失去治疗的信心，使患者处于面临死亡的悲观恐惧之中，对预后产生了极大的消极影响，摧残了仅有的生机。患者甚至很快死于恐惧之中。这就是人们所说的"一部分癌症患者是被吓死的"。医者有失于人性化的治疗。患者转诊我处，予以积极思想疏导，增强自我抗病信心。运用中医理念，从整体上进行扶正抗癌治疗，使之恢复生机。坚持治疗，力挽沉疴。医疗实践证明，这类患者，只要有一线生机，我们就要做十倍的努力。治疗得当，常可挽垂危与人性善念之间。此患者肺脾气虚，脾虚则水谷不运，精微不布，痰湿更易滋生；中气不足，无以培金，则肺气更虚。故治肺必先治脾，并给予积极心理疏导。王立忠教授在扶正抗癌之时，喜用人参。人参为大补元气、扶正祛邪、回阳救脱之君药。独参汤挽虚脱垂危之人，于须臾生死之间，足见其效宏。人参味甘，微苦。生者性平，熟者性温。生熟之用，在于辨证配伍之时。人参堪称药中之皇，用之得法，起死回生，用之不当，亦可杀人。市售人参等级真伪难辨，所谓野山参者，市已绝迹。有者亦是伪品。目前人参皆为家种园参。人参用法甚多，常人都将人参另煎，兑入汤药中服之，可能考虑到人参价贵等因素。查阅历代经典，有关人参的组方中，鲜有另煎的，都将人参与众药同煎，何也？君、臣、佐、使熔于一炉，药效之变化同仇敌忾，方能有效。如另煎，则君孤，难融群体，其效难料矣。现代药理研究证实：人参中所含的人参皂苷、人参多糖、人参挥发油等对恶性肿瘤均有一定的抑制作用，能抑制癌细胞的增殖，抑制癌细胞的 DNA、RNA 和蛋白质合成。使离体培养的肝癌细胞具有向正常肝细胞逆转的效应，对提高机体免疫力、机体的特异性免疫和非特异性免疫均有明显的促进作用，可抑制肿瘤的发生和生长。人参的药理活性常因机体机能状态不同呈双向作用。因此认为人参是具有"适应原"样作用的典型代表药。

【学习小结】

通过以上病例的学习，我们可以发现王立忠教授主张肺癌的治疗应以扶正、祛邪并重为原则。扶正，就是使用扶助正气的药物和治疗方法，配合营养和功能锻炼（如气功、太极拳），增强体质，调摄精神，提高机体的抗病能力，达到战胜疾病、恢复健康的目的。这种治疗方法临床上主要适用于正气虚弱的肿瘤患者。祛邪，就是使用抗癌消瘤的药物和治疗方法，祛除病邪，消灭和缩小肿瘤，减少或消除复发转移，达到邪去正复的目的。在肿瘤疾病的发展过程中，正邪相互消长，不断变化，因而在治疗中，应该把扶正与祛邪有机地结合起来，根据患者的病情和临床表现，结合西医学多种治疗手段，或以祛邪为主，或以扶正为主，或者先祛邪后扶正，或者先扶正后祛邪，合理用药，才能收到较好的治疗效果。

【课后拓展】

1. 熟练掌握肺积的辨证分型、症状表现及辨证治法、方药。

2. 掌握并准确理解《金匮要略》中关于此病的条文。

3. 检索文献，了解西医学对本病的认识、研究进展。

4. 通过对本病的学习，写出学习心得体会。

5. 参考阅读近现代著作中关于此病的论述及治疗。

第八节　肺　痿

肺痿指肺叶痿弱不用，临床以咳吐浊唾涎沫为症状，为肺脏的慢性虚损性疾患。本病为多种慢性肺系疾病后期发展而成。其病位主要在肺，但与脾、胃、肾等脏密切相关。病机主要为热在上焦，肺燥津伤；或肺气虚冷，气不化津，以致津气亏损，肺失濡养，肺叶枯萎。凡西医学中某些慢性肺实质性病变如肺纤维化、肺不张、肺硬变等，临床表现为肺痿特征者，均可参照本病辨证治疗。

【辨治思路】

肺痿病位在肺，与脾、肾密切相关。肺病日久，子盗母气，素体脾胃虚弱，生化乏源，布散无权，母病及子，肺燥津枯，肺失濡养，最终发展成肺痿；肺病日久，不司呼吸，则清气之吸入者少降，浊气之呼出者受阻，必伤于肾，肾气不足，肾不纳气，气不化津，或肾阴亏耗，肺失濡养，发为肺痿。王立忠教授临证治疗时，多以培土生金、补肾助肺为主要方法，但不可拘泥一方、一法，当辨证施治。辨证有肺脏虚热和虚冷两大类，以虚热证较为多见。治疗总以补肺生津为原则。

【典型医案】

病例 1　许某，女，65 岁，周口商水县人。2015 年 7 月 2 日初诊。

[主诉] 反复咳嗽、咳痰 5 年余，加重伴胸闷、气喘 5 个月。

[病史] 患者 5 年前感冒后开始出现咳嗽、咳痰反复发作，每遇受凉易犯，口服一般止咳药物可缓解。5 个月前因受凉再次出现咳嗽、咳痰加重并伴胸闷、气喘，先后于多家医院治疗，诊为"肺间质纤维化"，中西药治疗效果不明显。今来诊。

[现症] 咳嗽、咳泡沫样痰，色白量多，胸闷、气喘，夜间明显，咽痒，纳眠差，小便频，大便可。舌质淡红苔白腻，脉弦细而滑。

问题

（1）此患者发病的病因病机是什么？

（2）根据患者的症状，辨证属哪种分型？

（3）本案应采用何种治法？

（4）此证可选用何方药治疗？如何理解？

[治疗过程]

初诊方药：生麻黄 8g，丹参 20g，干姜 10g，桂枝 10g，细辛 5g，法半夏 15g，五味子 10g，白芍 10g，枳壳 10g，炒紫苏子 15g，炒莱菔子 15g，白芥子 10g，地龙 15g，炙紫菀 15g，炙款冬花 15g，炙桑白皮 12g，甘草 8g，大枣 15g，生姜 6g。7 剂，水煎服，日 1 剂，早晚分 2 次温服。

二诊：7 月 9 日。服上方后咳喘明显减轻，仍有白痰，痰量较前有所减少，纳眠较前好转，小便可，大便稍干。舌质淡红苔白厚，脉滑细。守上方加炒葶苈子 12g，白果（打碎）10g。继服 7 剂。后电话随访症状基本消失。

问题

（5）如何理解首诊处方用药配伍？

（6）二诊为何加炒葶苈子、白果两药？

病例2 李某，女，62岁。2015年4月20日初诊。

[主诉]反复咳嗽、咳痰、胸闷、气喘10余年，再发加重1周余。

[病史]患者10余年前受凉后出现咳嗽、咳痰、胸闷、气喘，曾于胸科医院及我院多次住院治疗，诊断为"肺间质纤维化"，经应用抗感染、平喘及激素药物症状可缓解稳定，但稍有受凉感冒即易反复发作。1周前受凉后再次出现咳嗽、咳痰、胸闷、气喘加重，因抵触反复应用激素治疗，今来求治于中医。

[现症]阵发性咳嗽，活动后咳嗽明显，干咳少痰，痰质较黏稠，咳声不扬，喑哑，气息喘促，口渴咽干，午后潮热，皮肤干燥，唇甲发绀，小便可，大便稍干。舌红而干，苔黄腻，脉虚数。

问题

（1）此案肺痿患者属哪种分型？

（2）根据患者的症状，辨证属哪种分型？

（3）本案应采用何种治法？

（4）此证可选用何方药治疗？如何理解？

初诊方药：生熟地黄各15g，赤芍30g，天冬30g，炙枇杷叶20g，川贝母10g，炙百部20g，地骨皮15g，凌霄花15g，片姜黄15g，紫草30g，白及15g，鳖甲15g，甘草8g。7剂，水煎服，日1剂，早晚分2次温服。

二诊：4月28日。咳嗽、气喘明显减轻，仍有口燥咽干，午后潮热，手足心热，小便可，大便稍干。舌红而干，苔黄，脉细数。守上方加龟甲15g，知母10g。继服10剂。1个月后随访患者病情稳定，无明显不适症状。

问题

（5）如何理解首诊的方药配伍？

（6）二诊时为何加龟甲、知母？

【问题解析】

病例1

（1）由于肺痿系久咳不愈演变而成，故其发病与肺部其他疾患有密切关系。肺不伤则不痿，如肺痈、肺痨、哮喘、久嗽等日久伤肺，均可转化为肺痿。肺痈日久，余邪不清，正气渐虚，热灼肺阴，或肺痨久嗽，痨热熏肺，肺阴大伤，而转为肺痿，此多属虚热之证；若内伤久咳，或冷哮不解，肺气耗伤，肺中虚冷，吐涎伤津，亦可成为肺痿，此多属虚寒之证。肺痿虽有虚热、虚寒之别，若虚热肺痿日久不愈，阴损及阳，常可转为虚寒之候；反之，虚寒肺痿，亦可由寒郁化热，转为虚热之证。可见肺痿有虚热、虚寒之分，阴伤、气耗均可导致肺痿的形成，热则灼伤肺阴，冷则气阻津液不输。故尤在泾在《金匮要略心典·肺痿肺痈咳嗽上气病脉证治》中说："肺为娇脏，热则气烁，故不用而痿；冷则气阻，故亦不用而痿。"

此案患者根据舌脉、症状，属肺气虚冷。内伤久咳或冷哮不解，肺气耗伤；或大病久病之后，耗伤阳气，肺虚有寒；或虚热肺痿日久，阴伤及阳。这些原因均可致肺气虚冷，气不化津，津液不行，反成涎沫。肺气虚冷，则不能温摄津液，致肺叶渐渐痿弱，终成虚寒肺痿。此即《金匮要略·肺痿肺痈咳嗽上气病脉证治》所谓"肺痿，吐涎沫而不咳者，其人不渴，必遗尿，小便数，所以然者，以上虚不能制下故也，此为肺中冷"。

（2）根据患者的症状、舌脉，辨证属外寒内饮。

（3）治疗应以解表化饮，止咳平喘。

（4）本证由于风寒束表、寒饮内停而成。风寒束表，皮毛闭塞，卫阳被遏，营阴郁滞，故见恶寒发热、无汗、身体疼痛。素有水饮之人，一旦感受外邪，每致表寒引动内饮，《难经·四十九难》说："形寒饮冷则伤肺。"水寒相搏，内外相引，饮动不居，水寒射肺，肺失宣降，故咳喘痰多而稀。对此外寒内饮之证，若不疏表而徒治其饮，则表邪难解；不化饮而专散表邪，则水饮不除。故治宜解表与化饮配合，表里双解。选用小青龙汤加减治疗。

（5）方中麻黄、桂枝相须为君，发汗散寒以解表邪，且麻黄又能宣发肺气而平喘咳，桂枝化气行水以利里饮之化。干姜、细辛为臣，温肺化饮，兼助麻、桂解表祛邪。然而素有痰饮，脾肺本虚，若纯用辛温发散，恐耗伤肺气，故佐以五味子敛肺止咳、白芍和营养血，两药与辛散之品相配，一散一收，既可增强止咳平喘之功，又可制约诸药辛散温燥太过之弊；半夏燥湿化痰，和胃降逆，亦为佐药。原方基础上酌加枳壳、炒紫苏子、炒莱菔子降气平喘，白芥子温化寒痰；地龙解痉平喘；炙紫菀、炙款冬花、炙桑白皮止咳化痰；生姜、大枣调和脾胃；炙甘草兼为佐使之药，既可益气和中，又能调和诸药。配伍严谨，散中有收，开中有合，使风寒解，水饮去，宣降复，则诸症自平。

（6）二诊时咳喘明显减轻，仍有白痰，痰量较前有所减少，纳眠较前好转，小便可，大便稍干。舌质淡红，苔白厚，脉滑细，均为痰饮停肺之症，加葶苈子、白果泻肺平喘。

病例 2

（1）肺痿首见于《金匮要略·肺痿肺痈咳嗽上气病脉证并治》篇，张仲景提出"寸口脉数，其人咳，口中反有浊唾涎沫者何？师曰：为肺痿之病""痿者萎也，如草木之萎而不荣。"肺痿以肺叶痿弱不用为病理基础，咳吐浊唾涎沫为主症，为肺脏的慢性虚损性疾患。此患者属肺有燥热，其多发于它病之后，如痰热久嗽，热灼阴伤；或肺痨久嗽，痨热熏肺，灼伤肺阴；或热病之后，邪热耗津，津液大亏，肺失濡养；或肺痈日久，余毒未清，正气虚损，灼伤肺阴；或误用汗、吐、下，致津液大伤。以上这些原因，可直接或间接损伤肺、胃之阴，胃津不能上输，津伤肺失濡养，则上焦生热，以致肺燥津枯，燥热日益耗阴，其阴难复，肺失清肃，宣降失司，津液不布，则咳而吐痰沫，虚热肺痿乃成。

（2）根据患者的症状、舌脉，辨证属肺肾阴虚，瘀毒阻络证。

（3）治疗应以养阴清热，润肺滋阴，化瘀通络。

（4）根据辨证及治则，选用自拟润肺滋肾抗方。

（5）方中生地黄、熟地黄、天冬润肺养阴，赤芍活血化瘀，枇杷叶、川贝母、炙百部止咳化痰，凌霄花凉血化瘀祛风，姜黄破血行气通经，紫草、白及凉血散瘀，鳖甲、地骨皮养阴清热。全方共奏养阴清热、润肺滋阴、化瘀通络之功。

（6）二诊患者咳嗽、气喘明显减轻，仍有口燥咽干，午后潮热，手足心热，小便可，大便稍干。舌红而干，苔黄，脉细数。为阴虚内热之症，加龟甲、知母加强滋阴清热之功。

【学习小结】

从以上医案可以看出，肺痿治疗总以补肺生津为原则。虚热证，治当生津清热，以润其枯；虚寒证，治当温肺益气而摄涎沫。王立忠教授认为肺痿临床以虚热证为多见，但久病伤气，亦可转为虚寒证。治疗应时刻注意保护津液，重视调理脾肾。脾胃为后天之本，肺金之母，培土有助于生金；肾为气之根，司摄纳，温肾可以助肺纳气，补上制下。

【课后拓展】

1. 熟练掌握肺痿的辨证分型、症状表现及辨证治法、方药。

2. 掌握并准确理解《金匮要略》中关于此病的条文。

3. 检索文献，了解西医学对本病的认识、研究进展及治疗方法。

4. 通过对本病的学习，写出学习心得体会。

5. 参考阅读岳美中先生著作中关于肺痿的论述及治疗。

第四章　心系病证

第一节　胸痹（冠心病）

胸痹是指以胸部闷痛、甚则胸痛彻背，喘息不得卧为主要表现的一种疾病，轻者感觉胸闷，呼吸欠畅，重者则有胸痛，严重者心痛彻背，背痛彻心。根据本证的临床特点，主要与西医学所指的冠状动脉粥样硬化性心脏病（心绞痛、心肌梗死）关系密切。

【辨治思路】

王立忠教授认为，胸痹的发生多与寒邪内侵、饮食不当、情志失调、年老体弱等因素有关。其病机有虚实两方面。实有气滞、寒凝、血瘀、痰阻，痹遏胸阳，阻滞经脉；虚有心脾肝肾亏虚，心脉失养。

王立忠教授临床辨证分析胸痹病机多以本虚标实为主，而且多以气虚为本，痰瘀为标。治疗上着重应用益气扶正、化瘀消痰之法。至于益气养血，用黄芪、太子参、当归、鸡血藤、延胡索、川芎；祛痰健脾，多选用保和丸；化瘀通脉，则用当归、丹参、郁金等。王立忠教授施治该病特别注重顾护脾胃，多用保和丸消痰、去滞、和胃，强调调护后天脾胃，以助气血生化，推陈致新。临床用之，屡获良效。

【典型医案】

病例 1　王某，男，47 岁，已婚，河南南阳人。2013 年 7 月 5 日初诊。

［主诉］心悸、气短、乏力 3 年余，胸痛 1 天。

［病史］患者于 3 年前长期感冒，后出现心悸，气短，乏力。早起时（7～9 点）出现气短乏力，骑自行车总想休息。辅助检查：低密度脂蛋白降低，甘油三酯、胆固醇升高。头孢类药物过敏。既往有抽烟饮酒史。

［现症］心悸气短，伴后背痛，大便不成形，小便黄，眠差，纳可，头晕干呕，心慌，左胸部钝痛，眠浅，易醒，脑后枕部持续跳动疼痛。舌质暗红，苔白多津，边有齿痕，舌体厚，脉沉弦滑有力，左寸数。

问题

（1）患者近三年长期感冒，提示该病的发病因素有哪些？

（2）患者长期感冒后出现心悸气短乏力，分析其病机演化？

（3）患者早晨起床时出现气短乏力，动则加重，属哪一脏腑发病？

（4）患者出现大便不成形，小便黄，如何解释其病因病机？

（5）患者舌脉提示病变累及哪些脏腑气血？

［治疗过程］

初诊方药：太子参 25g，寸冬 15g，五味子 15g，当归 15g，白芍 15g，丹参 25g，赤芍 20g，三七 6g，青皮 20g，郁金 20g，陈皮 12g，半夏 10g，云茯苓 30g，炒莱菔子 12g，焦山楂 15g，焦建神曲 12g，连翘 10g，甘草 10g，葛根 20g，生姜 3 片，大枣 5 枚（掰）。20 剂，日 1 剂，水煎服。

二诊：8 月 7 日。服上药后，诸症明显减轻，气短乏力症状消失，偶有心悸，后背痛消失，左侧心前区轻微疼痛，大便正常，小便黄，易上火，现咽喉疼痛，睡眠改善，头晕消失，已无干呕症状，脑后枕部偶有跳动疼痛。舌质暗，苔薄黄，脉数有力。守上方加炒枳壳 12g，川厚朴 12g，木香 12g。20 剂，日 1 剂，水煎服。经以上诊治后，患者心悸、左心前区轻微疼痛、脑后枕部跳动疼痛等症未再出现，睡眠明显改善，纳食增加。

问题

（6）处方中选用的主方是什么？如何理解处方配伍？

（7）二诊中为何又加枳壳、厚朴、木香？

（8）初诊方中为何加大剂量的青皮、郁金？

病例 2 张某，男，63 岁，退休。2014 年 7 月 25 日初诊。

［主诉］发作性胸部刺痛 1 月余。

［病史］患者 1 个月前劳累后出现发作性胸部刺痛，住院诊断为冠心病心绞痛，经住院治疗缓解。仍时有心慌、胸痛，劳累时加重，偶有气短、乏力，现求诊于中医。既往高血压病史 20 余年。

［现症］乏力，纳可，眠差，入睡困难，大便常干结，小便正常。舌质淡暗，边有齿痕，苔白，微黄，脉沉取无力。血压 135/90mmHg（已服用降压药）。

问题

（1）胸痹和西医学的哪些病密切相关？

（2）张仲景在《伤寒杂病论》是如何论述胸痹病因病机的？

（3）胸痹的发病诱因都有哪些？

（4）该例患者发病的证候表现为本虚标实，分别指代什么？

（5）该病的证候特征有哪些？

［治疗过程］

初诊方药：太子参 20g，黄芪 20g，当归 12g，郁金 20g，丹参 20g，陈皮 15g，半夏 12g，茯苓 15g，焦山楂 15g，焦建神曲 15g，延胡索 10g，三七粉 3g（冲），川芎 12g，鸡血藤 30g，甘草 10g。14 剂，日 1 剂，水煎取汁 250mL，分 2 次服。

二诊：服药后，胸部刺痛有所缓解，疼痛不明显，睡眠较前好转，能够入睡，偶有自汗。现睡眠时间较短，每晚4～5小时，纳食可，大便次数稍多，质软，小便正常。守上方，加生龙牡各20g（先煎）。15剂，煎服法同前。以上方随症加减治疗2个月，患者已觉心胸畅快，服药期间未有发作。嘱其畅情志，慎起居，清淡饮食。

问题

（6）处方中选用的主方是什么？如何理解处方配伍？

（7）该方重用黄芪和太子参的用意何在？

（8）方中加用焦建神曲和焦山楂的作用是什么？

（9）二诊为何加入生龙牡？

（10）方后预防调护为何强调畅情志、慎起居以及清淡饮食？

【问题解析】

病例 1

（1）患者平素易于感冒，提示肺脾气虚，反复上感易致寒邪直中，心阳受损。一般认为胸痹的发生多与寒邪内侵、饮食不当、情志失调、年老体弱等因素有关。

（2）患者平素身体虚弱，生活稍有不慎即招触风寒侵袭，气虚无力顾护于外，脾胃虚弱无力运化水谷精微，健运失司，聚湿生痰，痰湿阻滞，气机不畅，血行受阻，导致瘀血内生，血瘀使湿聚成痰，痰阻也可使血浊而生瘀，从而痰瘀互阻，气血不畅，心脉痹阻，胸阳不振，气不运血，发为胸痹。

（3）患者晨起即有气短乏力，动则加重反映患者肺脾气虚，土不生金，日久则可见心气亏虚及肝血不足等证。

（4）患者素有脾胃虚弱，发病日久则导致脾阳渐亏，故可见大便溏泄或不成形，大便溏多则小便量减少故见小便黄。

（5）患者舌质暗红，苔白多津，边有齿痕，舌体厚，脉沉弦滑有力，左寸数。提示心血瘀阻，脾虚痰凝。

（6）处方中选用保和丸合生脉饮为主方，患者素体虚弱易受外邪，今发病心慌、气短乏力，且伴有胸部疼痛、饮食不化等症，是脾胃失调的表现，方选保和丸加减以祛痰化浊，畅通经脉，合用生脉饮加减以益气养阴。当归、白芍、三七养血，化瘀止痛；丹参、赤芍活血化瘀；青皮、陈皮、郁金、枳壳以行气止痛；葛根升阳止泻。诸药合用，共奏益气养阴、化痰祛瘀通络之功。

（7）因为病情迁延，脾胃虚弱，运化无力，故二诊中加入枳壳、厚朴、木香以行气健脾，化湿助运，此外气行则血行，可以改善心血瘀阻之证，故加入行气宽中之品可收一举两得之效。

（8）血得气行则行，故方中加大行气活血之青皮、郁金，收气为血之帅，气畅则血通之效。

病例2

（1）胸痹和西医学的冠状动脉粥样硬化性心脏病（心绞痛、心肌梗死）关系密切。

（2）《金匮要略》中提出"胸痹"的名称，归纳病机为"阳微阴弦"。阳微是上焦阳虚之象，阴弦为阴寒内盛之征；胸中阳虚，阴寒之邪上乘，乃胸痹之病机。

（3）胸痹的发病因素（诱因）与寒邪内侵、饮食失调、情志失节、劳倦内伤、年迈体虚等因素有关。

（4）胸痹病机有本虚、标实两方面。实有气滞、寒凝、血瘀、痰阻，痹遏胸阳，阻滞经脉；虚有心脾肝肾亏虚，心脉失养。临床多以本虚标实为主。本案病机以气虚为本，痰瘀为标。

（5）临床上胸痹的证候特征包括：①年龄多见于中老年；部位多为左侧胸膺、膻中；②疼痛性质一般为憋闷、疼痛（隐、胀、刺、绞、灼痛）；③放射至左肩、背、前臂；④发病持续时间多为突发、短暂，一般小于15分钟，很少超过30分钟；⑤伴证：心悸、气短、喘促、惊恐、面色苍白、冷汗出、脉结代；⑥诱因：情志波动、气候变化、暴食、过劳或无。

（6）该方为王立忠老师自拟益气活血方，可以理解为当归补血汤合二陈汤加味。方中益气补血活血，佐以健脾化痰，配伍切合病机，故取效迅捷。

（7）本案患者发病以气血亏虚为本，故立法以补气生血为基础，古人云：有形之血不能速生，无形之气所当急固。故重用太子参和黄芪补气固本，补气以生血。

（8）补气生血之品大多滋腻碍胃，故加健脾助运之品促进药物吸收运化。

（9）二诊加牡蛎一为补气敛汗，二为镇惊安神，改善汗出及睡眠状态。

（10）胸痹的预防调护非常关键。调情志，慎起居，适寒温，饮食调治是胸痹预防与调摄的重点。情志异常可导致脏腑失调，气血紊乱，尤其与心病关系较为密切。《灵枢·口问》云"悲哀愁忧则心动"，后世进而认为"七情之由作心痛"，故防治本病必须高度重视精神调摄，避免过于激动或喜怒忧思无度，保持心情平静愉快。气候的寒暑晴雨变化对本病的发病亦有明显影响，《诸病源候论·心痛病诸候》载："心痛者，风凉邪气乘于心也。"故本病慎起居，适寒温，居处必须保持安静、通风。饮食调摄方面，不宜过食肥甘，应戒烟，少饮酒，宜低盐饮食，多吃水果及富含纤维食物，保持大便通畅，饮食宜清淡，食勿过饱。

【学习小结】

从以上病例可以看出冠心病病理基础为痰浊血瘀，痰浊产生的主要原因为脾胃功能失调，即所谓"脾为生痰之源"。痰浊内蕴则导致经脉瘀滞，气血运行不畅，因此脾胃不仅生痰，也可生瘀，痰浊闭阻、经脉瘀滞是产生胸痹的前提条件，痰瘀共同构成冠心病的病理基础，因此祛痰化浊、畅通经脉是治疗脾胃失调所致胸痹心痛的根本所在。

【课后拓展】

1.胸痹的基本治法是什么？

2.对胸痹急症如何辨证施治？

3.仲景治疗胸痹，为什么有的用酒煎，有的用水煎？

4.检索文献，了解西医学对本病的认识、研究进展。

5.通过对本病的学习，写出学习心悟。

6.参考阅读：王立忠.王立忠临证方药心悟 [M].北京：中国中医药出版社，2018.

第二节　失　眠

失眠是临床常见病证之一，主要表现为睡眠时间、深度的不足，轻者以入眠困难，或眠而易醒，再眠难睡，或眠而多梦，严重者可见彻夜不寐，常影响人们的正常工作、生活、学习和健康，中医学称为"不寐"。西医学的神经官能症、更年期综合征、慢性消化不良、贫血、动脉粥样硬化症等以不寐为主要临床表现时，可参考此病证辨证论治。

【辨治思路】

王立忠教授根据长期临床观察与治疗体会，认为失眠的病机主要有脾胃不和，痰热内扰；肝气失和，心肾阴虚；心脾两虚，心神失养；瘀血内阻，心脉不畅；肝郁化火，扰动心神等证型，临床治疗须辨证治之。临床失眠患者甚多，此病应用西药镇静药物虽暂时有效，但长期服用易形成药物依赖或耐药。而辨证应用中药治疗，疗效满意，且安全无害。脾胃运化失常，酿生痰浊，痰火扰心所致之失眠，以黄连温胆汤清热化痰和胃，栀子豉汤清心泻火除烦，共奏清热化痰、和中安神之功；脾虚致气衰血少，心无所养，不能藏神，而见失眠多梦，心悸怔忡，以归脾汤健脾益气，补血养心；因痰瘀导致失眠者甚多，属痰瘀阻络，心脉不畅型，在血府逐瘀汤的基础上重用半夏以活血化瘀祛痰；肝气不和，阴血不足，甘麦大枣汤加减应用以滋阴柔肝、养心安神；肝气郁结，肝郁化火，邪火扰动心神，心神不安而出现失眠者，以丹栀逍遥散疏肝解郁、清心安神。根据失眠的病因病机特点结合临床诊疗经验，王立忠教授还总结出失眠患者平素应注意调摄：①进行适当的体力活动或体育锻炼，持之以恒，增强体质，促进身心健康。②生活起居有常，养成良好的作息习惯，早睡早起。睡眠环境宜安静整洁，光线应柔和。③调畅情志，保持心情舒畅，避免生气及思虑太过。④注意饮食调养，晚餐要清淡，不宜过饱，睡前忌饮浓茶、咖啡及吸烟等。如能从以上几方面注意调摄，则能促进疾病康复，且不易复发。

【典型医案】

病例 1　王某，男，安阳人，43 岁。2013 年 2 月 17 日初诊。

［主诉］入睡困难、早醒 2 年余，加重半月。

［病史］患者 2 年前因工作劳累，压力大，而出现烦躁不寐，每晚仅能睡 2 小时左右，白日头晕昏沉，耳鸣，心慌，经当地中西医治疗效果均不佳。近半月因工作繁忙劳累再次入睡困难，睡后易醒，患者精神萎靡，头晕昏沉，心慌耳鸣，心烦，身倦乏力，口舌生疮，影响工作，遂来诊。

［现症］入睡困难，睡后易醒，每晚仅能睡 2 小时左右，伴精神萎靡，心烦，头晕昏沉，耳鸣心悸，神倦乏力，手足心发热，盗汗，口渴咽干，口舌生疮，溲黄，大便干结。舌质红，舌苔少乏津，脉弦细。

> 问题
> （1）患者为何"心悸，虚烦，口舌生疮""头晕，耳鸣，口渴咽干，盗汗"？
> （2）患者主要病变脏腑是什么？应属何种证型？
> （3）本病应采用何种治法？可选用哪些方剂配伍治疗？
> （4）不寐的病因病机是什么？

［治疗过程］

初诊方药：太子参 15g，生地黄 15g，生白芍 15g，黄连 6g，龙齿 20g，栀子 10g，淡豆豉 10g，百合 30g，生龙牡 30g，酸枣仁 30g，枸杞子 15g，灯心草 6g，莲子心 5g，麦冬 12g，五味子 6g，炙甘草 10g。10 剂，水煎服，日

1 剂，分 2 次服。

二诊：2 月 27 日。服上方后能入睡 5 小时，心悸、头晕、耳鸣明显好转，余症均缓解，舌脉如前，药已中的，守方再进 10 剂。

三诊：服上方后能睡 6 小时，且入睡较前快，余症皆愈，遂以院内制剂神衰胶囊调理善后，随访半年睡眠如常。

问题

（5）处方中选用的主方是什么？如何理解处方配伍？

（6）三诊中神衰胶囊用意？

病例 2 马某，女，36 岁。2013 年 3 月 12 日初诊。

［主诉］失眠多梦 1 年余。

［病史］1 年前出现失眠多梦，心悸健忘，伴头晕、头昏沉，倦怠乏力，平素月经量多，性情不舒，纳食一般，大便溏，口服镇静剂后可以入睡，但停药症状仍现。

［现症］失眠多梦，心悸健忘，头晕、头昏沉，倦怠乏力，性情不舒，大便溏，舌淡苔薄，脉沉细无力。

问题

（1）患者病变脏腑在哪？

（2）患者为何有"失眠多梦，心悸健忘，头晕、头昏沉"等症？

（3）本病应辨为何证型？采用何种治法？

［治疗过程］

初诊方药：党参 15g，炒白术 12g，炙黄芪 15g，当归 12g，熟地黄 10g，炙远志 10g，龙眼肉 12g，酸枣仁 30g，柏子仁 10g，茯神 20g，首乌藤 30g，木香 5g，甘草 6g，大枣 4 枚，生姜 2 片。10 剂，水煎服，日 1 剂。

二诊：患者失眠多梦已减轻，食欲增强，仍有倦怠乏力、便溏，原方炒白术改为 15g，炙黄芪改为 18g。继服 15 剂，睡眠如常，余症明显好转。后以归脾丸坚持服用巩固疗效。

问题

（4）处方中选用的主方是什么？如何理解处方配伍？

（5）二诊中加减用意？

病例 3　陈某，女，46 岁。2007 年 5 月 6 日初诊。

[主诉] 失眠 3 年。

[病史] 经中西医多方治疗，长期服用舒乐安定片、多虑平、安神补脑液等，虽见好转，但未能巩固，常靠镇静剂度日。患者每晚睡眠不足 3 小时，甚则彻夜不寐，易醒，易惊，醒后再不容易入睡，素时情绪易于波动，急躁易怒，时感乳房胀痛，患有乳腺小叶增生症。

[现症] 每晚睡眠不足，甚则彻夜不寐，易醒，易惊，醒后再不容易入睡。舌质暗红，边缘紫斑，苔滑腻，脉弦细而滑。

问题

（1）患者患有"乳腺小叶增生症"，属中医何病？

（2）患者舌质暗红，边缘紫斑是由何因引起？

（3）本病应辨为何种证型？采用何种治法？

[治疗过程]

初诊方药：当归 12g，柴胡 12g，生地黄 12g，川芎 15g，赤芍 12g，牡丹皮 10g，桔梗 10g，枳壳 10g，牛膝 12g，桃仁 10g，红花 10g，酸枣仁 30g，黄连 6g，炒栀子 10g，法半夏 30g，郁金 12g，甘草 6g。10 剂，水煎服，日服 1 剂。

二诊：服上药后，睡眠较前好转，能睡 4 个多小时，情绪亦随之好转。仍按上方继服 10 剂。

三诊：服上药睡眠显著好转，每晚可睡 5 个多小时，且不再服用西药安眠药，精神好转，心情较前平静。仍按上方去栀子，将黄连改为 5g，半夏减为 20g，加生白芍 12g。继服 10 剂。半年后带他人来诊，言及病愈，连声致谢。

问题

（4）处方中选用的主方是什么？如何理解处方配伍？

（5）患者在治疗过程中为何情绪亦随之好转？

（6）三诊中加白芍为何意？

病例 4 张某，女，38 岁。2012 年 11 月 14 日初诊。

[主诉] 入睡困难、多梦易醒、醒后难以入睡 2 年余。

[病史] 2 年前无明显诱因出现入睡困难，睡后易醒，心烦多梦，情绪易波动，纳食正常，西医诊为神经衰弱，给予营养神经及安神类药物治疗，效果欠佳。

[现症] 入睡困难，醒后易醒，心烦多梦，咽干口燥，心悸不安，胆怯易惊，悲伤欲哭，大便干结。舌质红，苔少，脉弦细。

问题

（1）患者为何舌质红，苔少，脉弦细？

（2）如何理解中医失眠多属西医神经衰弱的范畴？

（3）本病如何辨证？采用何种治法？

[治疗过程]

初诊：甘草 15g，生地黄 12g，枸杞子 12g，生白芍 15g，竹茹 10g，茯神 20g，桑椹 30g，黑芝麻 30g，合欢皮 30g，酸枣仁 30g，百合 30g，陈小麦 40g，大枣 8 枚。服药 7 剂，水煎服，日 1 剂。

二诊：患者入睡困难，心烦多梦、睡后易醒、大便干结等症状均减轻，自觉情绪较前愉快，仍有口干，心悸易怯。守原方加麦冬 12g，生龙牡各 20g，继服 7 剂，诸症基本消失。上方继服 7 剂，以巩固疗效。

问题

（4）初诊处方中选用哪些方剂配合治疗？如何理解方中配伍的意义？

（5）如何理解二诊加减的意义？

病例 5　彭某，女，50 岁。2014 年 11 月 6 日初诊。

［主诉］患者入睡困难 1 年余，加重半月。

［病史］1 年前出现入睡困难，易醒，梦多，情绪易怒，胁肋部偶有疼痛，服用百乐眠胶囊和地西泮效果均不佳，半月前因家务事生气后入睡困难、易醒症状加重，醒后难以入睡，辗转难眠。

［现症］入睡困难，易醒，梦多，胁肋部偶有疼痛。舌质红苔薄黄，脉弦细而滑。

问题

（1）不寐常见病因有哪些？

（2）该患者失眠的病机是什么？

（3）本病应采用何种治法？可选用哪些方剂配合治疗？

［治疗过程］

初诊方药：柴胡 12g，黄芩 10g，生白芍 15g，牡丹皮 12g，栀子 10g，茯苓 20g，竹茹 10g，虎杖 12g，淡豆豉 10g，川楝子 12g，夏枯草 15g，黄连 6g，龙齿 20g，炒酸枣仁 30g，陈皮 10g，法半夏 12g，生龙牡各 30g，甘草 8g。10 剂，水煎服。10 剂，每日 1 剂，水煎服，日 2 次。嘱其忌食辛辣油腻之品，调摄情志。

二诊：1 月 20 日。服上方 10 剂，失眠症状好转，但诉腰部疼痛。舌淡红，苔黄厚腻，脉弦细而滑。守上方加桑寄生 30g，土鳖虫 8g。继服 10 剂。

> 问题
>
> （4）处方中选用的主方是什么？如何理解所用方的配伍意义？
>
> （5）如何理解二诊加减意义？

【问题解析】

病例 1

（1）患者劳心过度，暗耗阴血，虚火妄动，扰乱神明，故发不寐；阴血耗损，心神失养，故心悸，虚烦，口舌生疮；肾阴不足，清窍失养，故头晕，耳鸣，口渴咽干，盗汗。

（2）"心者，君主之官，神明出焉"。该病病变脏腑主要在心肾，此案系心肾阴虚，火旺扰神之不寐。

（3）患者因心肾阴虚，火旺热盛扰神而发为不寐，辨证为心肾两亏，阴虚血少，虚热躁扰，治以滋阴补肾、清心宁志，佐以镇静安神。

（4）不寐的病因病机错综复杂，虚实夹杂，但从病理变化分析，总属阳盛阴衰，阴阳失交，阳不入阴，一为阴虚不能纳阳，一为阳胜不得入阴，导致心神失养，神不安宁而发病。

（5）主方为黄连温胆汤合栀子豉汤加减。方中太子参补气生津；生地黄入心能养血，入肾能滋阴，壮水以制虚火；白芍养血敛阴；枸杞子滋补肝肾；麦冬、百合养阴清心安神；五味子敛心气，安心神；黄连、栀子、淡豆豉、灯心草、莲子心泻火除烦，佐以龙牡、龙齿重镇安神，远志、茯神、酸枣仁以养心安神。本方配伍，滋阴补血以治本，清心安神以治标，标本兼治，心肾两顾，故心清神安。全方配伍巧妙，独运匠心，故能使顽疾获愈。

（6）患者长期失眠，伴有精神萎靡等神经衰弱症状特点，通过神衰胶囊以奏醒脑清肝镇心安神之功效。

病例 2

（1）患者病变脏腑在心、脾，心藏神而主血，脾主思而统血。患者平素月经量多，而致气血不足；思虑太过，损伤心脾，心血暗耗。

（2）脾虚生化乏源，营血亏虚，心神失养，神不守舍，故见失眠多梦、心悸健忘、头晕、头昏沉等症。

（3）综合患者症状、舌脉，辨为心脾两虚，心神失养。治宜补益心脾，养血安神。

（4）处方中选用的主方为归脾汤。方中党参、白术、黄芪、甘草益气健脾；当归、熟地黄养血补血；远志、酸枣仁、柏子仁、龙眼肉、茯神、首乌藤养心安神；姜、枣为引，调和脾胃；木香行气，使全方补而不滞，共使气血充足，脾胃健运，心神得养，故获宁心安神之效。

（5）炒白术健脾益气，炙黄芪补气健脾，二药加量以改善倦怠乏力、便溏的症状。

病例 3

（1）乳腺小叶增生症属中医学的"乳癖"，中医学认为乳腺小叶增生发生与情志不畅有关。长时期情志不畅，不仅可导致乳腺小叶增生，还有诱发癌变的可能。

（2）患者平素情绪易于波动，急躁易怒，情志不畅，肝气郁结，气能行血，气行则血行，气滞而致血瘀，故患者出现瘀血舌象。舌质暗红，边缘紫斑。

（3）患者平素情绪易于波动，急躁易怒，时感乳房胀痛，为肝郁气滞之象，气滞而致血瘀，故而舌质暗红，边缘紫斑，滑腻之苔为痰浊，故此乃肝郁气滞、痰瘀互结之象。治以疏肝解郁，活血消痰，佐以清心安眠。

（4）本方在血府逐瘀汤的基础上重用半夏即活血化瘀祛痰之理。方中当归、生地黄、白芍、柴胡、桔梗、川牛膝、桃仁、红花共凑活血化瘀之功，大量半夏祛痰化湿，黄连、酸枣仁清心安神。辨证用药直中病所，故能效如桴鼓。

（5）患者平素情绪易于波动，发病与情志因素密切相关。桔梗、枳壳，一升一降，宽胸理气；柴胡疏肝解郁，升达清阳，与桔梗、枳壳同用，尤善理气行滞；郁金味辛能行能散，既能活血，又能行气。四药合用解气分郁结。

（6）白芍归肝脾经，调肝理脾，巩固疗效。

病例 4

（1）患者长期入睡困难，夜间少寐，暗耗津液，故而咽干口燥，大便干结，一派阴虚之象，则其舌脉为舌质红，苔少，脉弦细。

（2）神经衰弱是以精神和躯体功能衰弱症状为主，精神易兴奋，脑力易疲劳，常伴情绪紧张、烦恼以及紧张性头痛和睡眠障碍等心理生理症状为特征的一类神经症性障碍。故中医失眠多属西医神经衰弱的范畴。

（3）综合患者症状及舌脉，辨为心肾阴虚，心神失养。应采用滋阴柔肝、养心安神的治法。

（4）方药：甘麦大枣汤合百合地黄汤加减。王立忠教授治疗本证以甘麦大枣汤合百合地黄汤加减，甘麦大枣汤为仲景《金匮要略》中治妇人脏躁之方，甘润缓急，恰合本证之症状表现，加入生地黄、生白芍柔肝敛阴；桑椹、黑芝麻、枸杞子滋阴补肾，润肠通便；茯神、酸枣仁、百合、竹茹、合欢皮养心安神，清心除烦。

（5）二诊加以清心重镇安神之品，能使经年顽疾痊愈。

病例 5

（1）不寐多为情志所伤、饮食不节、劳逸失调、久病体虚等因素引起脏腑机能紊乱，气血失和，阴阳失调，阳不入阴而发病。

（2）患者因情志不遂，暴怒伤肝，肝气郁结，肝郁化火，邪火扰动心神，心神不安而出现不寐。

（3）综合患者症状及舌脉，该患者属肝郁化火，心神不安之不寐，法当疏肝解郁、清心安神，方用丹栀逍遥散合黄连温胆汤加减。

（4）处方中选用的主方为丹栀逍遥散，方中柴胡、黄芩、生白芍、牡丹皮、栀子、茯苓疏肝解郁，清热凉血；黄连、陈皮、法半夏、茯苓、竹茹清热化痰除烦；川楝子疏肝行气止痛；龙齿、龙骨、牡蛎清热镇惊安神；酸枣仁养心安神。全方疏肝解郁、清心安神，切中病机，故症状可明显减轻。

（5）二诊失眠症状好转，诉腰部疼痛，守上方加桑寄生、土鳖虫补肝肾，强筋骨，活血通络止痛，诸症痊愈。

【学习小结】

从以上病例可以看出失眠症临床表现症情不一，轻者难以入寐，或寐而易醒，醒后难以再寐，醒后则疲乏，或缺乏清醒感，甚则彻底不能入寐，或有的患者对失眠感到焦虑和恐惧感，痛苦万状。不寐发病原因甚多，如思虑过度，内伤心脾，情志失调，阳不交阴，水火不济导致心脾两虚，阴虚血亏，心肾不交，痰火扰心，瘀血阻滞，心神失养，宿食痰火等均可导致失眠。临床时需脉症合参，辨证论治。

【课后拓展】

1. 失眠如何从《伤寒论》六经辨证？

2. 如何理解《黄帝内经》"胃不和则卧不安"？

3. 检索文献，了解西医学对本病的认识、研究进展。

4. 通过对本病的学习，写出学习心悟。

5. 参考阅读：赵润杨．王立忠治疗失眠经验［J］.世界中医药,2009,4(4):198-199.

第三节　痴　呆

痴呆是由髓海不足、神机失用所导致的一种神志异常的疾病，发病隐渐，病程进行缓慢。轻者可见神情淡漠，寡言少语，反应迟钝，孤僻，善忘；重则表现为终日不语，或口中喃喃，行为失常，情感脆弱，哭笑无常，智能衰退等。本病相当于西医学的阿尔茨海默病、血管性痴呆、额颞叶痴呆、正常颅压脑积水等疾病。

【辨治思路】

王立忠教授认为本病以精、气、血不足，脑髓失养为本，气、火、痰、瘀上扰清窍为标，其病变多为虚实夹杂，而实证多由精神因素导致气郁痰结、气滞血瘀于脑或痰瘀阻于脑窍，脑失所养，导致智能活动障碍，则脑力心思为之扰乱，发为痴呆。

王立忠教授根据临床出现不同程度的痴呆，运用中医辨证，拟定痴呆治疗六法，一为益气活血、补肾通络法，方用自拟消栓通脉汤，药用党参、黄芪、桂枝、当归、丹参、川芎、赤芍、川牛膝、地龙、水蛭、九节菖蒲、鸡血藤、豨莶草、杜仲、山楂、炙甘草；二为化痰祛瘀、通府醒脑法，方用自拟活血涤痰承气汤，药用丹参、赤芍、郁金、石菖蒲、胆南星、天竺黄、全瓜蒌、大黄、芒硝、枳实、丝瓜络；三为交通心肾、醒脑开窍法，方用六味地黄丸合朱砂安神丸加远志、九节菖蒲；四为疏肝解郁、镇心安神法，方用逍遥散合温胆汤加减，酌加石菖蒲、远志、生龙骨、生牡蛎、朱砂、琥珀等；五为标本兼顾、温阳固肾法，方用还少丹加减；六为心理康复法，鼓励患者在医生指导下针对自己的病情主动积极地自我锻炼。运用此六法取得了较好的临床疗效。

【典型医案】

病例 1　王某，男，74 岁。2009 年 4 月 4 日初诊。

［主诉］反应迟钝，行走不稳半年。

［病史］患者半年前渐出现反应迟钝，遇事善忘，行走不稳，呈小碎步。曾在当地医院查头颅 CT 提示：多发性腔隙性脑梗死，脑白质脱髓鞘改变，脑萎缩，诊断为"血管性痴呆"。服中西药乏效，症状进行性加重。既往有糖尿病病史 10 年，血糖控制尚可。

［现症］表情呆滞，口角流涎，不能独立行走，需要搀扶，腰酸腿软，食欲差，纳食少，尿频，大便正常。舌质暗红，苔白腻，脉滑缓。

问题

（1）患者舌质暗红，苔白腻，脉滑缓，是何原因引起的？

（2）该病例当如何辨证，应属哪一证型？

（3）患者既往糖尿病病史，属中医何病，与本病有何关联？

（4）本病应采取何种治法？可选用哪些方剂配合治疗？

［治疗过程］

初诊方药：党参 12g，炙黄芪 20g，丹参 20g，天麻 12g，赤芍 15g，川芎 20g，胆南星 9g，土鳖虫 8g，菟丝子 30g，僵蚕 12g，山萸肉 20g，桑寄生 20g，酸枣仁 30g，炙远志 10g，石菖蒲 10g，当归 12g，陈皮 6g，生山药 20g，菊花 10g，炙甘草 8g，大枣 8 枚。10 剂，水煎服，日 1 剂，分 2 次服。

二诊：4 月 14 日。患者反应较前灵敏，腰酸腿软症状改善，可扶杖行走，纳食增加。舌质暗红，苔白腻，脉滑缓。上方去陈皮加白豆蔻 10g。10 剂，水煎服，日 1 剂，分 2 次服。

三诊：4 月 24 日。患者精神明显好转，表情自然，反应较前灵敏，记忆力改善，行走自如，口角流涎症状消失，纳食可。舌质略暗，苔白，脉缓。守上方去菊花加肉苁蓉 30g，鹿角胶 12g（烊化），20 剂以善其后。随访生活可以自理。

问题

（5）处方中选用的主方是什么？如何理解处方配伍？

（6）二诊中加减用意？

（7）三诊中加减用意？

病例 2　姬某，男，78 岁。2014 年 12 月 23 日初诊。

［主诉］头晕、行走不稳 1 年。

［病史］患者于 2013 年 1 月开始头晕，行走不稳，如坐舟车，行走时常

左右歪斜，如醉酒状，伴有记忆力、思维、判断、理解能力下降，在当地医院诊断为"小脑萎缩"，常服吡拉西坦、乌灵胶囊等药物治疗，效不佳。

[现症]头晕、行走不稳，左右倾斜，纳呆，眠差。舌质暗有瘀斑，苔薄白，脉沉细无力。

问题

（1）患者以头晕、行走不稳为主诉，试分析病因病机？

（2）患者当地诊为"小脑萎缩"，用中医理论分析成因？

（3）患者舌质暗有瘀斑，苔薄白，脉沉细无力，是何原因引起的？

（4）患者纳呆、眠差为何原因？

（5）本病应辨为何证型？采取何种治法？可选用哪些方剂配合治疗？

[治疗过程]

初诊方药：熟地黄 30g，怀山药 30g，鹿角胶 15g，山茱萸 15g，五味子 12g，炒白术 15g，桃仁 10g，红花 10g，炙黄芪 30g，枸杞子 15g，白芍 15g，续断 15g，石菖蒲 10g，远志 10g，益智仁 15g，甘草 6g。14 剂，水煎服，日 1 剂，早晚分 2 次温服。

二诊：12 月 30 日。头晕减轻，走路较前平稳，睡眠转佳。舌质暗有瘀斑，苔薄白，脉沉细无力。效不更方，继服 50 余剂。

三诊：2015 年 3 月 28 日。已无头晕，行走较稳，记忆力较前明显好转，纳眠佳。舌质红，苔薄白，脉沉细。上方去桃仁、红花，继服 30 余剂，后以右归丸服月余。

问题

（6）处方中选用的主方是什么？如何理解处方配伍？

（7）三诊中为何去桃仁、红花？

（8）三诊中嘱继服 30 剂后，为何予以右归丸月余？

病例3 李某，女，59岁。2014年9月6日初诊。

［主诉］健忘2年余，加重伴反应迟钝1个月。

［病史］患者2年前出现健忘，时伴有头晕。近1个月来又出现反应迟钝、四肢乏力，自觉眼前时有人影出现。平素急躁焦虑。

［现症］健忘，头晕，反应迟钝，四肢乏力，幻视，舌淡红苔薄白腻，舌体瘦小，脉滑细。

问题

（1）根据提供的病例信息，分析本病例应辨为何证？

（2）患者近1个月出现四肢乏力、幻视为何原因？

（3）患者舌淡红苔薄白腻，舌体瘦小，脉滑细，是何原因引起的？

（4）本病应采取何种治法？可选用哪些方剂配合治疗？

［治疗过程］

初诊方药：太子参12g，炙黄芪20g，制何首乌12g，枸杞子12g，山萸肉20g，生山药30g，菟丝子30g，覆盆子12g，石菖蒲9g，酸枣仁30g，龙眼肉12g，益智仁12g，乌药10g，桑螵蛸12g，茯神20g，炙远志9g，炙甘草8g，生白芍12g。14剂，水煎服，日1剂，早晚分2次温服。

二诊：9月27日。服上方后眩晕、乏力好转，但仍记忆力差。舌质淡红，苔薄白，脉细。守上方加五味子10g，百合30g，玉竹12g。继服14剂，水煎服，日1剂。

三诊：10月25日。服上方后病情好转，仍稍有健忘，心情烦躁，偶有失眠，头晕。诊断为郁证。方药：柴胡12g，生白芍12g，竹茹10g，郁金12g，陈皮10g，法半夏12g，茯神20g，酸枣仁30g，枸杞子12g，百合30g，山萸肉20g，桑寄生20g，建神曲10g，砂仁10g，木香5g，甘草8g，大枣5枚。12剂，水煎服，日1剂。

四诊：11月8日。服上方后病情减轻，下肢时痛。守上方加制何首乌12g，木瓜12g，川牛膝12g，鸡血藤30g。继服10剂。

五诊：11月22日。服上方后症状显著减轻，可见舌淡红，苔白腻，脉沉细。方药：太子参12g，制何首乌12g，茯神20g，酸枣仁30g，枸杞子12g，炙远志9g，龙眼肉12g，百合30g，浮小麦30g，五味子10g，山萸肉20g，菟丝子30g，生山药30g，砂仁10g，大枣5枚，炙甘草8g，竹茹10g。14剂。

六诊：12月27日。服药后精神好转，心情开朗，记忆力较前明显改善，体重增加，舌红苔少，脉沉细。守上方加麦冬12g，继服14剂，水煎服，日1剂，早晚分2次温服。服后症状显著减轻，记忆力较前大有好转。

问题

（5）初诊处方中选用的主方是什么？如何理解处方配伍？

（6）三诊中再立新方，有何用意？

（7）四诊中为何加制何首乌、木瓜、川牛膝、鸡血藤？

（8）五诊中所用主方是什么，有何用意？

【问题解析】

病例1

（1）患者久病气虚，无力推动血行而致血瘀，舌部脉络瘀阻，故舌质暗红，年老体衰，各脏腑功能均衰退，脾虚失运，聚湿生痰，故苔白腻，痰湿阻滞气机，故见脉滑缓。

（2）患者年老肝肾亏虚，水不涵木，肝风内动，夹痰阻滞清窍，加之久病气虚，无力推动血行而致血瘀，脉络瘀阻，故发本病。辨证为：肝肾不足，血瘀痰阻。患者症见表情呆滞，口角流涎，不能独立行走，腰酸腿软，尿频。舌质暗红，苔白腻，脉滑缓。均为肝肾不足、血瘀痰阻之象。

（3）患者既往糖尿病病史，属中医学"消渴"范畴，病机主要为阴津亏损，燥热偏盛，责之于肺胃肾，两病均以肾为关键。肾开阖固摄失权，则水谷精微直趋下泄，故见尿频症状。

（4）综合分析，根据患者肝肾亏虚为本，气虚血瘀、痰浊阻窍为标，应滋补肝肾，益气活血，化痰开窍，可选用通窍活血汤、补阳还五汤等方剂进行加减治疗。

（5）痴呆，多有七情内伤、久病年老等病因，导致髓减脑消，神机失用而致，是以呆傻愚笨为主要临床表现的一种神志疾病。正如《医林改错》所说："年高无记性者，脑髓渐空。"法当滋补肝肾，活血化痰，醒脑开窍，治宜自拟方而收全效。方中党参、炙黄芪、丹参、赤芍、川芎、当归、土鳖虫益气活血通络；菟丝子、山萸肉、桑寄生、山药补肝肾，强筋骨；天麻、菊花、胆南星、僵蚕、远志、石菖蒲息风化痰开窍；酸枣仁养心益肝；陈皮理气健脾化痰；大枣、炙甘草益气补中，调和诸药。

（6）二诊患者症状好转，舌脉如前，故去陈皮加白豆蔻以行气化湿。

（7）三诊诸症向愈，去菊花后加肉苁蓉、鹿角胶以补肾益精，强筋壮骨。肝肾得补，痰化窍开，气旺瘀消，络通筋强，诸症向愈。

病例 2

（1）患者年高阴气自半，肝肾阴虚。肾主骨，生髓，肾精不足而不能上通于脑，髓海失养，故头晕，健忘失眠，正如《内经》所言："髓海不足，则脑转耳鸣。"肝主筋，肝血不足，则筋失濡养，行走不稳。

（2）患者肾中精气不足，不能生髓，髓海空虚，髓减脑消。故会出现"小脑萎缩"。

（3）患者年高气虚，运血无力致瘀，气血运行受阻，则舌质暗有瘀斑，苔薄白。气为血之帅，气虚无力鼓动血行，兼肝阴血不足，故脉沉细而无力。

（4）患者年高，各脏腑功能均衰退，脾气虚弱，健运失司，故见纳呆；心主神明，神安则寐，脾虚气血生化乏源，不能上奉于心，以致心神失养而失眠。

（5）综合患者症状及舌脉征象，辨证为肾虚血瘀，髓海不足。应采取补肾活血、填精益髓之法。可选用还少丹、通窍活血汤等为主方加减治疗。

（6）处方中选用右归丸合通窍活血汤为主方加减。以右归丸为基础方补肾填精，温阳补肾，兼加桃仁、红花活血化瘀；石菖蒲、远志醒脑开窍；益智仁补肾固精。现代药理研究表明，益智仁中含有益智醇、益智酮甲等物质，具有改善脑代谢、提高记忆力等功效。

（7）二诊患者症状已显著好转。舌质由暗红转红，为瘀血已清，故去桃仁、红花以防祛瘀之力伤正。

（8）患者坚持服用汤剂半年余，症状明显减轻，然精气不足之证，非一朝一夕所能充养，故后续服用右归丸以图缓治。

病例3

（1）患者年过半百，肾水渐亏，髓海空虚，不能上滋心阴（神），致使心阴亏虚，心神失养则反应迟钝、健忘、头晕，结合舌脉征象，辨证为心肾亏虚、髓海失养。

（2）患者平素思虑较多，思则伤脾，气血生化乏源，故乏力；肝血不足，目失濡养，加之心神失养，神志不安，则出现幻视。

（3）患者肾水亏虚，心阴血不足，故见舌体瘦小；脾虚运化失司，聚湿生痰，心肝血虚，故舌苔薄白而腻，脉滑细。

（4）综合上述，本病应采取补益心肾、安神益智之法，可选用六味地黄丸、左归丸等为主方加减。

（5）初诊处方中以归脾汤为主方加减，于归脾汤基础上加制何首乌、枸杞子、山萸肉、菟丝子、覆盆子等药以补益肝肾涩精；生山药、益智仁补脾肾，固精益智；石菖蒲、桑螵蛸开窍，安神定志；生白芍平肝敛阴。全方共奏补益心肾、安神益智之效。

（6）三诊时，患者经过1个月汤剂调理，症状有所减轻，肝郁之证显现，故王立忠教授转而疏肝健脾、解郁安神，方用逍遥散合温胆汤加上宁心安神、补益肝肾、理气和胃等药调治。

（7）四诊时，患者症状已明显好转，患者诉下肢时痛，故以前方基础上加制何首乌、木瓜、川牛膝、鸡血藤以补肾益精，舒筋活络止痛。

（8）五诊时，患者症状显著减轻，王立忠教授又以归脾汤加上补肾、宁心安神之药善后，令患者症状基本消失，获效显著。

【学习小结】

从以上病例可以看出本病多由年迈体虚、情志内伤、久病耗损等原因导致气血不足，肾精亏耗，脑髓失养，或气滞、痰阻、血瘀于脑而成。王立忠教授根据临证中出现的病情轻重，以及兼症的不同，运用益气活血、补肾通络，化痰祛瘀、通腑醒脑，交通心肾、醒脑开窍，疏肝解郁、镇心安神，标本兼顾、温阳固肾及心理康复六法进行选药配方，用药灵活加减配伍，取得良好效果。

【课后拓展】

1.复习六味地黄丸、朱砂安神丸、逍遥散、温胆汤、还少丹、通窍活血汤药物组成及方义。

2.本病与癫证、健忘如何鉴别？

3.检索文献，了解西医学对本病的认识、研究进展。

4.通过对本病的学习，写出学习心悟。

5.参考阅读

（1）王立忠.中风后痴呆治疗六法［J］.中国医药学报，1996，11（1）：32-33.

（2）薛支祥.痴呆病的中医辨证及治疗［J］.中医临床研究，2014,6（34）：104-105.

第五章 脾胃系病证

第一节 胃 痛

胃痛，又称胃脘痛，是由于胃气阻滞，胃络瘀阻，胃失所养，不通则痛导致的以上腹胃脘部发生疼痛为主症的一种脾胃肠病证。

本病证以胃脘部疼痛为主症，西医学中的急慢性胃炎、消化性溃疡、胃痉挛、胃下垂、胃黏膜脱垂症、胃神经官能症等疾病，当其以上腹部胃脘疼痛为主要临床表现时，均可参照本节辨证论治。

【辨治思路】

王立忠教授认为胃痛病位虽在胃脘，但其病机多与肝脾有关，由于顽固性胃痛更有久痛入络多瘀的特性，治疗胃痛不能仅仅局限于胃，或拘泥于一方一药，应在熟知脾胃功能、性质、络属关系的基础上，坚持病症结合，胃宜通降和调理气机。在方剂方面，常选择益气健脾的香砂六君子丸，理气和胃的柴胡疏肝散，温补脾阳的理中丸等，并随病症的不同加减药物，如胃酸过多者加左金丸、煅瓦楞子、海螵蛸等以清肝火，解肝郁，和胃气，制酸止痛；对于胃痛日久，加乳香、没药、失笑散等活血化瘀，行气止痛。

【典型医案】

病例 1　耿某，男，23 岁。2015 年 2 月 27 日初诊。

[主诉]间断性胃脘隐痛 2 年余，加重 1 个月。

[病史]患者于 2 年前出现胃脘部隐痛，曾去多家医院进行诊治，服用中、西药治疗效果不明显，1 个月来症状加重，伴随泛酸，恶心，干呕，时有吐痰。舌淡暗，苔白腻而滑，边有齿痕，脉象沉细而滑。

问题

（1）本病发生的基本病机?

（2）为何患者会出现上述症状?

（3）舌淡暗，苔白腻而滑，边有齿痕，脉象沉细而滑，属何脏腑发病?

[治疗过程]

初诊方药：党参 12g，炒白术 12g，茯苓 15g，炒枳壳 10g，吴茱萸 5g，黄连 6g，煅瓦楞子 30g，陈皮 10g，法半夏 12g，砂仁 10g，甘松 12g，建神曲 10g，木香 5g，甘草 8g，大枣 4 枚，生姜 2 片，炒白芍 12g。10 剂，水煎服，日 1 剂，早晚分 2 次温服。

二诊：3 月 12 日。服上方后，患者病情略有好转，受凉后加重。舌质红苔白腻而滑。守上方去炒白芍，加生白芍 12g，枸杞子 12g。继服 10 剂，水煎服，日 1 剂，早晚分 2 次温服。

三诊：3 月 27 日。服上药后，患者病情明显好转，上述症状基本消失，胃脘部偶有隐痛，舌淡苔薄白而腻，边有齿痕。守上方加高良姜 9g。继服 10 剂，水煎服，日 1 剂，早晚分 2 次温服。

患者在经过 1 个月的治疗后，症状明显减轻，胃痛、泛酸等症消失。

问题

（4）处方中选用的主方是什么？如何理解处方配伍？

（5）二诊中为何去炒白芍，加生白芍、枸杞子？

（6）三诊中为何又加高良姜？

病例2 史某，男，38岁。2010年10月16日初诊。

［主诉］胃脘部疼痛2年。

［病史］平素饮食不规律，饥饱失常。近2年来胃脘部疼痛，痛连右侧胁肋部，餐后明显，痛处固定，伴腹胀、呃逆，大便稍干，行胃镜检查示"浅表性胃炎"。舌红苔薄白，脉弦。

问题

（1）患者的饮食习惯，常损及哪几个脏腑？

（2）患者右侧胁肋疼痛、脉弦病在何经？

（3）患者痛处固定说明什么？

（4）根据患者舌、脉、症辨为何证？

［治疗过程］

初诊方药：柴胡10g，枳壳10g，陈皮12g，厚朴10g，法半夏15g，焦三仙各10g，赤芍12g，蒲黄10g，五灵脂10g，甘草6g。7剂，水煎服，日1剂，早晚分2次温服。

二诊：10月25日。服上方后患者症状均明显减轻，效不更方，继服前方7剂，药后诸症消失。

问题

（5）处方中选用的主方是什么？如何理解处方配伍？

（6）方中为何加半夏？

病例3　童某，男，50岁，安阳人。2012年2月26日初诊。

［主诉］胃痛伴嗳气、泛酸7个月。

［病史］患者诉平素脾胃虚弱，7个月前恼怒后出现胃脘部疼痛，以胀痛为主，攻撑作痛，痛连两胁，伴有嗳气、泛酸，行纤维胃镜检查示"慢性浅表性胃炎"，曾选服"硫糖铝片""洛赛克"与疏肝和胃中药等，效果不明显。刻诊见胃脘部胀痛，嗳气泛酸，纳差，手足不温，舌淡红，苔薄白，脉弦滑。

问题

（1）此例疾病的主要病因病机是什么？

（2）为何应用疏肝和胃中药无效？

［治疗过程］

初诊方药：党参10g，白术10g，柴胡10g，陈皮12g，川芎6g，香附10g，枳壳12g，海螵蛸30g，佛手片10g，白芍12g，黄连1g，吴茱萸3g，干姜6g，炙甘草10g。7剂，水煎服，日1剂，早晚分2次温服。

二诊：3月2日。胃痛减轻，泛酸已除，嗳气减少。续服原方7剂。

三诊：3月10日。诸症均和，原方继续7剂巩固疗效。

问题

（3）处方中选用的主方是什么？如何理解处方配伍？

（4）方中为何加海螵蛸？

（5）方中为何加黄连、吴茱萸？

【问题解析】

病例1

（1）胃痛实证多由外邪、宿食或瘀血引起，其虚证可有胃阴不足或脾胃阳虚，病机关键在于"不通则痛"。

（2）本患者因平素心情不畅，肝气郁结，日久化火；肝郁化火，横逆反胃，木火攻犯脾土，故而致成脾胃虚弱、肝胃不和之证，出现胃脘部隐痛，伴泛酸，恶心，干呕，时有吐痰。

（3）患者舌淡暗，苔白腻而滑，边有齿痕，脉象沉细而滑提示脾胃虚弱，运化失司。

（4）方用香砂六君子汤益气健脾为基础方，香砂六君子汤由四君子汤化裁而成，在四君子汤的基础上加了陈皮、半夏、木香、砂仁等益气补中药物。其中白术、党参、茯苓益气健脾；砂仁、木香理气止痛和胃；陈皮、半夏祛湿止呕；甘草缓急止痛。加枳壳增强理气止痛之力，甘松理气醒脾止痛，白芍柔肝缓中止痛，大枣、生姜补益中气，另合用左金丸以达清肝泻火、降逆止呕之效，治疗肝火犯胃证。左金丸中吴茱萸、黄连以辛开苦降，清泻肝火，煅瓦楞子制酸止痛，诸药合用，共奏疏肝健脾和胃、理气止痛之效。

（5）因为病受凉后加重，故在二诊中去炒白芍，改用生白芍以缓急止痛；现代药理研究表明，枸杞子可提高机体免疫力，合诸药，以达到"正气存内，邪不可干"之目的。

（6）患者受凉后病情会加重，说明不单为肝郁脾虚，亦有寒凝影响气机的正常运行，因此加高良姜以温胃，行气，止痛。

病例2

（1）患者饮食不规律，饥饱不均，损伤胃之受纳、腐熟功能，渐波及脾脏。

（2）患者右侧胁肋疼痛、脉弦为病在厥阴肝经。

（3）患者痛处固定说明有瘀血，为气滞日久，久病入络，脉络阻滞，不通则痛。

（4）患者所见胃脘痛连胁肋，痛处固定不移，是肝脾不和、瘀血滞络之象。

（5）选用四逆散为主方，四逆散系《伤寒论》一书所载，原方由柴胡、枳实、芍药、炙甘草组成。凡是由于肝气郁结发病而引起的一切病证，都可以本方为基础加减运用。四逆散是调和肝脾的祖方，后世疏肝诸方多从其演变而成。方中柴胡疏肝解郁升清，达阳于表，治胸胁苦满；枳实行气消滞、泄热降浊，治心下痞塞，腹中实痛，两者一升一降，疏和解结；以芍药养肝敛肝，和血止痛；陈皮、厚朴消胀除满，焦三仙消食助运。

（6）半夏生于阴阳之交之时，功擅交通阴阳，使脾胃之气斡旋中州，助脾胃气机升降，气机得畅，则脾胃健运。

（7）患者胃脘痛有定处，故用赤芍、蒲黄、五灵脂行血中之滞。甘草调和诸药为使。本方选药精当，切中病机，故应手得效。

病例3

（1）胃痛之证，病变在胃，往往涉及肝脾。肝主疏泄，性喜条达，其经脉布胁肋，行少腹，若情志不遂，则致肝气郁结，经气不利，横逆犯胃，肝脾失和，故见胁肋、胃脘作痛。本例患者因气郁伤肝，肝木失于疏泄，横逆犯胃，故痛连两胁，伴泛酸，气机阻滞，故以胀痛为主，脾胃升降失司，故嗳气频繁。肝郁乘脾为该病的主要病机。

（2）观其既往所服用中药处方，究其缘由，只是从木郁着意而未及土虚之故，结合病延7月，苔白、手足不温及前医处方无效推敲，显然有脾胃阳虚的一面未予顾及。

（3）方以理中汤合柴胡疏肝散加减以温阳补脾、调和肝脾。方中党参、白术补气健脾，干姜温补脾阳，此三味为理中汤的基本组成，共奏补气健脾、温补脾阳之功。此例患者病机重点在于肝郁，故遵内经"木郁达之"之旨，以柴胡、佛手、香附疏肝解郁，行气止痛；气滞日久，必影响血行，故用川芎活血行气，助诸药行气止痛之功；陈皮、枳壳理气行滞；芍药、甘草养血柔肝，缓急止痛。

（4）根据急则治其标，大剂量海螵蛸制酸止痛，可收立竿见影之效。

（5）黄连、吴茱萸合用，为名方左金丸的组成，具疏肝泄热、和胃制酸之功，甘草调和诸药为使。本案选药精当，方正切合，三诊即诸症均除，效如桴鼓。

【学习小结】

从以上病例可以看出胃病多迁延难愈，服用西药常能暂时的止痛，但治病求本，中医药在这方面有独特的疗效。王立忠教授临证重视调理肝脾，治法立足于疏肝、健脾、和胃、止痛，并根据病症进行选药配方：益气健脾的香砂六君子汤，理气和胃的柴胡疏肝散，温补脾阳的理中丸。临证灵活配伍，方能取得良好效果。

【课后拓展】

1. 熟读《中医内科学》教材"胃痛"一节内容。

2. 查阅"正气存内，邪不可干"的出处，并准确理解其含义。

3. 检索文献，了解西医学对本病的认识、研究进展。

4. 通过对本病的学习，写出学习心悟。

5. 参考阅读：王立忠．王立忠临证医集 [M]．北京：人民军医出版社，2014．

第二节　痞　证

痞证是指以自觉心下痞塞，胸膈胀满，触之无形，按之柔软，压之无痛为主要临床症状的病证。痞证，其病名首载于《黄帝内经》，《黄帝内经》对其病名之描述有多种，如"否""痞""痞满""痞塞"等。按部位可分为胸痞、心下痞等。心下痞即胃脘部。本节讨论主要以胃脘部出现上述症状的痞满，又可称胃痞。

本病的临床表现与西医学的慢性胃炎（包括浅表性胃炎和萎缩性胃炎）、功能性消化不良、胃下垂等疾病相似，这些疾病若以腹部胀满不舒为主症时，可参照本节内容辨证论治。

【辨治思路】

一般来说，痞证多为慢性起病，时轻时重，反复发作，缠绵难愈，在各种慢性消化系统疾病的西医治疗中亦属于一个难点，王立忠教授认为，在这一方面中医的辨证论治常常能收到较好的效果。王立忠教授认为痞证的发生或加重与感受外邪、饮食、内伤、情志失调、起居无常等有关。痞有实痞及虚痞之分，虚者以中焦气虚为主，兼见阳虚、阴虚，同时夹杂有湿邪、痰湿、水饮、气滞等各种邪气；实证以顽痰阻滞、火郁、湿阻、水饮停聚为主，日久则脾胃受伤，因实致虚发生痞证。因此无论虚实都可造成中焦气机不利，脾胃升降失调，导致痞证的发生。王立忠教授在痞证共同病机的基础上，针对不同患者的不同病因病史、体质特点，全面分析，从整体着眼，辨证施治，精遣方药，收到了良好的临床疗效。

王立忠教授临证治疗痞证以脏腑辨证为核心，常获显效。王立忠教授认为痞证患者乃中焦气机不利，脾胃升降失常。治以调畅脾胃气机、行气消痞为基本原则。虚者补而泻之；实者泻而调之。如气虚痞，甘味补气药为主少佐行气药；阳虚痞，以温和补阳为主合用行气药；阴虚痞则以滋阴药少佐行气药及活血药；若是痰湿痞，除湿化痰药合用行气药。

【典型医案】

病例　彭某，男，59 岁，郑州人。2012 年 9 月 14 日初诊。

［主诉］反复发作胃脘部胀满 10 余年，再发加重伴纳差 2 天。

［病史］反复发作胃脘部胀满不适 10 余年，饭后尤甚，多次行胃镜检查均示"浅表性胃炎"，平素常服用"二甲硅油片""多潘立酮片"等治疗，效不佳。

［现症］腹胀再发，伴纳差，面色萎黄，消瘦貌，神倦乏力，微恶寒，四肢欠温，大便溏泄。舌质淡，苔白厚腻，脉濡，沉取无力。

问题

（1）患者症状、体征辨为何病？

（2）患者腹胀、纳差、便溏，属哪脏腑发病？请予以分析。

（3）患者为何出现面色萎黄、消瘦、神倦乏力？

（4）患者为何会出现微恶寒、四肢欠温？

（5）此病例所需选用的治则？

[治疗过程]

初诊方药：红参 15g，茯苓 20g，炒白术 16g，苍术 10g，厚朴 10g，陈皮 12g，清半夏 9g，砂仁 6g（后下），木香 10g，炙甘草 6g。7 剂，水煎服，日 1 剂，早晚分 2 次温服。医嘱：忌生冷辛辣食物，避风寒，勿过劳。

二诊：9 月 22 日。服药后，腹胀明显减轻，纳食增加，恶寒及神倦乏力缓解，效不更方，予前方 14 剂，水煎服，日 1 剂，早晚分 2 次温服。痊愈，随访至今未再发作。

问题

（6）处方中选用的主方是什么？如何理解处方配伍？

（7）方中为何用红参而不是用人参？

（8）方中为何加砂仁、木香？

【问题解析】

病例

（1）患者有自觉腹部胀满，且无压痛，《伤寒论》指出："满而不痛者，此为痞。"

（2）脾属土，土为万物之母，脾土受损，则运化失常，脾不健运则饮食不消，水湿不运，下注肠道，故纳差，便溏，脾为气机升降之枢纽，脾受伤则气机不能通畅，不通则滞，滞则腹胀满不消，又或者脾虚不能传化，以致胃气不足、元气不足，故腹胀，食后脾气愈困，则胀更甚。

（3）《黄帝内经》曰："有诸形于内，必形于外"，脾主运化，为气血生化之源，主肌肉，四肢，因此若脾气虚弱，则化源不足，不能充养肢体、肌肉，故形体消瘦，气血不能上荣于面，故面色萎黄；脾气虚，气血化生不足，脏腑功能衰退，故神倦乏力。

（4）脾虚进一步发展，或者过食生冷，外寒直中，过用苦寒，久之损伤脾阳，脾阳具有温煦的作用，若受损，则畏寒、四肢不温。

（5）根据患者的症状、体征，辨证为脾胃虚弱，湿阻中焦，因此治则治法为健脾和胃，行气燥湿。

（6）四君子汤合平胃散加减。平胃者，削平胃中之食滞，除去胃中之湿邪之谓。方中红参甘温益气健脾，白术燥湿，加强红参益气助运之力，茯苓甘淡，健脾渗湿，苓术合用，则健脾利湿之功益著。苍术性辛温，气味雄烈，最善燥湿健脾，厚朴行气消胀，燥湿除满，陈皮理气消胀，此三味合用为平胃散的基本药物，能燥湿除满，行气消胀，共复脾胃气机升降。诸药合用，共奏健脾和胃、行气燥湿之功，患者二诊诸症明显减轻，效不更方，继服上方而愈，本方药少力专，可谓效若桴鼓。

（7）红参虽为人参的熟制品，但在加工过程中发生了成分上的变化，现代药理研究表明其提高免疫力作用更强，药性偏温，更长于大补元气，益气摄血，所以此处选择红参。

（8）砂仁具有化湿开胃、温脾止泻作用，木香有健脾消食、行气止痛之效，运用于此，增强了健脾和胃、行气燥湿之功。

【学习小结】

从此病例可以发现痞证常迁延难愈，中医治疗有独特的优势，王立忠教授认为中焦气机不利，脾胃升降失调，是此病发生的根本，治疗以调畅脾胃气机、行气消痞为基本原则。针对不同患者的不同病因病史、体质特点全面分析，从整体着眼，辨证施治，精遣方药。若是气虚痞，甘味补气药为主少佐行气药；若是阳虚痞，以温和补阳药为主合用行气药；阴虚痞则以滋阴药少佐行气药及活血药；若是痰湿痞，除湿化痰药合用行气药，常获良效。

【课后拓展】

1. 熟读《中医内科学》教材"胃痞"一节内容。
2. 查阅"有诸形于内，必形于外"的出处，并准确理解其含义。
3. 检索文献，了解西医学对本病的认识、研究进展。
4. 通过对本病的学习，写出学习心悟。

第三节　便　秘

便秘是指由于大肠传导功能失常导致的，以大便排出困难、排便时间或排便间隔时间延长为临床特征的一种大肠病证。

西医学中的功能性便秘属本病范畴；肠易激综合征、肠炎恢复期、直肠及肛门疾病所致之便秘，药物性便秘，内分泌及代谢性疾病所致的便秘，以及肌力减退所致的便秘等，可参照本节内容辨证论治。

【辨治思路】

王立忠教授认为长期便秘者多有长期服用泻药的经历，虽见效较快，但一旦停药易反复，远期的治疗效果差，中医认为便秘的基本病机是邪滞大肠，腑气闭塞不通或肠失温润，推动无力，导致大肠传导功能失常，与脾胃肝肾等脏腑的功能失调有关。

王立忠教授强调，临证治疗便秘不能一味运用大黄、芒硝类苦寒药，会导致津液的进一步损伤而加重便秘，常应用玄参、生地黄类养阴生津以"增液行舟"；重视调理肝脾，脾气和则气血津液生化有源，肝木条达则疏泄正常，保证大肠的传导功能正常，在方剂配伍方面根据患者情况选药配方：阴虚肠燥常选用增液汤，肝郁脾虚常用四逆散，临证灵活配方均取得良好效果。

【典型医案】

病例 1 李某，女，38 岁。2013 年 6 月 13 日初诊。

［主诉］大便干结 10 余年。

［病史］患者大便干结 10 余年，2 日一行，纳可，平素易上火，易口干、咽干、咽喉疼痛，偶有咳嗽。

［现症］大便干结，2 日一行，纳可，易上火，口干，咽干，咽痛，偶有咳嗽。舌质稍红，苔薄黄，脉弦细。

问题

（1）根据患者的舌、脉、症，辨为何证？

（2）中医将此病分为几类？

（3）便秘的诊断要点是什么？

［治疗过程］

初诊方药：玄参 15g，生地黄 15g，麦冬 15g，决明子 18g，全瓜蒌 12g，桔梗 10g，枳实 10g，郁李仁 10g，火麻仁 10g，桑椹 25g，黑芝麻 25g，甘草 8g。5 剂，水煎服，日 1 剂。

二诊：6 月 19 日。患者服上方后，大便较前顺畅，服药期间每日解便 1 次，咽干、咽喉疼痛稍减。舌质红，苔薄黄，脉细弦滑。继续守上方，患者咽干、咽痛减轻，减少桔梗、玄参用量。方药：玄参 12g，生地黄 15g，麦冬 15g，决明子 18g，全瓜蒌 12g，桔梗 9g，枳实 10g，郁李仁 10g，火麻仁 10g，桑椹 25g，黑芝麻 25g，甘草 8g。7 剂，水煎服，日 1 剂。经以上诊治后，患者大便通畅，咽干、咽喉疼痛症状消失。

问题

（4）处方中选用的主方是什么？如何理解处方配伍？

（5）二诊中为何减桔梗、玄参用量？

（6）何为宣肺通便法？

病例 2　李某，男，55 岁。2014 年 4 月 15 日初诊。

［主诉］大便干结 3 年余。

［病史］患者近 3 年来常大便干硬，如粟状，2 至 4 天排便一次，排出困难。平素性情急躁易怒，腹胀，嗳气食少，形体消瘦。舌质红，苔薄黄，脉弦细而滑。

［现症］大便干硬，如粟状，2 至 4 天排便一次，排出困难，腹胀，嗳气食少，形体消瘦。舌质红，苔薄黄，脉弦细而滑。

问题

（1）患者平素性情急躁易怒，为何脏腑发病，如何引起本病的发生？

（2）为何会引起腹胀、嗳气？

（3）患者舌红苔黄，脉弦细而滑，是何原因引起的？

［治疗过程］

初诊方药：柴胡 12g，鸡内金 10g，炒白芍 12g，陈皮 10g，桔梗 8g，枳实 10g，全瓜蒌 12g，郁李仁 10g，火麻仁 10g，炒莱菔子 12g，桑椹 25g，黑芝麻 25g，木香 5g，甘草 6g。7 剂，水煎服，日 1 剂，分 2 次温服。

二诊：4 月 26 日。服上方后，排便较前顺利，日 1 次。昨日因饮食不当，出现胃脘部满不适，舌脉同前。守上方去郁李仁、火麻仁、桑椹、黑芝麻，加焦三仙 12g 以和胃消食。继服 7 剂。随访病愈。

问题

（4）处方中选用的主方是什么？如何理解处方配伍？

（5）二诊中为何去郁李仁、火麻仁、桑椹、黑芝麻？

（6）二诊中为何加焦三仙？

【问题解析】

病例1

（1）该患者大便干结10余年，平素易上火，易口干，咽干，咽喉疼痛。舌质稍红，苔薄黄，脉弦细。为燥热内结于肠胃，属阴虚肠燥证。

（2）我国古代医家对便秘的分类法较多，如《伤寒论》将便秘分为"阴结""阳结""脾约""津竭"等；后世医家又有风秘、气秘、湿秘、寒秘、热秘、冷秘、虚秘、热燥、风燥之分。后又因立名太繁，又将便秘以阴结和阳结来概括：有火者为阳结，无火者为阴结。现代中医内科著作中，多将便秘分为热秘、冷秘、气秘、虚秘（又包括气虚便秘、血虚便秘、气血俱虚便秘）。

（3）便秘之病机，与肺、肝、脾、肾有关。按虚实分类，实证有热结、气滞；虚证有气虚、阴虚、血虚、阳虚。便秘的治疗，虽以通为主，但属热结者，宜兼泄热，气滞宜行气导滞，气虚者益气润肠，血虚者养血润燥，阳虚者用温肠通便之法。上述诸秘，有时单一独见，有时相兼并见，故多种治法，应随证灵活运用，如气虚和血虚便秘，往往相兼出现，治疗时，应根据气血偏虚程度，采用益气养血、润肠通便之法。气虚而兼阳虚者，则宜益气润肠，佐以温阳通便之法。血虚而兼燥热者，则以养血润燥，佐以泄热通腑之法。因此，便秘的治疗，不能机械地统用通下之法，而应根据不同的病因病机和临床证候，采用不同的治疗方法。老年人便秘以虚为主，实者少见，虚中夹实者尤多，因此，临证应辨虚实性质，以指导用药。尤其重视饮食和生活的调节，注意养成定时排便的习惯。

（4）处方中主方为增液汤，配伍意义：肺与大肠相表里，肺经走咽喉，大肠津亏，肺津不足，咽喉失润，则咽喉干燥，津液不能上承，则口干。给予增液汤加减，方中玄参、麦冬和生地黄用量大、效专力宏，三药合用以养阴生津，启肾水以滋肠燥，养阴润肺，益胃生津，清热凉血。郁李仁、火麻仁、桑椹、黑芝麻合用增强润肠通便效果。患者咽喉疼痛，加用桔梗汤，桔梗汤专为少阴客热咽痛所设，患者咽痛，偶有咳嗽，舌苔黄为上焦余热未清，偶有咳嗽是肺气宣降功能尚未恢复。方中甘草生用清热解毒，佐以桔梗辛开散结，二药配伍可清少阴之客热。两药相合，肺气得开，客热得清，症状自然缓解。

（5）恐过用寒凉药物损伤脾胃，加重便秘。

（6）肺主宣发、肃降，从而维持了人体的新陈代谢。肺与大肠相表里，肺的宣发肃降，对保持大肠腑气的通顺有着重要作用。若肺失宣肃，则大肠传导功能失职，致大便秘结，或大便不通。用宣肺通便法，可收良效，如宣肺通便汤，方药：桑白皮、杏仁、桔梗、枳壳、前胡、紫苏子、瓜蒌仁、郁李仁、芦根、甘草。用于肺失宣降、阴虚肺热等肺系疾病而致的便秘，其效最捷，非承气类、麻仁类方所能及。主要取其正本清源，启上通下之用，为治病求本、通便之良法。

从另一侧面讲，大便通调，也有利于肺气的宣降。因此通利大便，又是治肺病的一条途径，保持大便通畅，有利于肺病的治愈。在治肺病的方剂中，加用通便药，可提高疗效，加速愈程。如在临证中，用麻杏石甘汤加鱼腥草、桑白皮、大黄、瓜蒌，治疗小儿肺炎，其发热、咳嗽、肺部啰音均很快消失，说明通利大便，对治疗肺病有一定的临床意义。

病例 2

（1）患者平素性情急躁，易情志不遂，日久肝气郁结，横逆犯脾，脾不能为胃行其津液，肠道失于濡润，故发便秘。

（2）患平素性情急躁，易情志不遂，日久肝气郁结，气机不畅，则易引起腹胀、嗳气。

（3）舌淡苔黄，脉弦细而滑为太阴脾虚、厥阴肝郁之征。

（4）本案方选四逆散加减。方中柴胡疏肝解郁；白芍敛阴柔肝，使柴胡升散而无耗伤阴血之弊；枳实理气解郁，与柴胡一升一降，调畅气机，升清降浊；陈皮、木香理气健脾；炒莱菔子降气除胀；桔梗开宣肺气，肺与大肠相表里，肺气宣而大便通；全瓜蒌、郁李仁、火麻仁、桑椹、黑芝麻润肠通便；甘草调和诸药。诸药合用，肝脾调和，肠润便通。

（5）二诊中因大便较前顺利，故去郁李仁、火麻仁、桑椹、黑芝麻，以防通降太过，伤及脾胃，有损正气。

（6）三诊患者因饮食不当，引起胃脘胀满，加焦三仙以消食和胃。

【学习小结】

从以上病例可以看出治疗便秘不能一味追求速效，应从本治疗，根据患者的个体情况，选取合适的方药，方能取得良好的效果。王立忠教授紧紧围绕大肠传导失司的基本病机，据患者病情，辨证用方遣药，如阴虚肠燥选增液汤加减，肝郁脾虚选四逆散加减，同时注意顾护脾胃，常获良效。

【课后拓展】

1. 熟读《中医内科学》教材"便秘"一节内容。
2. 检索文献，了解西医学对本病的认识、研究进展。
3. 通过对本病的学习，写出学习心悟。

第四节 泄 泻

泄泻是以排便次数增多，粪质稀溏或完谷不化，甚至泻出如水样为主症的病证。古有将大便溏薄而势缓者称为泄，大便清稀如水而势急者称为泻，现临床一般统称泄泻。

【辨治思路】

王立忠教授认为泄泻病因多属外感寒湿暑热之邪、饮食所伤、情志失调、病后体虚、先天禀赋不足。泄泻病机虽然复杂，但其基本病机为脾虚湿盛，胃肠功能失调而发生泄泻。病位在肠，主病之脏属脾，同时与肝、肾密切相关。病理因素是湿，湿为阴邪，易困脾阳。

王立忠教授临证治疗泄泻以脏腑辨证为核心进行辨证施治，疗效显著。在治疗上，以运脾化湿为治疗大法，辨证用药时重在化湿，分别采用温化寒湿与清化湿热法。久泻以脾虚为主，当以健脾。因肾阳虚衰者，宜温肾健脾；中气下陷者，宜升提；久泻不止者，宜固涩。王立忠教授认为泄泻患者多责之脾胃，因此，其饮食调护尤为重要，要做到食饮有节，以清淡、宜消化食物为主，忌暴饮暴食、辛辣刺激食物。

【典型医案】

病例1 张某，男，54岁，郑州人。2014年11月6日初诊。

［主诉］腹泻2年余。

［病史］患者于2年前出现大便次数增多，日行1～3次，神疲，纳呆，继则出现腹中隐痛，喜按，腹痛欲便，便后痛减，大便日行6～7次，质溏带白色黏液或夹棕褐色黏液。大便常规检查：黏液（+++），红细胞（+），白细胞（++）；乙状结肠镜检查：乙状结肠黏膜明显水肿、充血，有多个糜烂面；病理报告为慢性炎症，符合非特异性溃疡性结肠炎诊断。

［现症］神疲，纳呆，腹痛喜按，形寒肢冷，腰酸乏力，舌淡胖嫩，脉沉细。

问题

（1）患者有慢性溃疡性结肠炎病史，为哪一脏腑发病？

（2）患者发病时主要病理因素？

（3）患者神疲纳呆，腹痛喜按，形寒肢冷，腰酸乏力为何脏腑发病？

（4）患者舌淡胖嫩，脉沉细，是何原因引起的？

（5）按照脏腑辨证，本案共涉及哪些脏腑发病？应采取何种治法？

［治疗过程］

初诊方药：党参 12g，白术 12g，茯苓 12g，补骨脂 12g，煨肉豆蔻 12g，赤石脂 30g，干姜 30g，罂粟壳 10g，山楂 10g，吴茱萸 6g，甘草 6g。5 剂，水煎服，日 1 剂，分 2 次温服。

二诊：11 月 11 日。服上方后大便次数减少为日 1 ～ 2 行，腹痛减轻，余症同前。守上方，加生山药 30g，砂仁 6g，继服 5 剂。

三诊：11 月 17 日。服上方后，大便黏液消失，每日一行，精神较前明显好转，按上方继服 15 剂。15 剂药后诸症消失。大便常规检查：黏液（＋）；乙状结肠镜检查：肠黏膜基本恢复正常。又以香砂六君丸调理善后。嘱患者切忌生冷食物及不易消化食物，忌暴饮暴食等不良习惯。

问题

（6）处方中选用的主方是什么？如何理解处方配伍？

（7）二诊中为何又加生山药、砂仁？

（8）三诊中为何以香砂六君子丸调理善后？

病例 2　李某，男，56 岁，郑州人。2014 年 9 月 13 日初诊。

［主诉］腹泻 5 年。

［病史］5 年前始大便溏薄，日行 1 ～ 3 次，腹痛作坠，便后有脱肛现象，经检查发现脱肛，纤维结肠镜检查：直肠、结肠黏膜充血，水肿，肠多个小溃疡面；病理活检：慢性炎症。大便常规：红细胞（＋＋），白细胞（＋＋），黏液（＋＋＋）。

［现症］心悸头晕，气短乏力，易自汗出，面色㿠白。舌质淡，边有齿

痕，苔薄白微腻，脉沉缓无力。

> 问题
>
> （1）患者腹痛作坠，便后有脱肛现象，为哪一脏腑发病？
>
> （2）患者心悸头晕，气短乏力，自汗出，是何原因？
>
> （3）患者舌质淡，边有齿痕，苔薄白微腻，脉沉缓无力，是何原因引起的？
>
> （4）本案发病病机是什么？应采取何种治疗原则？

[治疗过程]

初诊方药：党参 10g，炙黄芪 20g，苍术 10g，罂粟壳 10g，炒升麻 6g，柴胡 6g，炒薏苡仁 30g，生山药 30g，赤石脂 30g，陈皮 6g，砂仁 6g，木香 6g，煨肉豆蔻 12g，炙甘草 10g，红枣 5 枚。上方连服 70 余剂，大便日行 1 次，黏液消失，脱肛显著好转，诸症悉减，后以补中益气丸缓图，以资巩固。半年后结肠镜复查基本正常，大便常规正常。

> 问题
>
> （5）处方中选用的主方是什么？如何理解处方配伍？
>
> （6）后续治疗为什么选用补中益气丸？

病例 3 刘某，男，32 岁，郑州人。1984 年 6 月 11 日初诊。

[主诉] 反复腹泻 3 年余。

[病史] 患者 3 年来腹痛、泄泻反复发作，开始出现大便溏薄，带有黏液，但无脓血，仅腹部间断性隐痛坠感，肠鸣，曾按菌痢治疗，服痢特灵、黄连素等，均无明显效果。继而经常腹痛，便中夹脓血。大便常规：红细胞（++），白细胞（++），黏液（+++）。纤维结肠镜检查：肠腔 14～16cm 处黏膜充血、水肿、出血点，并有 3 处溃疡面，接触出血；病理活检报告为"慢性炎症伴肠上皮中度间变"。

［现症］面色萎黄，形体消瘦，腹部隐痛，胀坠欲便，肛门灼热，大便日行 4～6 次，质稀夹脓血，平素饮食不规律，每逢吃不易消化食物及生冷油腻食物则病情明显加重，小便赤。舌质红，苔薄黄而腻，脉滑数。

问题

（1）患者面色萎黄，形体消瘦，胀坠欲便，为哪一脏腑发病？

（2）患者发病的病因是什么？

（3）本案发病病机是什么？应采取何种治疗原则？

［治疗过程］

初诊方药：苍术、秦皮、槟榔、炒防风、焦山楂、台乌药、煨葛根各 10g，赤芍、白头翁各 15g，生薏苡仁、金银花各 30g，炒黄柏、木香、甘草各 6g。5 剂，水煎服，日 1 剂，早晚分 2 次温服。

二诊：6 月 16 日。患者服上药 5 剂后，腹泻次数减少，腹痛减轻，守方继用 7 剂。

三诊：6 月 23 日。患者药后腹痛已除，大便日行 1～2 次，无脓血，舌淡红，苔稍腻，脉沉缓。宗上方加减变化，先后服药 40 余剂，症状基本消失，后上方改丸剂服用。半年后经纤维结肠镜复查，局部溃疡愈合，周围炎症消失，随访 1 年未复发。

问题

（4）处方中选用的主方是什么？如何理解处方配伍？

【问题解析】

病例 1

（1）患者病位在肠，主病之脏属脾，同时与肾密切相关。

（2）主要病理因素是湿，湿为阴邪，易困脾阳。

（3）脾气虚则神疲、纳呆，脾肾阳虚则寒，寒气客于小肠，小肠不得成聚，故后泄腹痛矣。寒湿留滞肠中则下痢稀薄带有黏冻。形寒肢冷、腰酸乏力及舌脉均为脾肾阳虚之象。

（4）脾失运化，日久及肾，脾肾功能失调，日久脾肾阳虚，则见舌淡胖嫩，脉沉细。

（5）综合分析，本案共涉及脾、肾和大小肠等脏腑，应采取补气健脾、温化寒湿的治法。

（6）处方中选用四君子汤合四神丸加味。中医学认为泄泻的基本病机为脾虚湿盛，致肠道功能失司而成本病。主病之脏属脾，又与肝、肾密切相关，尤以脾肾亏虚为多见。患者素体阳虚，肾阳虚不能暖脾，脾胃运化失司，清浊不分，发为泄泻。脾气虚则神疲、纳呆，脾肾阳虚则寒，寒气客于小肠，小肠不得成聚，故后泄腹痛矣。寒湿留滞肠中则下痢稀薄带有黏冻。形寒肢冷、腰酸乏力及舌脉均为脾肾阳虚之象。至于脾肾阳虚，从临床观察，两者很难截然分开，因此在治疗上若在温肾祛寒的同时配用益气健脾之类，奏效尤著。故选用四君子汤合四神丸加减，以益气健脾、温肾固摄为主，可酌加温肾暖脾之干姜；收敛固涩之赤石脂、罂粟壳，而干姜、赤石脂同用共奏温中健脾、涩肠止痢之功，正如《伤寒论·辨少阴病脉证并治》所论："少阴病，下利便脓血者，桃花汤主之。"方中又佐以山楂消食行气。方证相合，5剂药后则收效甚著，病减大半。

（7）患者素体脾气虚弱，二诊加入生山药、砂仁以加强理气健脾之功。

（8）初期治疗口服汤药以救急。丸者，缓也。病情缓解则用香砂六君子丸益气健脾和胃，改善体质。

病例 2

（1）患者原有慢性结肠炎病史，大便稀薄，说明患者素体脾气虚弱。

（2）患者脾气虚，不能升清则见心悸头晕，气虚日久则可见气短、乏力、自汗。

（3）脾气虚则舌质淡，边有齿痕，脾虚湿盛则舌苔腻。

（4）病机为脾虚气陷，治疗原则益气健脾，升阳举陷。患者素体脾胃虚弱，运化失司，湿滞肠胃，清浊不分，则发泄泻，而湿邪与脾病，往往相互影响，互为因果，湿盛可困遏脾运，脾虚又可生湿。长此以往致脾胃受损更重，久泄久痢，中气下陷，不能升清，故见大便溏薄，腹痛作坠，便后有脱肛现象；脾气虚弱日久则有心悸头晕，气短乏力，自汗出，面色㿠白；参舌脉均为脾气虚弱之症。

（5）主方为补中益气汤，方中有四君子奏其功；脾为湿困，则气化遏阻，清浊不分，此时又应以运脾化湿为务，故有苍术、木香；久泄中气下陷，则需振兴脾气，宜加入升阳药，使气机流畅，恢复转枢，故少少与升麻、柴胡，轻可去实，若用量大、疏泄太过则反而泄泻更甚；酌加罂粟壳、赤石脂以固涩收敛；陈皮、砂仁、木香、煨肉豆蔻燥湿和胃理气；红枣、山药以增益气健脾之功。

（6）后用补中益气丸，缓缓图功，久而收效。

病例3

（1）患者脾胃虚弱，气血生化不足则面色萎黄；气血不足，形体不能得到濡养则形体消瘦。

（2）患者因饮食不节，日久损伤脾胃，湿郁化热，湿热相合，致脾胃运化失职，升降失调，清浊不分，而生泄泻。

（3）病机为湿热壅滞，损伤脾胃，传化失常。治疗原则为清热燥湿，分利止泻。

（4）主方用白头翁汤加赤芍以清热利湿凉血，湿热蕴结大肠，气血阻滞，大肠传导失司则见腹痛；湿热熏灼肠胃气血则见便稀而时夹脓血；脾胃气虚可见面色萎黄，形体消瘦，胀坠欲便；肛门灼热，小便赤。舌质红，苔薄黄而腻，脉滑数均属湿热之征象。因湿热重在大肠，故去黄连，加用苍术、槟榔、乌药、木香以燥湿行气；佐以防风、葛根提升脾阳，祛风胜湿以止泻；生薏苡仁、焦山楂兼以消导健脾。诸药相合，共奏清热利湿止泻之功，效不更方，待痛止泻停，再加入调理脾胃药物善后。纵观此案，循证取方，用药精准，配伍得当，故收全功。

【学习小结】

从以上病例可知，患者病程日久，脾胃虚弱，加之用药不当，故迁延不愈。王立忠教授以脏腑辨证为纲领，脾虚则重在健脾化湿，湿盛则偏于运脾胜湿。同时辨清寒、热、虚、实，在复杂病机中把握辨证关键。

【课后拓展】

1. 掌握泄泻的病因病机。

2. 如何理解"健脾"与"运脾"的区别？

3. 检索文献，了解西医学对本病的认识、研究进展。

4. 对本病的学习心得。

第六章　肝胆系病证

第一节　胁　痛

胁痛是以胁肋部疼痛为主要表现的一种肝胆病证。胁，指侧胸部，为腋以下至第 12 肋骨部位的统称。如《医宗金鉴·卷八十九》明确指出："其两侧自腋而下，至肋骨之尽处，统名曰胁。"《医方考·胁痛门》又谓："胁者，肝胆之区也。"且肝胆经脉布于两胁，故"胁"现代又指两侧下胸肋及肋缘部，肝胆胰所居之处。

胁痛病证，可与西医多种疾病相联系，如急性肝炎、慢性肝炎、肝硬化、肝寄生虫病、肝癌、急性胆囊炎、慢性胆囊炎、胆石症、慢性胰腺炎、胁肋外伤以及肋间神经痛等。以上疾病若以胁痛为主要症状时皆可参考本节辨证论治。

【辨治思路】

王立忠教授在临床工作中发现，虽然有些患者采用西医疗法治愈或控制了引起胁痛症状的疾病，但其胁痛症状依然存在，令患者苦不堪言。在这方面中医学有独特优势。王立忠教授认为当今社会关系复杂，生活节奏加快，造成人们心理压力过大，易形成肝郁，从而引起胁痛等病症。

王立忠教授临证治疗胁痛从病因、经络、病位、症状表现分析，认为其不管何种证型，都具有一定程度的气滞血瘀和经络不通的特征，因此常通过柴胡疏肝散等治肝，起到"治一经而诸经无不自愈"的作用，同时根据临床实际情况灵活选加药物，常获良效。

【典型医案】

病例1 胡某，女，50岁，郑州人。2015年3月3日初诊。

[主诉]胁肋疼痛1年余。

[病史]患者1年前渐出现胁肋疼痛，于医院初诊，彩超：胆囊炎，脂肪肝。服用药物后有所减轻，然仍反复发作，双侧胸胁疼痛，向肩背放射，夜间尤甚，时有胃中不适，口干苦，性情急躁，二便调，纳食差。舌红，苔白腻微黄，脉弦细而滑。消化系彩超检查：胆囊壁增厚毛糙。

问题

（1）患者曾患胆囊炎，属六经辨证的哪一经发病？

（2）患者胁肋疼痛，向肩背放射，属哪一经发病？

（3）患者胃中不适，纳食差，属哪一经发病？

（4）舌苔白腻微黄，脉弦细而滑，属哪一经和脏腑发病？

（5）本病例属于何病、何证型？采取何种治法？

[治疗过程]

初诊方药：柴胡12g，黄芩8g，鸡内金12g，生白芍15g，牡丹皮10g，郁金10g，延胡索10g，炒川楝子10g，青陈皮各10g，法半夏12g，茯苓12g，焦建神曲10g，焦山楂10g，炒莱菔子10g，砂仁6g，木香6g，甘草8g。7剂，水煎服，日1剂，早晚分2次温服。

二诊：3月10日。诉诸症明显减轻。上方继服7剂。

问题

（6）处方中选用的主方是什么？如何理解处方配伍？

病例 2　苗某，女，48 岁，郑州市人。2013 年 11 月 1 日初诊。

［主诉］双侧胁肋部胀痛半年。

［病史］患者半年前因生气后出现双侧胁肋部胀痛，生气加重，伴胃脘胀闷，嗳气频作，口苦，便溏，纳差，入寐难。已断经半年。舌质红，苔薄黄，脉弦紧。彩超：肝胆脾胰未见明显异常。

［现症］双侧胁肋部胀痛，生气后加重，伴胃脘胀闷，嗳气频作，口苦，便溏，纳差，入寐难。舌质红，苔薄黄，脉弦紧。

问题

（1）患者断经，是何原因引起？

（2）患者初病时，为哪一经发病？

（3）患者胃脘胀满、口苦、纳差、便溏，病在何经、何脏腑？

（4）患者为何会出现入睡难？

（5）患者舌红苔薄黄，脉弦紧，是何原因引起的？

（6）本病属于何种证型？应采取何种治法？可选用哪些方剂配伍治疗？

［治疗过程］

初诊方药：醋柴胡 12g，生白芍 15g，枳壳 12g，香附 12g，川芎 15g，郁金 10g，延胡索 12g，牡丹皮 12g，栀子 10g，青皮 10g，甘草 6g。7 剂，水煎服，日 1 剂。医嘱：慎食辛辣凉物，避风寒，畅情志。

二诊：11 月 8 日。患者服上药后自诉胁肋部疼痛基本消失，仍胃脘胀闷，便溏。舌质略红，苔薄白，脉弦。守上方去川芎，加炒白术 10g 以健脾止泻，续服 7 剂。嘱其症状好转后可长期口服逍遥丸以疏肝健脾解郁，并注意调畅情志。随诊病愈。

问题

（7）处方中选用的主方是什么？如何理解处方配伍？

（8）二诊中为何去川芎，加炒白术？

【问题解析】

病例 1

（1）患者彩超提示：胆囊炎。口干苦，《伤寒论》曰："少阳之为病，口苦、咽干、目眩也。"故病属少阳。

（2）足少阳胆经下耳后，循胁里，过季肋，与肝相表里，若邪扰胆，胆气不利则肝之疏泄受影响，故胁痛，邪循经传变，阻滞气血运行，经脉失去濡养，则会出现疼痛向肩背部放射。

（3）少阳枢机不利，木郁克土，累及太阴，太阴为病则脾胃虚弱，胃失和降，因此，患者常感胃中不舒服，纳食差。

（4）少阳、太阴发病，肝胆脾胃功能失调，肝胆郁热，脾虚湿盛，症见舌苔厚腻微黄，脉弦滑。

（5）综合分析，病属于胁痛，证属肝郁气滞，肝脾失调。治法：疏肝健脾，理气止痛。

（6）方用柴胡疏肝散加减。方中柴胡为治肝气郁结之要药，与白芍相配以畅少阳枢机之运行，同时白芍还具有平抑肝阳、柔肝止痛之效；青皮、郁金、延胡索、川楝子增强理气活血止痛之功；黄芩清热燥湿；牡丹皮活血散瘀；肝木克土，胃失和降，胃中不适，采用陈皮、法半夏、木香、砂仁理气和胃降逆；鸡内金、茯苓、建神曲、焦山楂、炒莱菔子健脾导滞。方中川芎、香附、郁金、延胡索等既行气又活血，可使气行血畅，相得益彰，胁痛得减。香附配郁金，延胡索配川楝子皆为有效配伍。方中以疏肝理气为主，疏肝之中兼以养肝，理气之中兼以健脾和胃，共奏疏肝健脾、理气止痛之功。

病例 2

（1）《黄帝内经》云："女子……七七，任脉虚，太冲脉衰少，天癸竭，地道不通，故形坏而无子也"，患者 48 岁，经断属于正常的生理现象。

（2）患者初病在足厥阴肝经，继而木郁克土，累及太阴。

（3）胃脘胀闷，口苦，便溏，纳差，为足厥阴肝经、足少阳胆经、太阴脾经同病。

（4）郁则气滞，久必化热，热扰心神则会出现失眠等症。

（5）舌红苔薄黄，脉弦紧，为太阴脾虚、厥阴肝郁之征。

（6）本病虽三经同病，但根在厥阴经，属肝郁气滞型，因此治以疏肝健脾、理气止痛为主，可选择柴胡疏肝散等。

（7）主方采用柴胡疏肝解郁，使肝气得以条达而为君；白芍敛阴养血柔肝为臣，与柴胡合用补养肝血，条达肝气；香附、郁金、延胡索、青皮、枳壳理气解郁，舒畅气机；川芎、延胡索行气通络止痛；牡丹皮、栀子清泄肝热；甘草缓急止痛，调和诸药。诸药合用，共奏疏肝解郁、理气止痛之效，使肝郁得疏，气血调畅，立法周全，组方严谨。

（8）二诊中因胁痛基本痊愈，肝经郁热已清，且川芎久用走散真气，故去川芎，患者胃胀，便溏仍有，故加炒白术以加强健脾止泻之效。

【学习小结】

从以上病例可以看出胁痛患者常有不同程度的肝郁情况，王立忠教授治疗此类患者常在选药开方后注意患者的情绪调理。在选方上常选疏肝解郁类如柴胡疏肝散等，以达到"治一经而诸经无不自愈"的作用。

【课后拓展】

1. 熟读背诵《伤寒论》六经辨证提纲。

2. 检索文献，了解西医学对本病的认识、研究进展。

3. 通过对本病的学习，写出学习心悟。

第二节 鼓 胀

鼓胀系指肝病日久，肝、脾、肾功能失调，气滞、血瘀、水停于腹中所导致的以腹胀大如鼓，皮色苍黄，脉络暴露为主要临床表现的一种病证。本病在古医籍中又称"单腹胀""臌""蜘蛛蛊"等。

鼓胀为临床上的常见病。历代医家对本病的防治十分重视，把它列为"风、痨、鼓、膈"四大顽证之一，说明本病为临床重症，治疗上较为困难。

根据临床表现，鼓胀多属西医学所指的肝硬化腹水，其中包括肝炎后性、血吸虫性、胆汁性、营养性、中毒性等肝硬化之腹水期。其他如腹腔内肿瘤、结核性腹膜炎等疾病，若出现鼓胀证候，亦可参考本节辨证论治。

【辨治思路】

王立忠教授认为，鼓胀是由于正气亏虚，中州不足，健运失司，水湿内停；或因七情内伤，肝失疏泄，肝郁气滞，横逆犯脾土，水湿内聚；或早期治疗不及时，致使正气虚损，邪气留恋，毒邪阻滞，久则瘀血内结，终致气滞、血瘀、水停，又因正气虚损，肝失疏泄，不能藏血充血，形成恶性循环，致肝内气血瘀滞，湿热相搏，脉道闭塞，水积肠外，而为膨胀。其发生主要责之于肝、脾、肾三脏功能失调，气、血、水停聚腹中，属本虚标实。膨胀发展过程中，肝、脾、肾三脏常相互影响，肝郁而乘脾，土壅则木郁，肝脾久病则伤肾，肾伤则水不涵木。

王立忠教授临证治疗鼓胀时并不主张过用逐水或者活血药，恐其攻伐太过或者活血太猛，更伤已衰正气，或脉络破裂，导致吐血、便血，使病情恶化。王立忠教授主张鼓胀的治疗过程务以健脾补肾、疏肝活血为主，攻补兼施。在选方用药时常以苍术防己汤加减变化，临证灵活配方均能取得良好效果。

【典型医案】

病例　谢某，男，87 岁。2014 年 3 月 23 日其家属前来就诊。

［主诉］腹部胀满、双下肢水肿、胸闷、气喘 1 月余。

［病史］家属诉患者近 1 个月来胸闷，气喘，不能平卧，腹部胀满，双下肢水肿明显，纳眠差，小便量少。当地医生诊断为肝硬化腹水、肺心病、心力衰竭。中西药治疗效果不明显，因患者年高病重路远，家属代为求诊。舌脉不详。既往肺心病病史 10 余年。

［现症］胸闷、气喘，不能平卧，腹部胀满，双下肢水肿明显，纳眠差，小便量少。舌脉不详。

问题

（1）根据患者家属所述症状、体征，考虑患者所患何病，中医辨证是什么？

（2）患者胸闷、气喘、不能平卧，属哪些脏腑发病？

（3）患者腹部胀满、下肢水肿，属哪些脏腑发病？

（4）鼓胀的病因病机？

（5）根据病因病机可选用哪些方剂配合治疗？

［治疗过程］

初诊方药：北沙参 15g，生麻黄 8g，太子参 15g，炒葶苈子 15g，生白芍 50g，苍术 30g，白术 30g，川牛膝 30g，怀牛膝 30g，丹参 30g，防己 50g，莪术 9g，大腹皮 15g，益母草 20g，沉香 1.5g（后下），生地黄 12g，麦冬 15g，五味子 10g。5 剂，水煎服，日 1 剂，早晚分 2 次温服。医嘱：忌生冷辛辣食物，避风寒，勿过劳。

二诊：家属诉患者服上方后症状明显减轻，双下肢水肿消退至脚踝，腹部胀满减轻，胸闷、气喘缓解，小便量较前明显增多，每次约 400mL，精神、饮食均较前好转，现仍觉腹胀，口干。守原方加三棱 9g，鸡内金 10g，去大腹皮加炒槟榔 8g。5 剂，水煎服，日 1 剂，早晚分 2 次温服。后电话随访，患者水肿基本完全消退，诸症明显好转。

问题

（6）处方中选用的主方是什么？如何理解处方配伍？

（7）二诊中为何又去大腹皮加炒槟榔、三棱、鸡内金？

【问题解析】

病例

（1）患者以腹部胀满为主要症状，可为鼓胀，根据家属所述考虑为气滞、血瘀、水停。

（2）肺主气司呼吸，内为五脏之华盖，为气机升降之枢纽，肾主纳气，有助于肺的肃降，若肺、肾两脏功能失常，则会出现喘息不得卧，严重时肺肾皆虚，甚至影响及心。导致心气、心阳衰，鼓动无力，造成胸闷，因此患者出现胸闷，气喘不得卧，与肺、肾、心三脏相关。

（3）肝主疏泄，司藏血，肝病则疏泄不行，气滞血瘀，进而横逆乘脾；脾病则运化失健，水湿内聚，泛溢肌肤，而腹部胀满，肢体水肿，病久及肾，肾失开阖，水湿不化，则胀更甚，因此腹胀满，下肢水肿与肝、脾、肾三脏相关。

（4）本病的病因病机可概括为酒食不节、情志所伤、病后续发致肝、脾、肾受损，气滞、血瘀、水停腹中。

（5）根据气滞、血瘀、水停的病机，结合患者具体病情辨证论治，气滞重者可选柴胡疏肝散；瘀血重者选调营饮；水湿者选实脾饮、苍术防己汤；水湿化热用茵陈蒿汤。

（6）处方中苍术防己汤为主方，方中重用防己、白芍各 50g，防己味苦、辛，性寒，具有利水化湿消肿之功；白芍入肝经，养血柔肝，病重故其量亦重；麻黄、葶苈子宣肺平喘利水；苍术、白术健脾化湿；大腹皮行气宽中，利水消肿；川牛膝、怀牛膝并用加强补益肝肾、引水下行之功；"血不行则水不利"，故用丹参、莪术、益母草活血化瘀以行水。考虑到肝硬化后期久病耗伤气阴，因此加入生脉饮治之，药用北沙参、太子参、生地黄、麦冬、五味子益气养阴。

（7）因为二诊仍觉腹胀，故在二诊中加三棱与莪术加强破血行气之功，鸡内金增强脾胃运化功能，槟榔破积行水化湿。

【学习小结】

从以上病例可以看出患者病史较长，病情危重，对于此类疾病尤不可用峻泻猛药图一时之快，务以健脾补肾、疏肝活血为主，攻补兼施方法最为稳妥。王立忠教授常选用苍术防己汤为基础方，在固护脾胃、养护正气的前提下，采用活血等攻伐药物，驱邪外出，临证时更需因人而异，辨证论治，方可获效。

【课后拓展】

1. 熟读《中医内科学》教材"鼓胀"一节内容。
2. 检索文献，了解西医学对本病的认识、研究进展。
3. 通过对本病的学习，写出学习心悟。

第三节 头 痛

头痛是指因外感六淫、内伤杂病而引起的，以头痛为主要表现的一类病证。为临床上常见病、多发病，可单独出现，也见于临床各种疾病中。本病相当于西医学中"偏头痛""紧张性头痛""外伤性头痛"等疾病。

【辨治思路】

王立忠教授认为，头为诸阳之会，五脏精血，六腑清阳之气，皆上注于头部，故外感六淫之邪，内脏气血虚损，均可导致头痛。外邪侵袭，以风邪最为常见，风邪可以单独侵袭而发病，或夹寒、夹湿、夹热、夹痰、夹瘀等病理因素，相互夹杂，侵袭经络影响气血运行而发病。内因者多由情志、饮食、劳倦损及脏腑，导致脏腑功能失调而发病。

王立忠教授临证治疗头痛根据患者头痛部位、性质、症状特点，结合全身情况，进行辨证施治，并总结临床经验，提出"头痛辨治八法"。分别为祛风散寒，活血通络法；疏肝解郁，清热和胃法；益气养血，补肾充脑法；疏风散邪，清热解毒法；活血祛瘀，化痰通络法；息风祛痰解痉法；滋阴补肾填精法；清暑益气止痛法。其中王立忠教授自拟方"蠲痛汤"用于风寒湿邪夹杂头痛者；"清肝解郁化痰汤"用于肝郁夹痰头痛者；通窍活血汤用于血瘀夹痰头痛者；"四白汤"用于风火夹痰上扰清空头痛者，临证中均疗效卓著。

【典型医案】

病例1 李某，男，46岁。2002年9月12日初诊。

［主诉］头痛反复发作8年余。

［病史］患者8年来每遇风寒则触发，疼痛加剧，头痛多为胀重作痛，时伴恶心，偏于前额和眉棱骨处。曾在当地中西医治疗，服天麻丸、正天丸、镇脑宁胶囊等，未能奏效，无奈常服去痛片度日。头颅CT检查：正常。

［现症］头重痛，前额及眉棱骨明显，纳一般，眠可，二便正常。舌淡白，苔滑腻，脉象滑缓。

问题

（1）患者头重痛，为何每遇风寒则加重？

（2）患者头痛偏于前额及眉棱骨处，属哪一经发病？

（3）患者舌淡白，苔滑腻，脉象滑缓，为何病机？

（4）根据患者病史及症状，当如何辨证？应采取何种治法？可选用哪些方剂配合治疗？

［治疗过程］

初诊方药：荆芥 10g，防风 10g，羌活 10g，独活 10g，藁本 10g，白芷 10g，川芎 30g，白蒺藜 30g，桃仁 10g，红花 10g，细辛 5g，全蝎 6g，甘草 6g。10 剂，水煎服，每日 1 剂，分 2 次温服。

二诊：9 月 26 日。服上药后，头痛显著减轻，时感两太阳穴处疼痛，夜间口干。舌质红，苔薄白而腻，脉象弦滑。宗上方去羌活、独活，川芎减至 18g，加葛根 20g，蔓荆子、野菊花各 10g，生石膏 30g。继服 10 剂，头痛完全消失。后用蠲痛丸，善后调理而愈。

随访 1 年未发。

> 问题
>
> （5）处方中选用的主方是什么？如何理解处方配伍？
>
> （6）二诊中用药加减用意。

病例 2 王某，女，40 岁。2003 年 4 月 21 日初诊。

［主诉］头痛 1 年余。

［病史］患者 1 年来头痛间断发作，疼痛剧烈，呈游走性，伴恶心，心烦眠差。常因急躁易怒而诱发，曾用中西药治疗，效果不佳。头颅 TCD 检查：脑血管痉挛。

［现症］头痛剧烈，呈游走性，伴恶心，心烦，眠差。口舌干燥。舌质红苔薄黄而腻，脉象弦滑。

> 问题
>
> （1）患者头痛为何呈游走性？
>
> （2）患者头痛时，为何伴有恶心症状？
>
> （3）患者口舌干燥，舌质红，苔薄黄而腻，脉象弦滑。试分析其病机。
>
> （4）根据患者病史及症状，当如何辨证？应采取何种治法？可选用哪些方剂配合治疗？

[治疗过程]

初诊方药：天麻12g，钩藤12g，生地黄12g，生白芍12g，夏枯草12g，蔓荆子10g，白芷10g，菊花10g，全蝎6g，白附子6g，生石决明20g，羚羊角粉1.5g（冲服）。服24剂，头痛等症消失，睡眠较前好转。

随访1年，未再复发。

问题

（5）处方中选用的主方是什么？如何理解处方配伍？

病例3 许某，女，38岁。2004年4月20日初诊。

[主诉]头痛头晕，时轻时重2年余。

[病史]患者2年来常头痛头晕，多由于情绪波动而诱发。痛时双目发胀，恶心呕吐。月经先后无定期。

[现症]头痛头晕，恶心呕吐，目胀，口苦咽干，脘胁胀满，多梦，小便黄，大便正常。舌红苔薄黄而腻，脉象弦细而滑。

问题

（1）患者头痛为何多因情绪波动而诱发？

（2）患者头痛时为何伴有双目发胀？

（3）根据患者病史及症状，当如何辨证？

（4）根据以上辨证，本病应采取何种治法？可选用哪些方剂配合治疗？

[治疗过程]

初诊方药：桑叶10g，菊花10g，郁金10g，蔓荆子10g，决明子10g，白芍12g，茯苓12g，全瓜蒌12g，法半夏12g，夏枯草12g，陈皮6g，甘草6g，大枣4枚，生姜2片。连服21剂。

二诊：5月12日。患者头痛已除，情绪较前稳定，后以逍遥丸、香砂六君子丸调理善后。

随访至今未发。

问题

（5）处方中选用的主方是什么？如何理解处方配伍？

（6）二诊中继服逍遥丸、香砂六君子丸用意？

病例 4 梁某，女，43 岁。2003 年 10 月 4 日初诊。

［主诉］头痛 2 年余。

［病史］患者 2 年前曾有头部外伤史，头痛偏于两侧，初为隐隐作痛，后时轻时重，继则疼痛加剧，甚则疼痛如劈，难以忍受，故来求治。

［现症］头痛剧烈，两侧明显，影响睡眠，纳可，二便尚调。舌质暗红，边缘有瘀斑，苔滑腻，脉象弦细而滑。

问题

（1）分析患者头部外伤如何致其进展性头痛。

（2）分析患者舌脉征象之机理。

（3）根据患者的症状及舌脉征象，当如何辨证？

（4）根据以上辨证，本病应采取何种治法？可选用哪些方剂配合治疗？

［治疗过程］

初诊方药：丹参 15g，赤芍 15g，延胡索 10g，桃仁 10g，红花 10g，僵蚕 10g，天麻 10g，蔓荆子各 10g，土鳖虫 6g，全蝎 6g，桔梗 6g，川芎 20g，白蒺藜 30g，蜈蚣 2 条。服 28 剂。

随访至今，头痛未再复发。

问题

（5）处方中选用的主方是什么？如何理解处方配伍？

病例5 李某，女，25岁。2013年11月4日初诊。

[主诉] 头痛、头懵2年余。

[病史] 患者2年来头痛、头懵，春夏秋明显，且夏季思绪不宁，眠差，冬天缓解，平素易感冒，反复性口腔溃疡，吃不易消化食物时胃中反酸，饱胀感。今日突发右侧鼻部肿痛，故来诊。

[现症] 头痛、头懵，右侧鼻部肿痛，胃胀，反酸，纳眠尚可，二便调。舌质淡，舌体胖大，苔黄厚腻，脉沉弦细滑。

问题

（1）患者头痛头懵为何春夏秋明显，冬季缓解？

（2）分析患者舌脉征象之机理。

（3）根据患者病史及症状，当如何辨证？

（4）本病应采取何种治法？可选用哪些方剂配合治疗？

[治疗过程]

初诊方药：陈皮10g，半夏12g，茯苓15g，炒莱菔子12g，焦山楂10g，连翘12g，炒鸡内金10g，金银花15g，蒲公英18g，紫花地丁12g，黄芩10g，栀子10g，白芷12g，川楝子10g，醋延胡索12g，甘草10g，生姜3片，大枣3枚。7剂，日1剂，水煎取汁200mL，分2次服。

二诊：11月11日。服上药后头痛头懵明显减轻，现咽痛，胃脘部不适，饭后则甚，口酸，口苦，纳可，眠差，大便正常，小便灼热疼痛，时有鼻塞。舌尖红，边有齿痕，苔黄腻。舌质偏暗，脉弦滑。守上方加炒枳壳10g，川厚朴10g，砂仁10g，青皮9g，郁金10g。7剂，煎服法同前。

三诊：11月18日。服上药后头痛、头懵未再出现，现咽痛减轻，胃脘部不适减轻，纳可，大便正常，小便灼热疼痛减轻，仍睡眠不好。舌尖红，边有齿痕，苔黄腻。舌质暗，脉弦略滑。守上方加合欢花15g，首乌藤15g。10剂，煎服法同前。

问题

（5）处方中选用的主方是什么？如何理解处方配伍？

（6）二诊中加炒枳壳、川厚朴、砂仁、青皮、郁金有何用意？

（7）三诊中加合欢花、首乌藤二味有何用意？

病例6 吕某，男，57岁。2012年5月17日初诊。

［主诉］头部刺痛胀沉2个月。

［病史］患者今年3月初不慎淋雨后低热，继出现头部刺痛、胀沉不清，呈阵发性，伴双腿无力。

［现症］头部刺痛、胀沉，无固定部位，下肢乏力。纳眠可，二便正常。舌淡苔白厚腻，脉濡。

问题

（1）根据患者的症状，分析本病病因病机。

（2）患者舌淡苔白厚腻，脉濡，分析其病机。

（3）根据患者的病史及症状，应如何辨证？

（4）本病应采取何种治法？可选用哪些方剂配合治疗？

［治疗过程］

初诊方药：荷叶12g，升麻8g，桔梗8g，生薏苡仁30g，川厚朴10g，通草8g，滑石30g，连翘12g，白豆蔻10g，甘草8g，藿香10g，白术10g。7剂，每日1剂，水煎汁400mL，分2次温服。

二诊：5月22日。患者诉服上药两剂后头痛明显好转，乏力症状显著减轻，舌淡苔白微厚，于上方加苍术10g，蔓荆子10g。7剂，每日1剂水煎汁

400mL，分 2 次温服。

三诊：5 月 31 日。患者诉头痛好转，但双腿乏力，口干，舌红苔黄腻，脉滑，后方去苍术、蔓荆子，加生山药 30g，知母 10g，北沙参 12g。7 剂，每日 1 剂，水煎汁 400mL，分 2 次服。

6 月 7 日随访，患者诉诸症皆除。

问题

（5）处方中选用的主方是什么？如何理解处方配伍？

（6）初诊方中无补气药而两剂药后乏力显著减轻原因？二诊中加苍术、蔓荆子用意何在？

（7）三诊中为何又去苍术、蔓荆子，加用生山药、知母、北沙参？

病例 7　李某，女，28 岁。1996 年 4 月 26 日初诊。

［主诉］面目浮肿，头胀痛半天。

［病史］初诊当天清晨患者突然出现头面、眼睑、头皮浮肿，头痛且胀，咽喉肿痛，恶风发热。

［现症］面目眼睑浮肿，头胀痛，恶风发热，咽痛，口渴舌燥，舌红苔薄黄，脉浮数。

问题

（1）根据患者的症状，分析本病的病因病机。

（2）根据患者的病史及症状，当如何辨证？

（3）应采取何种治法？可选用哪些方剂配合治疗？

［治疗过程］

初诊方药：荆芥 10g，防风 10g，黄芩 10g，桔梗 10g，牛蒡子 10g，浮萍 10g，野菊花 10g，川芎 15g，金银花 15g，连翘 15g，葛根 12g，蝉蜕 12g，生石膏 30g，升麻 5g，甘草 6g。5 剂，水煎服，每日 1 剂，分 2 次温服。

二诊：5月2日。患者药后头面浮肿消退，头痛消失，寒热已解。舌淡红，苔薄白，脉滑缓。继以防风通圣丸调理善后。

问题

（4）处方中选用的主方是什么？如何理解处方配伍？

（5）二诊中予以防风通圣丸善后用意何在？

病例8　剂某，女，36岁。2015年1月13日初诊。

［主诉］发作性右侧颞部疼痛10余年。

［病史］自诉近10年来常觉头痛，平均每月发作1次，右侧颞部跳痛，持续2天左右逐渐缓解，与月经无关，入冬发作频率增多，畏寒肢冷，面色苍白。

［现症］右侧颞部跳痛，畏寒肢冷，面色苍白，纳眠尚可，舌胖嫩，苔白，脉沉弦细。

问题

（1）根据患者的症状，分析本病病因病机？

（2）试分析本患者舌脉征象之机理。

（3）根据患者病史及症状，当如何辨证？

（4）本病应采取何种治法？可选用哪些方剂配合治疗？

［治疗过程］

初诊方药：麻黄10g，制附片10g（先煎），细辛3g，白芷3g，川芎6g，白芍10g，炙甘草6g。7剂，水煎服，日1剂，早晚分2次温服。

患者服药当晚痛止，随访至今，头痛未再发作。

问题

（5）处方中选用的主方是什么？如何理解处方配伍？

【问题解析】

病例 1

（1）患者因于风寒湿邪侵袭，阻遏清阳，久痛入络，瘀阻气血，不通则痛，发为本病。湿性重浊，故头重痛。本因于风寒，复受风寒，故头痛加重。

（2）《灵枢·经脉》曰："胃足阳明之脉……出大迎，循颊车，上耳前，过客主人，循发际，至额颅。"故前额及眉棱骨痛属阳明经头痛。

（3）寒湿为患，脾虚运化无力，湿聚成痰，气血运行受阻，则见舌淡白，苔滑腻；因于痰湿则脉滑，加之气血运行受阻故见脉滑缓。

（4）根据以上分析患者为受风寒湿邪侵袭，发为本病，辨证为风寒湿夹杂之证。舌脉征象与辨证相合，应采取祛风散寒除湿、活血通络之法。可选用方剂有川芎茶调散、羌活胜湿汤等配合治疗。

（5）处方中选用的为王立忠教授自拟方"蠲痛汤"加减，方中荆芥、防风、羌活、独活、藁本、白蒺藜祛风胜湿散寒；白芷、细辛善治阳明头痛；川芎、全蝎、桃仁、红花活血通络；甘草调和诸药。

（6）二诊中患者头痛已显著减轻，但症见夜间口干，考虑为寒湿化热之象，遂去羌活、独活，减川芎，加葛根、蔓荆子、生石膏、野菊花以疏风清热止痛，而收全功。继予蠲痛丸缓效以祛未尽之邪。

病例 2

（1）本患者素有痰火，复因风邪上袭，风火夹痰，上扰清窍，而致头痛。风为阳邪，轻扬而善行，故风邪夹痰，上犯头脑，呈游走性疼痛，甚则剧烈疼痛。

（2）患者痰火为患发为头痛，痰浊内停，阻滞中焦，火邪炎上，使胃失和降则见呕吐。

（3）痰火内蕴，则见舌质红苔薄黄而腻；痰火灼伤阴津，故伴口舌干燥；痰火为病，则脉弦滑。

（4）根据以上症状及舌脉分析，当辨证为风痰上扰证，应采取息风化痰、解痉止痛之法。可选用半夏白术天麻汤、芎芷石膏汤等方加减治疗。

（5）处方中选用王立忠教授自拟方"熄风定痛汤"加减。方中羚羊角、天麻、钩藤息风止痛；白芷、全蝎、白附子化痰解痉止痛；配以蔓荆子、石决明、夏枯草、菊花息风泄热；生白芍、生地黄敛阴柔肝止痛。诸药相伍恰中病机，遣药精当，故疗效尤著。

病例 3

（1）本患者平素情志抑郁，肝失条达，肝郁化热，横犯脾胃，脾虚生痰，肝火夹痰上攻头目而发病。情志波动时肝疏泄条达不及，气机不畅加剧，故易诱发。

（2）足厥阴肝经上连目系，《灵枢·脉度》曰："肝气通于目，肝和则目能辨五色矣。"故肝气不疏，则可见双目发胀。

（3）患者肝郁脾虚，肝火夹痰上犯头目为病，辨证为肝郁夹痰型。肝火犯胃，胃失和降则恶心呕吐；足厥阴肝经属肝络胆，布胁肋，故肝气不疏则脘胁胀满，加之肝郁化热，灼伤肝阴则口苦咽干，小便黄；痰火上扰心神则多梦。结合舌脉均为肝郁夹痰之象。

（4）根据以上辨证，本病应采取清肝解郁、化痰和胃之法。可选用逍遥散合二陈汤、黄连温胆汤等方加减治疗。

（5）处方中选用的主方为王立忠教授自拟方"清肝解郁化痰汤"加减。方中桑叶、菊花、蔓荆子、夏枯草、郁金清肝解郁泄热；白芍养血敛阴柔肝；配以决明子清肝明目；佐以瓜蒌、法半夏、陈皮、茯苓祛痰和胃；姜枣、甘草健脾补中，缓和诸药。全方配伍，使肝郁得解，热清胃和，其病愈矣。

（6）二诊中患者头痛已除，继以逍遥丸、香砂六君子丸疏肝解郁，益气健脾和胃缓图，以资巩固。

病例 4

（1）患者曾有头部外伤史，初为气血不通，滞涩而痛，瘀滞尚轻，故疼痛隐隐。而气血滞涩日久，则瘀血为患加剧，符合久病多瘀，久痛入络之理，故迁延日久则头痛剧烈，甚则头痛如劈。

（2）患者内有瘀血阻滞，舌络不通，则舌质暗红，边有瘀斑，而苔为滑腻之象，盖本患者痰湿素盛，又脉弦细而滑，舌脉相符。

（3）根据患者的症状及舌脉征象，当辨证为血瘀夹痰之证。

（4）根据上述分析，本病应采取活血祛瘀、化痰通络之法。可选用通窍活血汤加减治疗。

（5）处方选用通窍活血汤为主方加减。方中丹参、川芎、赤芍、延胡索、桃仁、红花活血化瘀止痛；因头痛日久，故配以全蝎、蜈蚣，土鳖虫祛瘀通络，搜风定痛；天麻、蔓荆子、僵蚕、白蒺藜化痰通络，解痉止痛；佐桔梗载诸药上行而止痛。本例虽头痛已久，然辨证准确，用药精当，疗效卓著。

病例 5

（1）患者平素情志不舒，肝阳偏亢，横逆犯胃起病，而冬主收藏，阳气内敛，故病证可缓。

（2）患者脾胃虚弱，聚湿成痰，气血生化乏源，故见舌质淡，舌体胖大；又肝气犯胃，胃腐熟失常，食积化热，故苔黄厚腻；脉沉弦细滑为痰浊之象。

（3）患者本因于情志不畅，肝火横犯脾胃，脾虚痰聚，痰浊中阻，清阳不升，脑窍失养而致头痛、头懵。肝火犯胃则见胃中反酸，饱胀；痰湿兼夹火毒结聚见鼻部肿痛；结合舌脉征象分析故辨证为肝胃不和兼痰火毒聚之证。

（4）本病应采取疏肝和胃化痰，兼清热毒。可选用温胆汤合五味消毒饮加减治疗。

（5）处方中选用保和丸合五味消毒饮加减治疗。陈皮、半夏、茯苓、炒莱菔子、焦山楂、炒鸡内金、姜枣健脾消积，以除胃胀；连翘、黄芩清食积之热；合金银花、蒲公英、紫花地丁、栀子以清热解毒；配以金铃子散以疏肝和胃，兼清肝热；方中白芷归阳明经善治鼻渊头痛；甘草补脾调和诸药。

（6）二诊中患者头痛、头懵明显减轻，胃脘部不适症状尤著，口酸苦，眠差，小便灼热疼痛。结合舌脉仍考虑为肝火犯胃之象，故加大疏肝解郁用药力度，以青皮、郁金行气解郁；炒枳壳、川厚朴、砂仁行气消积，化痰除胀。

（7）三诊中患者诸症均有好转，唯睡眠欠佳，故加用合欢花、首乌藤以滋阴补阳，解郁安神。

病例6

（1）头为"诸阳之会""清阳之府"，患者于初春天气，淋雨后，湿邪上犯清空，阻遏清阳，则出现头痛、头胀沉不清。

（2）患者年过半百，脾胃渐虚，又遭湿邪侵袭，阻遏清阳，致清气不升，浊阴不降，湿浊中阻，气血运行不畅，故舌淡苔白厚腻，脉濡。

（3）根据患者病史及症状，当辨为湿浊阻窍之证。湿为阴邪，易阻遏阳气，湿性重浊趋下，故伴见下肢乏力。

（4）本病应采取健脾行气、芳香化湿通络之法。可选用三仁汤、藿朴夏苓汤等方加减治疗。

（5）处方中选用的为清震汤合三仁汤加减。方中荷叶、升麻、桔梗以升清；薏苡仁、白术健脾化湿；川厚朴、通草、滑石、白豆蔻、藿香行气利水渗湿；佐以连翘防湿温初起，解毒透邪；甘草益气调和诸药。诸药合用，湿浊得化，清阳得升，气机得畅，其痛愈矣。

（6）湿气化，则三焦通利，清气上升，浊气下降，气机得以正常运行，虽不补气则气自调，故患者乏力症状显著减轻。二诊时患者舌淡苔白微厚，故加蔓荆子清利头目，苍术健脾燥湿。

（7）三诊可知苍术与原药相伍，则燥湿渗利功过，内生火热，壮火食气，故复乏力、口干，舌脉均为湿浊化热之象。故减苍术，加用山药、知母、沙参，以滋阴清热，达到祛湿而不伤阴而收全效。

病例7

（1）此系感受时邪风热疫毒，热毒蕴结，循经上炎，传至头面而发病。

（2）风为阳邪，其性开泄，易袭阳位。患者因风热疫毒上攻头面，故见面目眼睑浮肿，恶风发热；风热之毒上攻咽喉，热盛津伤，故见咽痛，口干舌燥。结合舌脉征象辨证为风热疫毒之证。

（3）根据以上辨证，本病应采取疏风散邪、清热解毒之法。可选用普济消毒饮加减治疗。

（4）处方中选用的为普济消毒饮为主方加减治疗。方中以荆芥、防风、升麻、蝉蜕、浮萍、葛根、牛蒡子、野菊花疏散风热毒邪；金银花、连翘、黄芩、甘草清热解毒；生石膏性寒清热泻火，辛寒解肌透热，与川芎相合为疗头痛要药；桔梗载诸药上行，消头面风毒。全方具有疏风散热、泻火解毒之功。辨证准确，切中病机，投之应愈。

（5）二诊中患者诸症基本已消，继以防风通圣丸善后以解表通里，清未尽之热毒。

病例 8

（1）本患者素体阳虚，复感寒邪，治疗不及，寒邪日久入络，脑窍气血凝滞，发为本病。

（2）患者阳虚，水湿不化，寒湿内停故见舌胖嫩，苔白；寒湿兼阳虚无力鼓动故脉沉弦细。

（3）患者头痛日久，尤以入冬频发，伴畏寒肢冷、面色苍白之症，结合舌脉，符合阳虚寒凝之证。

（4）本病应采取温经助阳、散寒止痛之法，可选用阳和汤、黄芪桂枝五物汤等方加减治疗。

（5）处方中选用的主方为麻黄附子细辛汤加减，麻黄附子细辛汤是《伤寒论》太少两感证之主方，主温经解表散寒。方药中麻黄散寒祛风；附子温肾扶阳；细辛温经散寒；川芎、白芷行气活血引药直达头部；白芍、甘草缓急止痛。全方共奏温经扶阳、散寒止痛之效，故 1 剂痛止，7 剂而愈，辨证准确，选药精当，故获桴鼓之效。

【学习小结】

从以上病例可以看出，风、寒、湿、痰、瘀之邪及内脏气血虚损均可导致头痛，且本病若治疗不当，易形成顽固性头痛，故在诊疗上，辨证、立法处方准确是祛病之关键。王立忠教授根据多年临床经验总结出"头痛辨治八法"，将临床头痛的常见证型的辨证及施治之法作了很好的诠释，临证灵活配伍，方能取得良好效果。其自拟方"蠲痛汤""清肝解郁化痰汤""四白汤"均疗效显著。

【课后拓展】

1. 熟读并理解《灵枢·经脉》原文。
2. 复习六淫致病的特点。
3. 熟悉并掌握头痛引经药的应用。
4. 检索文献，了解西医学对本病的认识、研究进展。
5. 通过对本病的学习，写出学习心悟。

第四节　眩　晕

眩是指眼花或眼前发黑，晕指头晕甚则觉自身或外物旋转，两者常并见，统称眩晕。可伴有恶心呕吐、耳鸣、汗出，甚则晕倒之症。眩晕可见于西医学中的梅尼埃病、高血压、椎 – 基底动脉供血不足等疾病。

【辨治思路】

王立忠教授认为，因于情志、饮食、体虚、劳倦及外伤等，致风、痰、瘀上扰清空或精亏血少，清窍失养而发眩晕，常见证型有肝阳上亢、气血亏虚、肾精不足、痰湿中阻、肝郁脾虚兼风痰、痰瘀阻窍 6 种，而临证中病机复杂，虚实夹杂较多，尤虚中夹实多见。

在本病治疗中，王立忠教授在辨证论治的基础上，临床掌握其辨证立法、选方用药的规律乃是疗效的关键所在。有效组织，合理用药，灵活配伍，充分利用某些药物配伍后所产生的协同增效作用，使其达到药至病除之效。如痰浊中阻所致眩晕，以黄连温胆汤为基础方加用利湿痰药物，创自拟方定眩汤，方中于黄连温胆汤的基础上重用利湿痰的药物，葶苈子 30g，泽泻 30g，生牡蛎 30g，生薏苡仁 30g，效如桴鼓。又如肾精不足之眩晕，王立忠教授善用左归丸加龙骨、牡蛎以收敛浮阳，并加入血肉有情之品如紫河车、龟甲胶、鹿角胶等以滋养肾精。

【典型医案】

病例1 刘某，男，52岁。1986年5月12日初诊。

［主诉］发作性头晕目眩，耳鸣伴恶心呕吐8年余。

［病史］患者每因劳累过度而发病，发作时，头晕耳鸣，不敢睁眼，伴恶心呕吐，如坐舟车，精神不振，腰酸痛，肢倦乏力。曾经中西医治疗，效果不显，故前来求治。

［现症］头晕目眩，恶心呕吐，耳鸣，右耳听力减退，纳呆，腰酸痛，肢倦乏力。舌质淡红，苔白而腻，脉弦细而滑。测血压120/80mmHg。

> 问题
>
> （1）患者以头晕为主症，为何伴随耳鸣及恶心呕吐？
>
> （2）患者每因劳累过度而发病，试分析原因。
>
> （3）根据患者的症状，分析本病属于哪一证型？
>
> （4）根据患者的症状及所辨证型，应采取何种治法？可选用哪些方剂配合治疗？

［治疗过程］

初诊方药：党参12g，何首乌12g，肉苁蓉12g，菟丝子30g，灵磁石30g，白术10g，陈皮10g，半夏10g，石菖蒲10g，泽泻10g，生姜10g，炙甘草10g，桑寄生15g，红枣4枚。5剂，水煎服。

二诊：5月17日。患者服5剂后头晕目眩、呕吐大减。宗上方加减，继服15剂，病获痊愈，嘱其清淡营养饮食，忌辛辣油腻之品。随访2年未发。

问题

（5）处方中选用的主方是什么？如何理解处方配伍？

（6）二诊中症状已大减，原方继服半月之久用意？

病例2 杨某，女，42岁。2012年8月12日初诊。

[主诉] 间断性头晕头痛1年余。

[病史] 头晕头痛，时轻时重，每因情绪波动而病情加重，素感四肢无力，纳差嗳气。曾服用六味地黄丸，盐酸氟桂利嗪等药物治疗，效果不佳。现仍感头晕，有时左侧头痛，胸中烦闷，喜太息。

[现症] 头晕头痛，乏力，胸闷心烦，纳差不食，嗳气，大便时干时稀。舌质淡红，苔白腻，脉弦细而滑。

问题

（1）患者每因情绪波动而病情加重，试分析原因。

（2）患者舌质淡红，苔白腻，脉弦细而滑。分析其成因。

（3）根据患者的症状，分析本病属于哪一证型？

（4）患者服用六味地黄丸无效原因？应采取何种治法？可选用哪些方剂配合治疗？

[治疗过程]

初诊方药：桑叶、菊花、薄荷、天麻、陈皮、法半夏、白豆蔻、焦山楂、建神曲各10g，谷精草30g，生白芍、决明子、茯苓各15g，甘草6g，大枣4枚，生姜2片。10剂，水煎服，每日2次。

二诊：8月23日。患者服上药后头晕头痛显著减轻，食欲增加，精神亦见好转，舌淡红，苔薄白，脉滑细。原方继服10剂。

三诊：9月2日。患者头晕头痛已除，精神显著好转，二便舌脉正常。继以自制"莫竹定眩丸"缓图，以资巩固。

问题

（5）处方中选用的主方是什么？如何理解处方配伍？

（6）三诊中患者诸症已除，继给以"莫竹定眩丸"之用意？

病例3 刘某，女，32岁。2012年8月14日初诊。

［主诉］头晕目眩反复发作3年。

［病史］患者3年前每因情绪波动或劳累过度而出现发作性头晕目眩，伴恶心呕吐，甚至视物旋转，头痛，胸胁满闷，动则加重，心烦急躁不寐，几经中西医治疗，效果不佳，1天前再发上述症状，遂来诊。

［现症］头晕目眩，伴恶心呕吐，视物旋转，头痛，胸胁满闷，面色红赤，心烦急躁不寐，小便可，大便黏腻，舌红苔黄腻，脉弦细而滑。

问题

（1）患者以头晕为主症，为何伴随视物旋转？

（2）患者舌质红，苔黄腻，脉弦细而滑，分析成因。

（3）根据患者的症状，分析本病属于哪一证型？

（4）根据患者临床症状及辨证，应采取何种治法？可选用哪些方剂配合治疗？

［治疗过程］

初诊方药：陈皮、法半夏、枳实、竹茹、川牛膝、桑叶、菊花、夏枯草各12g，生白芍15g，甘草10g，茯苓、生薏苡仁、生牡蛎、泽泻、珍珠母各30g，山萸肉18g，生姜1片，大枣3枚。14剂，水煎服。

二诊：8月28日。患者服14剂后，头晕头痛均除，情绪稳定，后以莫竹定眩丸调理善后，以资巩固。

问题

（5）处方中选用的主方是什么？如何理解处方配伍？

病例4　闫某，男，71 岁。2015 年 2 月 26 日初诊。

［主诉］头晕反复发作 1 年余，加重伴恶心欲呕 1 天。

［病史］患者 1 年前出现头晕目眩，伴恶心干呕，平素遍身乏力，精神不振，步行不稳，在当地医院查头颅 CT、MRI 未见明显异常，输液治疗后症状稍改善。此后头晕反复发作。1 天前无明显诱因出现头晕加重，头重如裹，头目不清，步行不稳。平素饮食喜辛辣油腻。

［现症］头晕，头重如裹，头目不清，胃脘痞闷，纳差，睡眠欠佳，多梦，大便溏，日 1～2 次。舌淡胖，边有齿痕苔白厚腻，脉滑细。

问题

（1）患者舌淡胖边有齿痕，苔白厚腻，脉滑细，分析成因。

（2）根据患者的症状，分析本病属于哪一证型？

（3）根据患者临床症状及辨证，应采取何种治法？可选用哪些方剂配合治疗？

［治疗过程］

初诊方药：太子参 12g，炒白术 12g，茯苓 30g，生白芍 10g，竹茹 10g，枳实 10g，陈皮 10g，法半夏 12g，生薏苡仁 30g，川牛膝 12g，泽泻 20g，炒葶苈子 10g，山萸肉 25g，甘草 8g，大枣 12g，生姜 4g。10 剂，每日 1 剂，水煎服。嘱其忌食辛辣油腻、生冷甜食。

二诊：3 月 10 日。患者服上方 10 剂后，头晕、恶心症状较前明显减轻，仍纳差，守上方加焦山楂 15g，焦建神曲 15g，炒麦芽 15g，继服 10 剂。随访诸症消失。

问题

（4）处方中选用的主方是什么？如何理解处方配伍？

（5）二诊中原方中又加入焦三仙用意？

【问题解析】

病例 1

（1）患者年过半百，肝、脾、肾渐虚，肝肾阴虚，虚风内动，扰动清空发为眩晕，肾精不足则脑窍失养，脾虚健运失司，聚湿生痰，痰阻中焦，胃失和降，则恶心呕吐，痰阻清阳兼肾精不足，脑窍失养则耳鸣。

（2）患者本有肝、脾、肾亏虚，过劳则精气血耗伤加剧，气虚则清阳不升，精血虚则清窍失养，故易发病。

（3）据上述分析，患者肝、脾、肾亏虚则头晕目眩，恶心呕吐，耳鸣，听力减退，脾虚失运则纳呆，气血生化不足则肢倦乏力，肾精不足，腰府失养，则腰酸痛，结合舌脉征象，故辨证为肝、脾、肾不足兼痰湿型。

（4）根据患者的症状及辨证，应采取健脾化痰、补益肝肾法，可选用左归丸合二陈汤加减。

（5）处方中选用的主方为自拟定眩汤，方中党参、白术、半夏、陈皮、大枣益气健脾祛湿；何首乌、肉苁蓉、菟丝子、桑寄生补肝肾，益精血，配以磁石聪耳明目；加之泽泻增强利水渗湿之功；石菖蒲开窍化湿和胃；生姜温胃止呕；炙甘草调和诸药。诸药合用，共奏健脾化痰、补益肝肾之功。

（6）患者服汤药 5 剂，症状大减，验之方药对症，理应守方继服。加之患者本肝、脾、肾不足，非朝夕可全；又痰湿为患，症状虽已大减，恐痰湿不尽，病必难除。故守原方继服半月善后。同时合理的饮食调养不可或缺，故能病祛身安。

病例 2

（1）患者平素情志不畅，肝失条达，气郁化火，耗伤肝阴，风阳易动，上扰头目，发为头晕。情绪波动，肝之条达疏泄不及，故病情加重。

（2）患者肝气郁结化火，阴血耗伤，木郁乘土，脾失健运，聚湿生痰，故舌淡红，苔白腻，脉弦细而滑。

（3）本案患者中年女性，肝气素郁，气郁化火，上扰头目，故见头晕头痛；足厥阴肝经"属肝，络胆，上贯膈，布胁肋"，肝气壅滞胸中，故见胸闷心烦；肝气克脾犯胃，痰浊内生，故见纳差不食，嗳气，乏力，大便时干时稀；肝气夹风痰上扰清窍，发为本病。结合舌脉征象，故辨证为肝郁脾虚兼风痰。

（4）根据以上辨证应采取疏肝健脾、祛痰和胃治法，六味地黄丸主治肝肾阴虚证，故难收效。可选用的方剂为逍遥散合二陈汤，或温胆汤加减。

（5）处方中选用主方为王立忠教授自拟方"清肝祛痰和胃汤"，方中桑叶、菊花、薄荷、谷精草、天麻、生白芍、决明子清肝热，疏肝气，平肝阳；陈皮、法半夏、白豆蔻、焦山楂、建神曲、茯苓健脾和胃祛痰；生姜温胃降逆；甘草益气健脾，缓和诸药。全方共取清肝祛痰、健脾和胃之功，故能标本兼顾，治愈顽疾。

（6）三诊中诸症已除，因患者肝郁日久，脾虚痰湿较盛，遂给予"芙竹定眩丸"巩固治疗，图"丸者缓也"，以顾护脾胃，祛未尽之痰湿。

病例3

（1）患者平素性情急躁，肝火上亢，热扰头目，则发头晕，热灼肝阴，则肝目失于濡养，故见视物旋转。《灵枢·大惑论》言："故邪中于项，因逢其身之虚……入于脑则脑转，脑转则引目系急，目系急则目眩以转矣。"

（2）患者肝火偏亢，又克脾犯胃，脾胃运化失常，湿聚成痰，痰火并见故见舌质红苔黄腻，肝火久则肝阴耗伤，故见脉弦细而滑。

（3）患者青年女性，每因情绪波动或过劳诱发，属肝火兼夹脾胃痰湿合而为病，发作时头晕头痛、呕吐，视物旋转，伴见胸胁满闷，心烦不寐，脉象弦细而滑，结合舌脉故辨证为痰火上扰证。

（4）根据患者的症状及辨证，应采取清肝泻火、健脾祛痰之治法，可选用温胆汤为主方加减。

（5）方药中选用温胆汤为主方加味治疗，方中陈皮、半夏、竹茹、枳实理气燥湿，清热化痰除烦；配茯苓、生薏苡仁、泽泻健脾利水渗湿；桑叶、菊花、夏枯草疏风散热，清利头目；加生牡蛎、珍珠母镇静安神平肝；佐白芍、山萸肉、牛膝补肝肾之阴，引痰火下行；姜枣益脾和胃。诸药合用，共奏清肝泻火、健脾祛痰之功。

病例 4

（1）脾虚运化无力，水湿停聚，气血生化乏源，则舌淡胖有齿痕，湿聚成痰，痰涎壅盛，则苔白厚腻，脉滑腻。

（2）《丹溪心法·头眩》中强调"无痰不作眩"，此患者因嗜酒肥甘，饥饱劳倦，伤于脾胃，健运失司，以致水谷不化精微，聚湿生痰，痰浊中阻，故见胃脘痞闷，纳差，大便溏；痰阻清阳，浊阴不降故见眩晕、头目不清。结合舌脉辨证为痰浊中阻之证。

（3）根据患者的症状及上述辨证，应采取燥湿祛痰、健脾和胃之治法。可选用的方剂为二陈汤、半夏白术天麻汤等。

（4）方药中选用的主方为王立忠教授自拟定眩汤，方中以太子参、陈皮、半夏、生白芍、牛膝以益气健脾化痰兼以平肝降火；酌用竹茹、枳实、生姜、大枣化痰和胃止呕；用泽泻、白术、茯苓、生薏苡仁、葶苈子健脾利水，杜绝生痰之源；重用山萸肉补益肾精，固护肾气，使髓海充沛；甘草健脾和中。诸药合用，共收燥湿祛痰，健脾和胃之功。

（5）二诊患者头晕恶心已明显减轻，仍有纳差，加焦山楂、焦建神曲、炒麦芽以健脾开胃，消食导滞，故继服10剂诸症痊愈。

【学习小结】

从以上病例可以看出眩晕患者或因肝阳上亢，或因肾精不足，或因肝郁脾虚而发本病，但相同之处均兼有脾湿痰蕴之象。正合《丹溪心法·头眩》中强调"无痰不作眩"。故临证治疗中，王立忠教授每每于对症治疗的基础上加用半夏、陈皮、白术、茯苓、生薏苡仁等健脾祛湿之品，收效甚著。

王立忠教授并根据自己多年临床经验总结出以下调摄之法：①慢性者应

注意平素调理，如属痰浊者，常用香砂六君子丸、枳术丸、英竹定眩丸等；属肝肾亏虚者，常用六味地黄丸、杞菊地黄丸、磁朱丸等。②调畅情绪，放松心情。③饮食宜清淡、富有营养，忌肥腻辛辣之品。④加强锻炼，增强体质。

【课后拓展】

1. 熟读《灵枢·经脉》中十二经脉循行的内容。

2. 如何理解《灵枢·大惑论》中所言"故邪中于项，因逢其身之虚……入于脑则脑转，脑转则引目系急，目系急则目眩以转矣"？

3. 检索文献，了解西医学对本病的认识、研究进展。

4. 通过对本病的学习，写出学习心悟。

5. 参考阅读

（1）郭健. 王立忠教授治疗梅尼埃病经验 [J]. 河南中医，2008，28（12）：13-14.

（2）王育勤. 王立忠治疗眩晕经验 [J]. 河南中医，2013，33（8）：1230-1231.

第五节　耳　鸣

耳鸣是指患者自觉耳部鸣响而周围环境中并无相应的声源。耳鸣可发生于单侧，也可以发生于双侧。有时患者自觉鸣声来自头颅内部，可称为"颅鸣"或"脑鸣"。在古代医籍中还有耳数鸣、耳虚鸣、暴鸣、渐鸣等不同的名称。耳鸣常伴见或渐见耳聋。它们既是多种耳科疾病甚至全身疾病的一种常见现象，有时也可单独成为一种疾病。西医学的噪声性聋、突发性聋、老年性聋以及原因不明的感音神经性聋、混合性聋及耳鸣等疾病，均可参考本节内容进行辨证论治。

【辨治思路】

临床中耳鸣患者亦不在少数，王立忠教授在接诊的耳鸣患者中，常见因平素性情急躁易怒，肝郁化火，日久伤及脾胃，中医认为"脾胃为生痰之源"，脾虚则湿聚痰生，痰夹火邪上蒙清窍，导致耳鸣。《素问·通评虚实论》云："头痛耳鸣，九窍不利，肠胃之所生也。"王立忠教授常运用自拟清肝和胃饮治之，药用菊花、薄荷、谷精草、蝉蜕、龙胆草、生白芍、陈皮、法半夏、茯苓、焦山楂、炒莱菔子、神曲、连翘、甘草、石菖蒲和磁石等，全方共奏清肝泻火、理气化痰和胃之功。

【典型医案】

病例1 张某，男，70岁。2013年11月1日初诊。

[主诉]耳鸣1年，加重半个月。

[病史]患者1年前无明显诱因，渐出现左侧耳鸣，渐发展为双侧耳鸣，曾服中药汤剂治疗，耳鸣稍减轻。近半月来劳累后耳鸣加重，声如蝉鸣，夜间影响睡眠，听力稍下降，遂来求治。

[现症]神志清，精神差，耳鸣，声如蝉鸣，听力稍下降，口干，纳食一般，眠差，舌红苔稍腻，脉沉弦。

问题

（1）根据患者的症状、体征考虑患者所患何病，中医辨证为何种证型？

（2）该病、该证型的病因病机。

（3）该病的辨证要点有哪些？

（4）根据病因病机可选用哪些方剂配合治疗？

[治疗过程]

初诊方药：熟地黄15g，牡丹皮10g，茯苓15g，山药30g，山萸肉25g，泽泻 15g，法半夏 12g，菊花 10g，蝉蜕 10g，决明子 12g，枸杞子 12g，制何首乌 15g，菟丝子 30，陈皮 10g，石菖蒲 10g，磁石 30g，甘草 6g。7 剂，水煎服，日 1 剂，早晚分 2 次温服。医嘱：忌生冷辛辣油腻类食物，避风寒，慎起居，勿劳累。

二诊：11 月 15 日。患者诉服上药后耳鸣基本消失，仅大便稍干，舌淡红，苔少，脉滑缓。守上方决明子加至 20g，另加天麻 12g。

经过以上诊治后，患者诸症均消。

问题

（5）处方中选用的主方是什么？如何理解处方配伍？

（6）二诊中调整方药的原因？

病例 2 王某，女，67 岁。2012 年 12 月 25 日初诊。

[主诉] 耳鸣 10 余年，加重 1 个月。

[病史] 患者 10 余年来间断出现耳鸣，间断发作，未予重视。1 个月前加重，初时耳鸣如蝉，后耳鸣如犬吠。遂来求诊。

[现症] 神志清，精神差，耳鸣如犬吠，伴头痛、头晕，易于激动，急躁易怒，纳眠差，大便时干时稀。舌质红，苔黄，脉弦滑而数。

问题

（1）根据患者的症状、体征考虑患者所患何病，中医辨证为何种证型？

（2）该病、该证型的病因病机。

（3）该病的辨证要点有哪些？

（4）根据病因病机可选用哪些方剂配合治疗？

[治疗过程]

初诊方药：陈皮 10g，法半夏 12g，茯苓 30g，竹茹 10g，枳实 12g，菊花 10g，生白芍 12g，蝉蜕 12g，薄荷 10g，谷精草 30g，决明子 12g，夏枯草 15g，川牛膝 12g，泽泻 20g，磁石 30g，山茱萸 25g，甘草 8g，生姜 6g，大枣 12g。7 剂，水煎服，日 1 剂，早晚分 2 次温服。医嘱：畅情志，调饮食，慎起居，勿劳累。

二诊：1 月 3 日。服上方 7 剂后，患者诉耳鸣大为减轻，现时有头晕、头痛，舌稍红，苔少黄腻。继守上方加用川芎、土茯苓。7 剂，服法同前。

随诊患者耳鸣症状未再出现，头晕头痛症状减轻。

问题

（5）处方中选用的主方是什么？

（6）二诊中调整方药的原因是什么？

【问题解析】

病例 1

（1）患者以耳鸣为主要症状，可辨病为耳鸣，根据症状及舌脉等，考虑为肝肾不足、耳窍失养证。

（2）耳鸣之肝肾不足、耳窍失养证，多见于中老年人。肾为先天之本，主藏精生髓，开窍于耳。该案患者年过七旬，脏腑功能渐衰，肾精亏虚。《灵枢·口问》提出："上气不足，脑为之不满，耳为之苦鸣。"并且，"乙癸同源"，肾精充足肝血就可以得到滋养，肝血充盈使血能化精，肾精才能充满，也就是说血的化生有赖于肾中精气的气化，肾中精气的充盛也赖于血的滋养，又称肝肾同源。患者年老，肾虚亦见肝虚。肝肾阴虚，不能上养清窍，虚火上炎，亦扰清窍，故见耳鸣，甚则耳聋。

（3）此患者年过七旬，病程较长，因劳累加重，属肝肾阴虚，故见耳鸣，声如蝉鸣，听力稍下降。虚火上扰，心神不宁，则眠差。阴虚失润，虚热内炽，则口干，舌红。肾虚则水泛为痰，而见苔腻，脉沉弦。故本病以耳鸣日久、声如蝉鸣、口干、舌红等为辨证要点。

（4）根据耳鸣之肝肾不足、耳窍失养证的病因病机，可选用六味地黄丸加减以补益肝肾、聪耳通窍。方中熟地黄滋阴补肾，填精益髓，为君药；山茱萸补益肝肾，并能涩精，取肝肾同源之意；山药补益脾阴，亦能固肾，共为臣药；三药配合，肾肝脾三阴并补，是为三补，然仍以补肾为主。泽泻利湿而泄肾浊，并能减熟地黄之滋腻；茯苓淡渗脾湿，并且助山药之健运，与泽泻共泄肾浊，助真阴得复其位；牡丹皮清泄虚热，并制山茱萸之温涩。三者共为三泻，均为佐药。若阴虚火盛、骨蒸潮热者，加知母、黄柏合为知柏地黄丸以加强清热降火之功；阴虚阳亢、头晕目眩者，加石决明、龟甲以平肝潜阳；肾府失养、腰膝酸软者，加怀牛膝、桑寄生以益肾壮骨；阴虚肠燥、大便干结者，加玄参、决明子、火麻仁以润肠通便。

（5）此处方中即为六味地黄丸加减。除原方外，加菊花、蝉蜕、决明子平肝清热；枸杞子、制何首乌、菟丝子养肝滋肾填精；陈皮、法半夏、石菖蒲燥湿化痰开窍；磁石平肝潜阳、聪耳安神；甘草调和诸药。全方合用，肝肾同治，故收良效。

（6）患者二诊诉耳鸣基本消失，仅大便稍干，舌淡红，苔少，脉滑缓。患者年老体虚，便秘不著，故不用峻下之药。决明子清肝泻火同时还有润肠通便的作用，故加大用量即可收效。另加天麻清肝息风以资巩固。

病例 2

（1）患者以耳鸣为主要症状，病程较长，反复发作，根据症状、年龄，结合舌脉等，可辨病为耳鸣，考虑为肝经风热、痰火上扰证。

（2）耳鸣不只与肾脏相关，与肝胆关系也极为密切，尤其耳鸣实证。《素问·六元正纪大论》曰："木郁之发……甚则耳鸣眩转。"《素问·脏气法时论》亦曰："肝病者，两胁下痛引少腹，令人善怒，虚则目䀮䀮无所见，耳无所闻。"又曰："气逆，则头痛耳聋不聪。"《张氏医通》云："耳鸣如蝉，或左或右，或时闭塞，世人多作肾虚治不效，殊不知此是痰火上升。"《内经》曰："耳者宗脉之所聚也"，又曰："少阳所至为耳鸣。"足少阳胆经之脉"贯膈络肝属胆，其支者，从耳后入耳中，出走耳前……贯膈，络肝属胆……是动则病口苦，善太息。"

少阳、厥阴之脉俱会于耳，皆为风木之脏，易于化热动风。患者平素性情急躁易怒，肝郁化火，肝热移胆，循胆经上冲于耳。或肝火旺盛，日久横克脾土，伤及脾胃，"脾胃为生痰之源"，脾虚聚湿生痰，痰夹火邪上壅清窍，导致耳鸣。

（3）耳鸣一证，既可单独出现，亦可伴见它病，其中病因病机因人、因时、因病而异，耳鸣辨治，应该辨病与辨证相结合，辨证以虚实为纲，五脏为目，纲举目张，条理清晰。此患者耳鸣，声音较大，属肝经风热、痰火上扰之证。肝经风热，热扰神魂，心神不宁，魂不守舍，而见易于激动，急躁易怒，夜眠较差；痰火上扰清阳之府，则头晕头痛；肝木横克脾土，脾失健运，则见纳差，大便异常；舌质红，苔黄，脉弦滑而数亦为肝经风热、痰火上扰之象。故本病以耳鸣较重、急躁易怒、舌质红，苔黄，脉弦滑而数等为辨证要点。

（4）耳鸣之肝经风热、痰火上扰证，治疗以温胆汤加减。方中半夏燥湿化痰为君药，竹茹清热化痰为臣药，两者相伍，一温一凉，化痰和胃、止呕除烦之功备；陈皮理气行滞，燥湿化痰，枳实降气导滞消痰，两者亦为温凉相伍，更增理气化痰之功；佐以茯苓健脾渗湿，以杜生痰之源；姜枣调和脾胃，且生姜兼制半夏毒性；甘草为使，调和诸药。全方合用，理气化痰，清胃利胆。胃气和降则胆郁得舒，痰浊得去则胆无邪扰。若心神不宁见虚烦不眠较重者，可重用茯苓，或改用茯神，并加酸枣仁、远志、石菖蒲以宁心安神；心热烦甚者，加栀子、豆豉取栀子豉汤之意以清热除烦；热邪偏重见口苦心烦，舌苔黄腻，脉滑数者，可加黄连清热解毒；兼湿热留滞三焦见寒热起伏，胸痞腹胀，小便黄赤，舌苔黄腻者，可加藿香、茵陈、通草；痰浊中阻，肝胃气逆见眩晕呕恶者，可加菊花、僵蚕；呕吐呃逆者，酌加紫苏叶或紫苏梗、旋覆花以降逆止呕；若癫痫属痰浊壅盛、肝风上旋者，本方加胆南星、郁金、石菖蒲以涤痰开窍，或加全蝎、钩藤以息风止痉。

（5）方药中即为温胆汤加减。加谷精草、夏枯草入肝经，以清肝经风热，泻火散结；菊花平肝清热；蝉蜕、薄荷疏散风热、清利头目；泽泻利水渗湿，泄热化浊；决明子清泄肝热；磁石平肝潜阳、聪耳安神；生白芍柔肝、平抑肝阳；山茱萸、川牛膝入肝肾二经，补益肝肾、逐瘀通经。

（6）二诊患者诉耳鸣大为减轻，现时有头晕、头痛，舌稍红，苔少黄腻。加用川芎、土茯苓以活血化瘀，清热散结止痛。

【学习小结】

耳鸣之症，中老年人较为常见，有实证，有虚证，有本虚标实、虚实夹杂之证。病程有长有短，且常兼情志之变，治疗殊为不易，收效亦常较慢。临证应仔细耐心，四诊合参，认真辨证，把握虚实，遣方用药，方可收效。

【课后拓展】

1. 熟读《中医耳鼻喉科学》教材"耳鸣"一节内容。

2. 检索文献，了解西医学对本病的认识、研究进展。

3. 通过对本病的学习，写出学习心悟。

第六节　中　风

中风是以卒然昏仆，不省人事，半身不遂，口眼㖞斜，语言不利为主症的病证。病轻者可无昏仆，而仅见半身不遂、口眼㖞斜等症状。

《黄帝内经》中没有中风的病名，而有类似症状的描述。历代医家对中风的病因和治法作了进一步的探讨和发挥。大体可划分为两个阶段。在唐宋以前，以"外风"立论为主，多从"内虚邪中"立论。唐宋之后，多以"内风"立论。有些经典方剂，至今仍为临床常用。

根据中风的临床表现特征，西医学中的急性脑血管疾病与之相类。包括缺血性中风和出血性中风；其他如原发性脑出血等，均可参照中风进行辨证论治。

【辨治思路】

王立忠教授认为，从中医理论来看，本病是由于患者脏腑功能失调，或气血素虚，加之劳倦内伤、忧思恼怒、饮酒饱食、用力过度，而致瘀血阻滞、痰热内蕴，或阳化风动，血随气逆，导致脑脉痹阻或血溢脑脉之外，引起发病。

王立忠教授指出，中风常见证型有四种。其一，气虚血瘀证。其治法为益气活血、化瘀通络。方药选用自拟益气活血复原汤加减。方中以党参、黄芪益气健脾，使生化有源，血得气行；当归、川芎、赤芍、焦山楂、丹参行气活血化瘀；桑寄生补益肝肾、强骨通络；川牛膝通利关节；少佐地龙、土鳖虫等虫类药以搜风祛邪，逐瘀通络；鸡血藤活血通络舒筋；桂枝温阳化气通脉、引药上行；忍冬藤疏风通络；伸筋草舒筋活络；言语謇涩加胆南星化痰开窍；甘草调和诸药。全方诸药合用，共奏益气活血、化瘀通络之功。可酌情加入仙鹤草以补益虚损。其二，风痰瘀阻证。治法为息风化痰、通络开窍。方药选用自拟息风化痰开窍汤加减。息风化痰开窍汤方中天麻、钩藤息风平肝；夏枯草清热泻火；石菖蒲、胆南星、天竺黄化痰开窍；丹参、白芍养血敛阴；全蝎、地龙息风通络；鸡血藤、川芎、当归、赤芍养血活血；忍冬藤疏风通络；川牛膝逐瘀通经；焦三仙消食导滞；佐以甘草调和诸药之用。合之共奏息风化痰、通络开窍之功。若患者肌张力较高，痉挛明显，肝主筋，筋主运动，可加大生白芍用量以柔肝舒筋，缓急通络，加伸筋草除湿消肿，舒筋活络。其三，痰热腑实证。治法为清热息风、化痰通腑。方药选用自拟活血涤痰承气汤加减。活血涤痰承气汤方中以大黄、芒硝、枳实取承气之意以泄热通腑；丹参、赤芍凉血活血；郁金、竹茹、天竺黄清热化痰；石菖蒲、胆南星化痰通络；瓜蒌清热涤痰通便。诸药合用，共奏清热息风、化痰通腑之功。其四，肝肾阴虚证。治法为补益肝肾、滋阴息风。方药选用自拟方醒脑解语通络汤加减。醒脑解语通络汤方中生白芍养血敛阴柔肝；当归养血活血；夏枯草清肝泄热助眠；生地黄、乌梅养阴生津；地龙通行经络；桑寄生、川续断、枸杞子补益肝肾；甘草调和诸药。共奏补益肝肾、滋阴息风之功。

亦可选用虎潜丸(《丹溪心法》)加减以滋阴降火，补肾填精，活血化瘀。

【典型医案】

病例1 张某，男，68岁。2014年9月5日初诊。

[主诉] 左侧肢体活动不利4个月。

[病史] 患者4个月前无明显诱因出现左侧肢体活动不利，急送至医院，磁共振示：右侧基底节区脑梗死。经治疗后病情渐稳定，遗留左侧偏瘫，言语謇涩，曾自行服用中成药，疗效不明显。遂来求诊。既往有胃下垂病史10余年。高血压病2年，未规律服药，此次发病后规律服药，血压控制良好。

[现症] 神志清，精神欠佳，言语謇涩，左侧肢体活动不利、麻木，左上肢可上抬至胸前，偏瘫步态，步行费力，活动后易汗出，自觉乏力，纳眠一般，小便尚可，大便1～2日一行。舌质淡暗，边有齿痕，舌苔白腻，脉弦细。

问题

(1) 根据患者的症状、体征考虑患者所患何病？中医辨证为何证型？

(2) 该病该证型的病因病机。

(3) 该病的辨证要点有哪些？

(4) 根据病因病机可选用哪些方剂配合治疗？

[治疗过程]

初诊方药：党参12g，黄芪30g，当归12g，川芎15g，赤芍12g，桂枝10g，川牛膝12g，鸡血藤30g，山楂10g，地龙12g，伸筋草20g，土鳖虫8g，胆南星9g，甘草8g。10剂，水煎服，日1剂，早晚分2次温服。医嘱：忌生冷辛辣油腻类食物，避风寒，慎起居，配合康复锻炼。

二诊：9月23日。患者诉服上方后左上肢能抬举过肩，乏力、汗出减轻，现仍觉左侧肢体麻木、发紧。守原方加木瓜20g、全蝎6g、丝瓜络30g。7剂，水煎服，日1剂，早晚分2次温服。

后电话随访，患者左侧肢体麻木、发紧减轻，能走数百米，日常生活基本能自理。

问题

（5）处方中选用的主方是什么？如何理解处方配伍？

（6）二诊中为何又加木瓜、全蝎、丝瓜络？

病例2 高某，男，45岁。2014年8月19日初诊。

［主诉］右侧肢体活动不利2月余。

［病史］患者2月余前情绪激动时突然出现昏迷，急送至医院，头颅CT示"左侧基底节区脑出血"。予以微创治疗，2天后意识转清，病情渐稳定，遗留右侧肢体活动不利，言语不清，半月余前开始行康复治疗，能独站，步行困难，生活不能完全自理。前来求诊。既往高血压病5年，未重视。此次发病后规律服药，血压控制良好。

［现症］神志清，精神差，右侧肢体活动不利，能独站，言语謇涩，反应稍迟钝，面色晦暗，时有咳嗽，咳吐白痰，夜间流涎，纳眠差，小便尚可，大便2～3日一行，较干。舌质暗红，舌苔白腻，脉弦滑。

问题

（1）根据患者的症状、体征考虑患者所患何病？中医辨证为何证型？

（2）该病该证型的病因病机。

（3）该病的辨证要点有哪些？

（4）根据病因病机可选用哪些方剂配合治疗？

［治疗过程］

初诊方药：天麻12g，钩藤20g，丹参20g，石菖蒲10g，胆南星9g，全蝎10g，地龙15g，夏枯草12g，天竺黄9g，生白芍20g，川芎15g，当归12g，鸡血藤30g，忍冬藤30g，川牛膝12g，焦三仙各10g，甘草6g。10剂，水煎服，日1剂，早晚分2次温服。医嘱：忌生冷辛辣油腻类食物，调情志，慎起居，配合康复锻炼。

二诊：9月8日。患者诉纳食正常，咳嗽、咳痰明显减轻，大便1～2日一行，不干，仍眠差。去天竺黄、焦三仙，加炒酸枣仁30g，继服10剂。水煎服，日1剂，早晚分2次温服。

后电话随访，患者能扶持下步行数米，反应较前好转，夜眠亦好转。

问题

（5）处方中选用的主方是什么？如何理解处方配伍？

（6）二诊中方药加减的原因？

【问题解析】

病例1

（1）患者以左侧肢体活动不利、麻木、言语謇涩为主要症状，可辨病为中风，根据症状、舌脉等，考虑为气虚血瘀。

（2）中风病气虚血瘀证多见于患者年迈体弱，或劳倦过度，脾胃渐衰，失却健运，而致元气亏虚，鼓动无力，气为血之帅，血为气之母，气行则血行，气虚则血瘀。因气虚运血无力，血流不畅而成瘀，导致脑脉痹阻，筋脉、舌络失养而引起发病。该病为本虚标实之证，气虚为本，血瘀为标，其病位在脑，与脾胃密切相关。

（3）中风病气虚血瘀证虚中夹实，以气虚和血瘀的证候表现为辨证要点。一般来说，身倦乏力，气少懒言，动则汗出，为气虚之证，既往胃下垂病史亦可见其中气不足；气虚运血无力，血行缓慢，终致瘀阻络脉，筋脉失养，发为中风之证，见左侧肢体活动不利、麻木，言语謇涩；气虚舌淡，血瘀舌紫暗；虚劳内伤，中气不足，肝木乘脾土，亦可见弦脉。是为气虚血瘀证可以见到的舌脉。故该病以左侧肢体活动不利、麻木，身倦乏力，气少懒言。舌质淡暗，边有齿痕，舌苔白腻，脉弦细等为辨证要点。

（4）根据中风病气虚血瘀证的病因病机，要权衡气虚与血瘀，本虚与标实的孰轻孰重。对于年迈体弱，实少虚多，尤其是脾胃之气虚损者，应以补益脾胃之气为主，资助脾胃以化生元气。方选补中益气汤加减以补益中气，调理脾胃。若脾胃运化渐强，元气渐充，可以选用补阳还五汤。王清任在《医林改错》中记载："此方治半身不遂，口眼歪斜，语言謇涩，口角流涎，大便干燥，小便频数，遗尿不禁。"方中重用黄芪为君，补益元气，另有诸活血化瘀之药，以增其功。另外，可以结合病程长短作为参考。急性期虽有本虚，但标实更为突出。恢复期及后遗症期，多为虚实夹杂，邪实未清，正虚已重。临证当认真思考，灵活应变。

（5）方药以自拟益气活血复原汤为主方。方中党参、黄芪益气健脾，使生化有源，血得气行；当归、川芎、赤芍养血活血，行气化瘀；桂枝温阳化气通脉、引药上行；鸡血藤、伸筋草、山楂舒筋通络，活血化瘀；少佐地龙、土鳖虫等虫类药以搜风祛邪，逐瘀通络；川牛膝逐瘀通经，通利关节；胆南星化痰开窍；甘草调和诸药。全方标本兼顾，共奏益气养血、化瘀通络之效。

（6）患者二诊仍觉左侧肢体麻木、发紧，亦为筋脉失养所致，故加全蝎、木瓜、丝瓜络以通络镇痉、舒筋活络，缓解症状。

病例 2

（1）患者以右侧肢体活动不利、言语謇涩、反应迟钝为主要症状，可辨病为中风，根据症状及舌脉等，考虑为痰瘀滞络。

（2）古代医家早就有"津血同源""津血互化"之说，说明在生理条件下，津与血在气化作用下可以相互资生和转化。津血在生理上这种密切关系，必然导致病理上"痰瘀同源依存、从化互结"的相互影响，痰滞则血瘀，血瘀则痰留，即痰可生瘀，瘀可生痰。两者互为因果，交结为患，形成恶性循环。故痰与瘀是疑难怪病之根，危急重症之源。而痰瘀互结是脑病的重要病因病机。中风病痰瘀滞络证多因饮食不节，过食肥甘厚味，或嗜烟酒，克伐脾土，致使脾胃受损，脾失运化，水停成饮，食积成痰，湿热化浊，或素体肝旺，肝火内热，炼津成痰，痰热互结，血行不畅，痰瘀积聚，壅滞经脉，上扰清窍，气血运行不畅，经脉失养，发为本病。该证型以标实为主，风痰、血瘀为标，病位在脑，与心、肝、脾、肾密切相关。

（3）中风病痰瘀滞络证以标实为主，以痰、瘀的证候表现为辨证要点。一般来说，咳嗽，咳吐白痰，夜间流涎为痰重之象，面色晦暗为血瘀之象。从舌脉来看。舌质暗红为瘀血，苔白腻为痰盛。痰饮内停，瘀血内阻，皆属阴邪。阴邪内盛，肝失疏泄，气机郁滞，血气敛束不伸，邪气充溃脉道，而见弦滑之脉。故该病以右侧肢体活动不利，面色晦暗，咳吐白痰，流涎。舌质暗红，舌苔白腻，脉弦滑等为辨证要点。

（4）根据中风病痰瘀滞络证的病因病机，可选用化痰通络汤（《临床中医内科学》）。方中半夏、茯苓、白术健脾燥湿；胆南星、天竺黄清热化痰；天麻平肝息风；香附疏肝理气；丹参活血化瘀；大黄通腑泄浊。全方合用，有化痰息风通络之功。也可选用二陈汤加桃红四物汤，以化痰理气，活血化瘀。

（5）方药以自拟方息风化痰开窍汤加减应用。药用羚羊角粉 3g，天麻、石菖蒲、胆南星、天竺黄、全蝎各 10g，生白芍、夏枯草、地龙、丹参各 12g，甘草 6g。方中羚羊角、天麻、夏枯草、石菖蒲、胆南星、天竺黄息风化痰，散结开窍；丹参、白芍养血敛阴；全蝎、地龙息风活血通络；佐以甘草调和诸药之用。合之共奏息风化痰通络之功。对此类型疗效显著。羚羊角粉目前已应用较少。该患者病属中风，面色晦暗，结合舌脉，考虑血瘀较重，加川芎、当归、鸡血藤以养血活血，忍冬藤疏风通络，川牛膝逐瘀通经。且纳食较差，考虑脾失健运，加焦三仙以健胃消食导滞。流窜经络、痹阻血脉多为痰邪兼风，是为风痰，故加钩藤以平肝息风。

（6）患者二诊诉纳食正常，咳嗽、咳痰明显减轻，大便好转，仍眠差。考虑痰热之象稍减，脾运渐佳，去天竺黄、焦三仙，加炒酸枣仁 30g 以安神助眠。

【学习小结】

王立忠教授认为，中风病临床发病率较高，多为本虚标实，其虚多为肝肾阴虚、脾气内虚，其实多为痰瘀内结、热极生风。由于发病的性质不同，且每多兼证，临床应根据病情，辨证论治。另外，中风常兼肿胀（下肢深静脉血栓）、肩痹（肩痛、肩手综合征）、不寐等症，给患者带来极大痛苦，也给家庭和社会带来沉重的负担，因此应予积极对待，配合康复治疗，以缓解临床症状，提高患者生活质量。

【课后拓展】

1.熟读《中医内科学》教材"中风"一节内容。

2.检索文献，了解西医学对本病的认识、研究进展。

3.通过对本病的学习，写出学习心悟。

第七章　肾系病证（水肿）

水肿是体内水液潴留，泛滥肌肤，表现以头面、眼睑、四肢、腹背，甚至全身浮肿为特征的一类病证。本病相当于西医学的急慢性肾小球肾炎、肾病综合征、继发性肾小球病等。

【辨治思路】

王立忠教授认为临床上水肿用西药治疗多能够缓解症状，但病情易反复。他认为水肿发病与脏腑功能失调有关。水不自行，赖气以动，水肿是全身气化功能障碍的一种表现。《素问·水热穴论》云："肾者至阴也，至阴者盛水也，肺者太阴也，少阴者冬脉也。故其本在肾，其末在肺，皆积水也。"《素问·至真要大论》指出："诸湿肿满，皆属于脾。"因此，水肿发病多与肺、脾、肾密切相关。以调理脏腑失衡为主，则疗效显著。

王立忠教授临证治疗水肿以脏腑辨证为核心进行辨证施治。水肿多因风邪袭表、外感水湿、饮食不节、体虚劳伤有关。病理因素为风邪、水湿、疮毒、瘀血。多种病因使肺失通调、脾失转输、肾失开阖，水液潴留、泛溢肌肤而成水肿。水肿病位在肺、脾、肾，而关键在肾。在治疗上一般以宣肺、健脾、温肾为基本原则。

【典型医案】

病例 1　韩某，男，24 岁，焦作人。2013 年 9 月 7 日初诊。

［主诉］反复发作浮肿伴泡沫样尿 1 年，加重 2 个月。

［病史］患者于 1 年前晨起时双眼睑浮肿，即则波及全身，呈凹陷性水

肿。在当地医院检查尿蛋白（++～+++），血浆白蛋白 22.1g/L，双肾彩超：皮质相对增厚。诊断为"肾病综合征"。应用激素及免疫抑制剂治疗 3 月余，效果不佳。

［现症］神疲乏力，全身水肿，腰酸腿软，双下肢尤甚，小便有泡沫，纳呆，大便溏薄，日 2～3 行，寐差。舌淡红苔薄白，脉细。

问题

（1）按照脏腑辨证，如何辨证？

（2）发病的病机是什么？

（3）该证治疗原则是什么？

［治疗过程］

初诊方药：大腹皮 30g，车前子 30g，桑白皮 30g，当归 12g，赤芍 20g，山茱萸 18g，黄精 15g，桂枝 10g，炮姜炭 10g，淫羊藿 15g，莲子 15g，山药 15g，防风 12g，苍术 15g，白术 15g，黄芪 30g。7 剂，水煎服，日 1 剂，早晚分 2 次温服。

二诊：9 月 15 日。患者水肿未减，腹泻，水样便，日 7 行，查血常规及粪常规未见异常，前方加补骨脂 20g，重用山药至 30g。7 剂，水煎服，日 1 剂，早晚分 2 次温服。

三诊：9 月 22 日。患者服上药后腹泻止，水肿减轻，尿量增多，纳寐较前好转。上方去补骨脂。14 剂，水煎服，日 1 剂，早晚分 2 次温服。

四诊：9 月 30 日。患者基本情况可，水肿明显减轻，腰酸腿软，纳寐佳，大便成形，舌淡苔白，脉细。前方去大腹皮、车前子，加熟地黄 20g，菟丝子 15g，盐杜仲 15g。4 剂，水煎服，日 1 剂，早晚分 2 次温服。患者服此方 3 月余，已无水肿，嘱患者复查各项指标，基本正常。

问题

（4）处方中选用的主方是什么？如何理解处方配伍？

（5）如何理解二诊、三诊中方药的变化？

（6）四诊中加熟地黄、菟丝子及盐杜仲的原因？

病例2　王某，男，69岁。2015年8月4日初诊。

[主诉] 双下肢水肿12天余。

[病史] 12天前无明显诱因出现双下肢水肿，按之凹陷，皮肤干燥脱屑，无局部发热、疼痛等症，当地查尿常规：尿隐血阳性，尿蛋白（++）。泌尿系B超未见明显异常。

[现症] 全身乏力，纳眠一般，面色发暗，小便量少色黄，大便调。舌质暗红，苔黄腻，脉沉弦。

问题

（1）患者小便量少色黄，舌质暗红，苔黄腻是何因？

（2）该患者应辨证为阳水还是阴水？

（3）本案应采取何种治法？可选用哪些方剂配伍治疗？

[治疗过程]

初诊方药：木通5g，白茅根20g，赤芍20g，生地黄10g，竹叶15g，瞿麦20g，血余炭6g，萹蓄20g，黄芩10g，生栀子10g，黄柏6g，车前子10g，枸杞子12g，山萸肉25g，草薢20g，忍冬藤20g，三七粉3g（冲服），甘草10g，生姜3片，大枣5枚。10剂，日1剂，分2次服。

二诊：8月16日。服药后双下肢水肿减轻，原方再服10剂，嘱忌烟酒，低盐精蛋白饮食。

以上方随症加减治疗1月余，患者水肿消失，嘱其间断复查尿常规，随访2年未见复发。

问题

（4）处方中选用的主方是什么？如何理解选方？

（5）水肿患者如何注意饮食调护？

病例3 马某，男，72岁。2014年10月18日初诊。

[主诉] 双眼睑及双下肢水肿1年，加重半个月。

[病史] 患者1年前无明显诱因出现双眼睑及双下肢水肿，时轻时重，未予重视，间断服用利尿药，病情仍反复。半个月前上述症状加重，遂来就诊，查尿常规未见明显异常，下肢血管彩超未见异常。

[现症] 双眼睑及双下肢浮肿，双下肢皮肤粗糙，腰背部酸困，头昏沉，眠差，多梦，纳可，口干，口苦，小便不畅，大便黏腻。舌质紫暗，苔黄厚腻，脉沉细涩。

问题

（1）该患者辨证属于何种证型？

（2）发病的病机是什么？

（3）应采取何种治法？可选用哪些方剂配伍治疗？

[治疗过程]

初诊方药：生地黄10g，当归12g，川芎15g，赤芍12g，桃仁6g，红花10g，泽泻20g，猪苓20g，白术15g，桂枝12g，怀牛膝15g，益母草24 g，甘草6g，生姜3片，大枣5枚。15剂，每日1剂，水煎服，早晚分两次温服。

服药15剂，患者水肿明显减轻，小便正常，余无不适。舌质淡红，苔薄黄，脉滑缓。以上方随症加减调治2月余，诸症消失，疾病痊愈。随访半年未见复发。

问题

（4）该证属于阴水还是阳水，原因是什么？

（5）处方中选用的主方是什么？如何理解处方配伍？

【问题解析】

病例 1

（1）神疲乏力为气虚；腰酸腿软、纳呆、大便溏薄为脾肾两虚，气虚水泛。加之舌脉可辨证为脾肾两虚、气虚水泛证。

（2）脾肾阳虚，水寒内聚，气化失司。

（3）补肾健脾，利水消肿。本例患者由于先天肾气不足，后天脾胃受损，运化失司，气化功能障碍，最终发为水肿，故予以补肾健脾、利水消肿之法。

（4）防己黄芪汤为主方。本证为本虚标实之证，脾肾虚衰为本，水湿犯溢为标，故在防己黄芪汤的基础上，重用大腹皮行气利水、车前子通小便而利水消肿，使水饮从小便而去；莲子、山药补脾益肾；炮姜、淫羊藿温补脾肾之阳气；山茱萸、黄精补肾益精。中医有"水病及血"之说，水肿日久，必阻滞脉络，气滞血瘀，故用当归、赤芍行血中之瘀滞。

（5）患者治疗初期由于久病脾气衰败，正虚不敌邪，腹泻不止，此时急则治其标，前方基础上加用补脾温肾、涩肠止泻之品，药用补骨脂、山药补脾益肾，涩肠止泻。三诊水肿已明显减轻，大便成形，但脾肾两亏征象仍较重，恢复缓慢，为医者不可急于求成，应徐徐图之。

（6）病机的重点转为脾肾两虚，故加用熟地黄、菟丝子、杜仲补肾益精，配合大队补脾利水之品，攻补兼施，标本同治，故收事半功倍之效。

病例 2

（1）根据患者小便量少、色黄及舌脉可知湿热之邪侵袭所致。

（2）阳水属实，该患者是由湿热之邪所致，故当属阳水。

（3）清热利湿通络。可选用清利湿热的方剂如疏凿饮子、小蓟饮子、八正散、导赤散等。

（4）导赤散合八正散加减。治疗水肿病，一般认为"腰以下肿，当利小便，腰以上肿，当发汗乃愈"。使潴留在体内的水液从小便和汗液因势利导向外排泄而消其肿，是谓之治疗大法。水肿患者，大多年老体虚，脏器衰退，水液不行。王立忠教授认为治疗此类病证，不可一味利水消肿，而应辨证施治，注重调理肺脾肾及各脏腑的机能，方能肿消病愈。本案患者老年男性，水肿急性起病，据病情、舌脉，辨证属湿热下注，血脉受扰，故见水肿、血尿、蛋白尿，因此治疗给予清热利湿、凉血通络法，方选导赤散和八正散加减，使湿去热清，血脉通利，故能肿消病愈。

（5）肿势重者应予无盐饮食，轻者低盐饮食（每日食盐量 3～4g），清淡易消化食物。

病例 3

（1）瘀水互结证。患者水肿病程日久。舌质紫暗，脉沉细涩均属瘀水互结证的表现。

（2）病机为水停湿阻，气滞血瘀，三焦气化不利。

（3）应活血化瘀，化气行水。方剂选择活血化瘀利水方剂，如血府逐瘀汤、桃红四物汤、抵当汤、五苓散等。

（4）属于阴水。阴水多属于本虚标实，因脾肾虚弱，而致气不化水，久则可见瘀阻水停，瘀水互结。

（5）主方为血府逐瘀汤合五苓散。本案患者水肿日久见瘀血现象，与"水能病血、血能病水"之机理有关。瘀血既为水肿之因，又为水肿之果，说明水血为患，具有一定的联系。因此，在治疗迁延难愈的水肿病时，可采取活血化瘀法。方中血府逐瘀汤活血行气通经，使血行水亦行；五苓散温阳利水。二方合用，使瘀血得行，气化水利。

【学习小结】

从以上病例可知王立忠教授在辨证治疗水肿一证时，以阴阳为纲，首先辨明是阴水还是阳水。在治疗时，阳水发汗、利水，以祛邪为主。阴水以温肾健脾扶正，同时配以利水、活血祛瘀等治法。治疗得当，则水肿可望治愈。

【课后拓展】

1. 正确区分阴水与阳水的区别，以及两者在治法上的不同。

2. 深入理解活血化瘀利水法的应用。

3. 检索文献，了解西医学对本病的认识、研究进展。

4. 水肿一证的预防调护要注意哪些方面？

第八章 气血津液病

第一节 消 渴

消渴是以多饮、多食、多尿、乏力、消瘦，或尿有甜味为主要临床表现的一种疾病，《内经》上有"消瘅""肺消""膈消""消中"等名称的记载。西医学中的糖尿病、尿崩症或其他疾病，出现以消渴为主症特点者，可参考本节内容辨证论治。

【辨治思路】

王立忠教授认为消渴病的病因比较复杂，禀赋不足、饮食失节、情志失调、劳欲过度等均可导致消渴。其病机主要在于阴虚燥热，主要病变脏腑在肺、胃、肾、肝。肺主气，为水之上源，敷布津液。肺受燥热所伤，则津液不能敷布而直趋下行，随小便排出体外，故小便频数量多；肺不布津则口渴多饮。胃主腐熟水谷，脾主运化，为胃行其津液。脾胃受燥热所伤，胃火炽盛，脾阴不足，则口渴多饮，多食善饥，水谷精微不能濡养肌肉，故体重减轻。肾为先天之本，主藏精而寓元阴元阳；肾失濡养，开阖固摄失权，则水谷精微直趋下泄，随小便而排出体外，故尿多味甜，即尿糖阳性。消渴病的发生发展亦与肝密切相关，"肝失疏泄，气郁化火"皆为消渴病的病因病机。

【典型医案】

病例 1　张某，女，68 岁。2014 年 10 月 11 日初诊。

［主诉］口渴多饮伴多食易饥两月余。

［病史］患者近两个月来不明原因出现口渴多饮，饮水量明显增多，但仍觉口干渴，伴多食易饥，体重减轻，排尿次数及尿量均增多，偶有多汗。遂到王立忠教授处就诊，查空腹血糖 11.2mmol/L，餐后 2 小时血糖 17.6mmol/L；尿糖（++）；甲状腺功能未见异常；有高血压病史 6 年。

［现症］口渴多饮、多食易饥、神疲乏力，面赤，舌边尖红，苔稍黄，舌下脉络瘀滞，脉细数。

> 问题
>
> （1）患者口渴多饮、尿量多，属哪一经和脏腑发病？
>
> （2）患者多食易饥、体重减轻，属哪一经和脏腑发病？
>
> （3）患者尿糖（++），属哪一经和脏腑发病？
>
> （4）舌边尖红，苔稍黄，舌下脉络瘀滞，脉细数，属哪一经和脏腑发病？
>
> （5）按照六经辨证，本案共涉及哪几经发病？各采取何种治法？可选用哪些方剂配合治疗？

［治疗过程］

初诊方药：生熟地黄各 30g，太子参 25g，麦冬 15g，五味子 15g，山茱萸 20g，枸杞子 20g，黄芪 15g，金钗石斛 15g，泽泻 15g，生山药 30g，葛根 20g，玄参 15g，丹参 20g，牡丹皮 10g，川续断 20g，枇杷叶 15g，甘草 10g。10 剂，日 1 剂，水煎取汁 250mL，分 2 次服。嘱其控制饮食，加强活动，改善生活方式。

二诊：服药后，患者症状明显改善。效不更方，再进 10 剂，煎服法同前。

以上方随症加减治疗两个月，患者复查血糖，空腹血糖6.2mmol/L，餐后2小时血糖8.6mmol/L，尿糖（-）。随访半年血糖控制尚可。

> **问题**
>
> （6）处方中选用的主方是什么？如何理解处方配伍？

病例2　褚某，男，92岁，退休干部。2015年4月17日初诊。

［主诉］口干、口渴3年余，加重2个月。

［病史］患者于3年前，出现口干、口渴，夜间加重，伴口中流涎，大便不成形等。舌质红，苔滑，脉象弦细而滑。

［现症］口干、口渴，夜间加重，伴口中流涎，大便不成形等。舌质红，苔滑，脉象弦细而滑。

> **问题**
>
> （1）患者口干、口渴，夜间加重，为哪一脏腑发病？
>
> （2）患者口中流涎，大便不成形，为哪一脏腑发病？
>
> （3）患者舌质红，苔滑，脉象弦细而滑，是何原因引起的？
>
> （4）按照六经辨证，本案共涉及哪几经发病？应采取何种治法？可选用哪些方剂配伍治疗？

［治疗过程］

初诊方药：柴胡12g，黄芩10g，金钗石斛12g，竹茹10g，枳实10g，天竺黄9g，胆南星9g，郁金12g，知母10g，陈皮10g，法半夏12g，茯苓15g，焦山楂10g，建神曲10g，炒莱菔子10g，连翘12g，甘草8g，大枣4枚，生姜2片，北沙参15g。7剂，水煎服，日1剂，早晚分2次温服。

二诊：4月23日。药后患者略见好转，仍口渴，便溏，脉滑细，舌红苔滑，脉象如前。方药：守上方去大枣、生姜，加葛根15g，生石膏30g，麦冬12g。7剂，水煎服，日1剂，早晚分2次温服。

三诊：5月14日。药后患者病情好转，复因咳嗽住院，舌红苔少，腹泻。方药：北沙参12g，麦冬12g，知母10g，金钗石斛12g，葛根12g，天冬12g，天花粉12g，焦山楂10g，建神曲10g，炒莱菔子12g，连翘12g，甘草8g，桔梗12g。4剂，水煎服，日1剂，早晚分2次温服。

四诊：5月18日。药后患者口渴无明显改善，咳嗽，遇寒加重。方药：生黄芪15g，生白术12g，防风10g，当归12g，桔梗10g，全瓜蒌12g，炒莱菔子12g，知母10g，金银花15g，连翘15g，焦三仙各12g，天冬12g，甘草8g。2剂，水煎服，日1剂。

五诊：5月20日。患者仍口干，口渴，眠差，脉弦沉。方药：玄参12g，生地黄12g，麦冬12g，北沙参15g，夏枯草15g，栀子10g，淡豆豉10g，金钗石斛12g，枸杞子12g，葛根12g，酸枣仁30g，百合30g，首乌藤30g，黄连6g，龙齿20g。甘草8g。2剂，水煎服，日1剂，早晚分2次温服。

六诊：5月23日。药后患者睡眠好转，仍口干、口渴，舌淡红，苔滑，脉弦滑。方药：玄参12g，生地黄12g，知母10g，胆南星9g，黄芩8g，黄连6g，黄柏6g，生山药30g，焦山楂10g，砂仁10g，连翘12g，金钗石斛12g，天花粉12g，麦冬12g，甘草8g，桔梗10g。2剂，水煎服，日1剂，早晚分2次温服。

七诊：5月25日。药后患者病情明显好转，现已不口干渴，口涎减少，舌红苔薄白。守上方继服3剂，后随访患者，自述口干渴、口涎等症状消失，体质较前明显改善。

问题

（5）处方中选用的主方是什么？如何理解处方配伍？

（6）二诊中为何去大枣、生姜，加葛根，生石膏，麦冬？

（7）三诊复因咳嗽住院，处方中选用的主方是什么？

（8）四诊药后口渴无明显改善，咳嗽，遇寒加重，处方中选用的主方是什么？

（9）五诊为何加酸枣仁、百合、首乌藤？

（10）六诊药后睡眠好转，仍口干、口渴，舌淡红，苔滑，脉弦滑，处方中选用的主方是什么？

病例3 侯某，女，56岁，新密人。2014年9月19日初诊。

［主诉］口干渴1月余。

［病史］患者1个月前开始出现口渴、口干，查空腹血糖为8.0mmol/L，糖化血红蛋白6.9%，诊断为"2型糖尿病"，为系统诊断来诊。

［现症］口干渴，腰膝酸软，多食易饥，夜间盗汗。舌质暗红，苔少，脉沉细数。平素嗜食肥甘，活动较少，形体肥胖。

问题

（1）患者口干渴，腰膝酸软，多食易饥，夜间盗汗，属哪一经和脏腑发病？

（2）患者平素嗜食肥甘，活动较少，形体肥胖，与哪一脏腑相关？

（3）患者舌质暗红，苔少，脉沉细数，属哪一经和脏腑发病？

（4）按照六经辨证，本案共涉及哪几经发病？各采取何种治法？可选用哪些方剂配合治疗？

［治疗过程］

初诊方药：生地黄15g，牡丹皮20g，丹参20g，泽泻20g，茯苓30g，山药30g，山茱萸20g，竹茹15g，连翘12g，郁金20g，金钗石斛10g，南沙参10g，北沙参10g，甘草10g。15剂，日1剂，水煎取汁250mL，分2次服。

守上方加减调治2个月，诸症明显减轻，血糖控制良好。随访半年病情稳定。

问题

（5）处方中选用的主方是什么？如何理解处方配伍？

病例 4　庞某，女，30 岁，郑州人。2014 年 5 月 1 日初诊。

［主诉］乏力，气短懒言，饮食量少、口干渴 3 个月。

［病史］患者于 1 年前体检时发现血糖升高，空腹血糖 7.6mmol/L，当时因无临床症状，未予重视。近 3 个月来患者自觉倦怠乏力，气短懒言，不能耐受日常工作，饮食量少、口干渴，在当地医院被诊断为"2 型糖尿病"，遂来我院就诊。

［现症］患者形体肥胖，气短乏力，口干欲饮，双胁胀痛，纳差，寐可。舌体胖大，边有齿痕，舌红苔薄白，脉虚数。

问题

（1）患者气短乏力、口干欲饮的病机是什么？

（2）患者双胁胀痛，与哪一脏腑相关？

（3）患者舌体胖大边有齿痕，舌红苔薄白，脉虚数，属哪些脏腑发病？

（4）按照六经辨证，本案共涉及哪几经发病？各采取何种治法？可选用哪些方剂配合治疗？

［治疗过程］

初诊方药：太子参 20g，麦冬 30g，五味子 6g，葛根 30g，柴胡 10g，枳壳 10g，黄精 18g，青皮 6g，制香附 10g。7 剂，水煎服，日 1 剂，早晚分 2 次温服。另嘱患者低盐低脂糖尿病饮食，加强锻炼。

二诊：5 月 9 日。患者气短乏力较前好转，口干欲饮较前略为改善，纳食增加，复查空腹血糖 7.0mmol/L。前日患者不慎感冒，微有咳嗽，咽痛，前方加金银花 15g，连翘 12g，桑叶 12g，以疏风散热。继服 7 剂。

三诊：5月17日。服上方后，患者感冒已痊愈，诸症均和，测空腹血糖6.7mmol/L。前方去金银花、连翘、桑叶，14剂。后患者上方服用2月余，每周复查血糖1次，空腹血糖控制在5.7mmol/L左右，餐后2小时血糖控制在7.0mmol/L左右。继续嘱患者低盐低脂糖尿病饮食，加强锻炼。

问题

（5）处方中选用的主方是什么？如何理解处方的配伍？

病例5 李某，女，60岁，郑州人。2010年4月1日初诊。

[主诉] 口干多饮2年。

[病史] 患者平素性情急躁易怒，2年前出现口干多饮，多尿，乏力，体重减少。当时在医院查空腹血糖：9.1mmol/L，诊断为"2型糖尿病"，服消渴丸每次5粒，日2次，空腹血糖控制在6.1mmol/L，然口干多饮症状不减。

[现症] 口干多饮，纳食正常，眠差，大便溏，有泡沫。舌质暗红，有裂纹，无苔，脉弦细。

问题

（1）患者口干多饮，纳食正常，眠差，属哪些脏腑发病？

（2）患者大便溏，有泡沫，与哪一脏腑相关？

（3）患者舌质暗红，有裂纹，无苔，脉弦细，属哪些脏腑发病？

（4）按照六经辨证，本案共涉及哪几经发病？各采取何种治法？可选用哪些方剂配合治疗？

[治疗过程]

初诊方药：北沙参12g，麦冬12g，生地黄10g，知母10g，生山药30g，葛根15g，天花粉15g，天冬10g，地骨皮10g，玉竹12g，山萸肉18g，枸杞子12g，焦山楂10g。10剂，水煎服，日1剂，分2次温服。

二诊：口干多饮症状明显好转，然眠差，入睡困难，大便溏。舌质暗红，有裂纹，苔薄白，脉弦细。已停服消渴丸，复查空腹血糖：4.6mmol/L。上方去地骨皮、天冬，加炒酸枣仁 30g，茯神 20g，百合 30g。继服 10 剂。

三诊：复查空腹血糖：5.1mmol/L，口干多饮症状基本消失，睡眠好转，二便调。守方继服 10 剂。嘱其控制饮食，忌辛辣肥甘。

问题

（5）处方中选用的主方是什么？如何理解处方配伍？

【问题解析】

病例 1

（1）肺主气，为水之上源，敷布津液。肺受燥热所伤，则津液不能敷布而直趋下行，随小便排出体外，故小便频数量多；肺不布津则口渴多饮。

（2）胃主腐熟水谷，脾主运化，为胃行其津液。脾胃受燥热所伤，胃火炽盛，脾阴不足，则口渴多饮，多食善饥，水谷精微不能濡养肌肉，故体重减轻。

（3）肾为先天之本，主藏精而寓元阴元阳。肾失濡养，开阖固摄失权，则水谷精微直趋下泄，随小便而排出体外，故尿多味甜，即尿糖阳性。

（4）手太阴、足少阴发病，肺脏燥热、津液失布，则舌边尖红，苔稍黄。肾阴亏虚、肾失固摄，则脉细数。舌下脉络瘀滞为兼有瘀血之证。

（5）综合分析，按照六经辨证，本案共涉及手太阴、足阳明和足少阴三经发病，治宜益气养阴，滋肾活血。可选用六味地黄丸、地黄饮子等方剂进行加减治疗。

（6）处方中选用地黄饮子为主方，地黄饮子主消渴咽干，面赤烦躁，阴虚火炎，阳明菀热。《医林纂要》有云："此方意在滋阴血以济亢阳，故麦冬、枇杷叶佐天冬而清肺；黄芪、甘草佐人参而和脾胃；生地黄、泽泻佐熟地而滋肾；引肾水以上荣，而亢阳不能害，则于石斛取之。固其本根达其条枝，荣其枝叶，破其上逆之势，而泻其余邪。三焦之气顺，心包之血滋，火散而气清，润泽荣华，无烦躁咽干之病。"本案患者兼有瘀血之证，遂酌加丹参、牡丹皮之类以活血通脉。随症加入施今墨先生的降糖药对，以提高临床疗效，本案标本兼顾，经方验方结合，故能达到较好临床效果。

病例2

（1）患者口干、口渴，夜间加重，为肺、胃、肾三脏同时发病。

（2）患者口中流涎，大便不成形，为脾胃阳虚，上气不化津而口中流涎，下运化失职而大便不成形。

（3）患者脾胃虚弱，生痰生湿，则苔滑，脉滑，日久肝郁化火。舌质红，脉象弦细而滑。

（4）按照六经辨证，本病手太阴、足阳明、足厥阴、足太阴和足少阴同时发病。治宜疏肝解郁，健脾益气，滋阴清热化痰。可选用柴胡疏肝散、二陈汤等方加减化裁。

（5）患者素有肝气郁滞，影响脾胃运化，日久脾虚多湿，流涎、便溏，苔滑，胃阴不足，失于受纳；肝郁日久化火，消灼肺津，津液失于敷布，致肾阴亏虚，发为消渴。方中初用柴胡、黄芩、郁金、连翘来疏肝解郁，清热散结，服用后会觉气顺火降；竹茹、枳实、天竺黄、胆南星、陈皮、法半夏、茯苓，合用理气健脾，清热化痰；焦山楂、建神曲、麦芽、砂仁开胃消食化积；玄参、生地黄、知母、天花粉、金钗石斛、麦冬、沙参等泻肺胃肾火，滋肺胃肾阴。全方共奏疏肝解郁、健脾益气、滋阴清热化痰之效，切中病机，故诸症可明显减轻，渐次向愈。

（6）二诊药后略见好转，仍口渴，便溏，脉滑细，舌红苔滑，脉象如前，为热象较重，故去性温之生姜大枣，加入甘润之麦冬，益胃滋肺，培土生金，以防津枯火逆，甘寒之生石膏清热泻火、除烦止渴，甘凉之葛根生津止渴、升阳止泻。

（7）三诊患者复因咳嗽住院，舌红苔少，腹泻，方选沙参麦冬汤为主方加减以清养肺胃、生津润燥。

（8）四诊药后口渴无明显改善，咳嗽，遇寒加重，方选玉屏风散、清金化痰丸加减以益气固表，清热肃肺。

（9）患者睡眠差加酸枣仁以养心安神、百合以清心安神、首乌藤以镇心安神。诸药合用，可使阳入于阴而夜寐安。

（10）六诊药后睡眠好转，仍口干、口渴，舌淡红，苔滑，脉弦滑，方选消渴方加减以清热降火，生津止渴。

病例 3

（1）足少阴肾亏虚，尤肾阴亏损，患者会出现口干渴，腰膝酸软，多食易饥，夜间盗汗之症。

（2）患者平素嗜食肥甘，活动较少，中焦脾胃失和，痰湿积聚，继而形成痰湿体质，形体肥胖。

（3）患者舌质暗红，苔少，脉沉细数，病在足少阴肾经，为肾阴亏损之症。

（4）综合分析，按照六经辨证，本案共涉及足太阴和足少阴两经发病，治宜滋阴固肾、健脾化湿。可选用六味地黄丸加减治疗。

（5）关于消渴，张景岳在《景岳全书·杂证谟·消渴》中载有"消渴病……皆富贵人病之，而贫贱者少有也"，《素问·奇病论》指出"肥者令人内热，甘者令人中满，故其气上溢，转为消渴。"由此可见，古代的消渴病患者群体多发生于中老年人，且尤以生活安逸、嗜食肥甘的非体力劳动者发病率高，这一认识与现代流行病学的研究结果基本一致。方中六味地黄丸以滋补肝肾之阴，使肾水足阴火降；竹茹、连翘、郁金、金钗石斛、南沙参、北沙参、甘草以滋肺胃之阴缓干渴之急，本方标本兼顾，故能快速获效。

病例 4

（1）患者气短乏力，口干欲饮，为气阴两虚之症。脾肺气虚，宗气化生不足，宣发无力，故气短乏懒言；脾气虚则运化无力；痰湿内停而不欲饮食，形体肥胖；脾肺两脏之气不足，水精内停，郁而化热，故口干渴欲饮。

（2）患者双胁胀痛，为肝气郁滞，疏泄不利而生胁痛。

（3）本已脾虚，肝郁乘脾，加重脾虚之证，则舌体胖大边有齿痕，又有气阴两虚，则舌红苔薄白，脉虚数。

（4）综合分析，按照六经辨证，本案共涉及足厥阴、足太阴两经发病，治宜益气养阴，调和肝脾。可选用生脉饮、柴胡疏肝散等方剂进行加减治疗。

（5）此例患者消渴症状并不典型，初期仅在体检时发现空腹血糖高，结合病情可以判断此患者处于消渴病脾瘅期。脾肺气虚，宗气化生不足，宣发无力，故气短乏力懒言；脾气虚则运化无力，痰湿内停而不欲饮食，形体肥胖；脾肺两脏之气不足，水精内停，郁而化热，故口干渴；肝气郁滞，疏泄不利，故生胁痛。肝郁乘脾，势必加重脾虚之证，结合舌脉，皆为肝郁脾虚、气阴两亏之象，故选用生脉饮合柴胡疏肝散加减。方中太子参、麦冬、五味子益气养阴；柴胡、枳壳、青皮、制香附疏肝和胃，理气解郁；重用葛根，取其升清生津之功效，缓解口干欲饮症状；黄精可补肺脾肾三脏之气阴，助益气养阴之功。此患者服药3月余，诸症缓解，恢复正常工作生活，但消渴之证多与生活方式、饮食习惯密切相关，若不督促其控制饮食，加强锻炼，日久消渴之证必复。

病例5

（1）患者口干多饮，纳食正常，为肾阴亏损之症，肾阴亏损则虚火内生，上燔心肺则口干多饮、眠差。

（2）患者大便溏，有泡沫，为脾胃运化失职，水谷精微从下而出之症。

（3）患者阴虚较重，则舌质暗红，有裂纹，无苔，脉弦细。

（4）综合分析，按照六经辨证，本案共涉及手太阴、足少阴两经发病，治宜清肺生津，滋阴固肾。可选用消渴方进行加减治疗。

（5）患者性情急躁易怒，肝火偏旺，消灼肺津，津液失于敷布，肾精不得资助，致肾阴亏虚，发为消渴。方中北沙参、麦冬、天冬、生地黄、知母、葛根、天花粉、地骨皮、玉竹清热养阴，生津止渴；生山药、山萸肉、枸杞子滋补肝肾；焦山楂消食化积。二诊肺热津伤改善，故去地骨皮、天冬，酌加炒酸枣仁、茯神、百合养阴清心，宁心安神。诸药合用，肾阴得滋，肺清津生，故可奏效。

【学习小结】

从以上病例可以看出消渴病的病因比较复杂，饮食失节、情志不畅、劳欲过度等原因均可导致消渴。王立忠教授临证治疗消渴以脏腑辨证为核心进行辨证施治，以辨病位、标本虚实、本病与并发症为辨证要点，常获显效。在方剂配伍方面根据脏腑辨证进行选药配方，以"清热润燥，养阴生津"为治疗大法，由于本病常发生血脉瘀滞及阴损及阳的病变（如肺痿、白内障、疮疖痈疽、中风偏瘫、水肿等），故应针对病情，及时合理地选用活血化瘀、滋补肾阴、温补肾阳等治法，临证灵活配方均能取得良好效果。

【课后拓展】

1. 熟读背诵《黄帝内经》关于消渴病的论述。

2. 查阅"阳非有余、阴本不足"的出处，并准确理解其含义。

3. 检索文献，了解西医学对本病的认识、研究进展。

4. 通过对本病的学习，写出学习心悟。

5. 参考阅读

杜骥腾，石岩，杨宇峰.基于文献研究谈消渴 [J].辽宁中医药大学学报，2018，20（2）：68–70.

第二节　汗　病

汗证有自汗、盗汗两种类型，自汗是不因外界环境因素的影响，白昼时时汗出，动辄尤甚者；盗汗为眠中汗出，醒来自止者。汗病多是阴阳失调，腠理不固，汗液外泄失常所致。西医中并未有汗病病名，其多为某些疾病所致的一种症状，可见于多种疾病中，如：甲状腺功能亢进、嗜铬细胞瘤、结核病、低血糖等疾病。

【辨治思路】

西医目前治疗汗病未有特效疗法，主要采用营养神经或抗乙酰胆碱药物治疗，但是抗乙酰胆碱药物不宜长期服用。目前西医根治的最为有效的治疗方法为胸交感神经切除治疗，但是其往往出现代偿性多汗后遗症，因此在对于汗证的治疗优先采用中医药治疗更为稳妥。

王立忠教授认为汗病是由于人体正气亏虚，或阳热较盛，营卫失和，肌肤腠理不固引起的。王立忠教授临床上治疗汗病以益气固表、养阴清热为治则，审证求因，对证治疗。卫气不固的选用玉屏风散，营卫不和选用桂枝汤，热盛的选用白虎汤，阴虚的需根据情况判断是哪脏的问题，心阴不足选用天王补心丹；肾阴不足用六味地黄丸加减；肾阴亏虚、心肾不交的选用当归六黄汤加减等。

【典型医案】

病例1 袁某，男，51岁。2014年8月4日初诊。

[主诉] 自汗，汗出恶风，伴畏寒怕冷2年余。

[病史] 患者自汗，汗出恶风，伴畏寒怕冷2年余，且常感乏力。

[现症] 自汗，汗出恶风，畏寒，常感乏力，饮食可，二便调。舌质淡红，苔薄白，脉沉细。

问题

（1）患者诊断是什么病？什么证型？辨病辨证依据是什么？

（2）采用何种治疗方法？

（3）可选用哪些方剂治疗？

[治疗过程]

初诊方药：炙黄芪18g，炒白芍12g，桂枝9g，干姜8g，炒白术10g，防风10g，砂仁10g，甘草8g，大枣5枚，生姜2片。8剂，水煎服，日1剂，早晚分2次温服。

二诊：9月11日。患者诉服上方8剂后，怕冷减轻，汗出量减少，乏力症状缓解，但寐差，多梦。舌脉同前。守上方加酸枣仁30g，茯神20g，首乌藤30g。10剂，水煎服，日1剂，早晚分2次温服。

2 个月后随访汗出痊愈，睡眠较前明显改善。

问题

（4）你可以看出王立忠教授所用的是什么方加减吗？

（5）所用原方有什么功效？

（6）如何理解全方配伍？

（7）二诊为何加入酸枣仁、茯神、首乌藤？

病例2　马某，男，36 岁。2012 年 9 月 6 日初诊。

［主诉］夜间汗多 2 年，加重伴入睡困难半年。

［病史］患者 2 年前无明显原因出现夜间汗多，醒来汗止，近半年症状加重，多方求治，反复加重。

［现症］夜间汗多，醒来汗止，入睡困难，心烦多梦，纳可，口干唇燥，二便尚调。舌质红，舌尖红明显，苔少，脉细数。

问题

（1）患者为什么会出现多汗？

（2）患者为何出现入睡困难、心烦多梦？

（3）患者辨为什么证？

（4）该病例的治则是什么？

［治疗过程］

初诊方药：黄芪 25g，当归 12g，生地黄 15g，熟地黄 15g，黄芩 6g，黄连 6g，黄柏 6g，山萸肉 25g，煅龙牡各 25g，炒酸枣仁 15g。7 剂，水煎服，日 1 剂，早晚分次温服。

二诊：9 月 14 日。患者服上方盗汗好转，心烦、多梦、失眠较前改善。舌质红，苔薄白，脉细。守前方 7 剂。

三诊：9 月 20 日。患者诸症症状基本缓解。舌质尖红，苔薄白，脉细。

嘱续服 7 剂巩固疗效。随访病愈。

问题

（5）王立忠教授所用方为哪个方剂加减？

（6）原方有何功效？

（7）方中为何加入山萸肉、煅龙骨、煅牡蛎、炒酸枣仁？

（8）如何理解全方配伍？

病例 3 王某，女，49 岁。2015 年 4 月 30 日初诊。

［主诉］多汗 3 月余。

［病史］3 个月前无明显诱因出现多汗，汗出如洗，活动后汗出更明显。

［现症］多汗，后动后尤甚，恶风，面色萎黄，气短乏力，小便正常，大便黏滞。舌边红苔薄白腻，脉沉细。

问题

（1）该患者辨为什么证？

（2）该病当采用什么治法？

［治疗过程］

初诊方药：党参 12g，生黄芪 20g，炒白术 12g，防风 10g，生白芍 15，浮小麦 30g，柴胡 10g，山萸肉 25g，五味子 10g，生山药 30g，生龙牡各 30g，麻黄根 10g，甘草 8g。7 剂，水煎服，日 1 剂，早晚分 2 次温服。

二诊：患者服药后汗出较前好转，畏寒、恶风，头部昏沉，背部烘热。舌红，苔薄白，脉沉细。守上方黄芪增至 25g，加升麻 5g，淫羊藿 15g，桂枝 6g，大枣 5 枚。

3 个月后电话随访，患者诉诸症痊愈。

问题

（3）王立忠教授所用方为哪个方剂加减？

（4）如何理解全方配伍？

（5）二诊为何黄芪增至25g，加升麻、淫羊藿、桂枝、大枣等药？

【问题解析】

病例1

（1）患者为汗病 - 自汗 - 肺卫不固证。此患者畏寒怕冷，易汗出，汗出恶风，乃因营卫虚弱，腠理疏松无力抵御外邪。汗出恶风、常感乏力乃营卫不和，卫气不足之表现。营卫俱虚，卫阳不固，营阴失守，则汗出恶风；卫气既虚，肌腠失于温煦，则常感恶风怯寒。

（2）益气固表，调和营卫。

（3）玉屏风散，补中益气汤、桂枝加黄芪汤等。

（4）王立忠教授所用为桂枝汤合玉屏风散加减方。

（5）桂枝汤：解肌发表，调和营卫；玉屏风散：益气固表止汗。

（6）方以桂枝汤合玉屏风散加砂仁而成。桂枝汤以桂枝、生姜疏风泄卫；以芍药、大枣益阴和营；调以甘草合桂枝、生姜辛甘化阳，合芍药、大枣酸甘化阴，共达解肌表、和营卫、调阴阳之效。玉屏风散以黄芪为君，白术为臣，佐以防风共奏益气固表、止汗御邪之功。《不居集·上集·卷十》载："虚劳日久，诸药不效，而所赖以无恐者，胃气也。盖人之一身，以胃气为主，胃气旺则五脏受荫，水精四布，机运流通，饮食渐增，津液渐旺，以致充血生津，而复其真阴不足。"故以砂仁醒脾开胃，胃气行则阳气行。全方共奏益气固表、调和营卫之功，营卫和，卫表固，则汗出止。

（7）二诊因患者诉眠差，故原方加入酸枣仁、茯神、首乌藤以养心安神，助其睡眠。

病例 2

（1）心主血，肾藏精，患者精神过用，起居不慎，亡血失精，致血虚精亏，虚火内生，阴津被扰，不能自藏而外泄作汗。

（2）肾阴亏虚，不能上济心火，则心火独亢，扰乱心神，故入睡困难，心烦多梦。

（3）本病辨证属阴虚火旺，心肾不交。

（4）治宜滋阴降火，固表止汗。

（5）当归六黄汤。

（6）滋阴清热、固表止汗。

（7）煅龙牡敛阴潜阳，固涩止汗；山萸肉、炒酸枣仁酸敛止汗，养心安神。

（8）方中黄芪益气实卫，固表止汗；当归养血益阴，血充则心火可制；生、熟地黄入肝肾而滋肾阴；黄连清泻心火，合以黄芩、黄柏泻火除烦，清热坚阴。热清则火不内扰，阴坚则汗不外泄。诸药合用，共奏滋阴降火、固表止汗之功。

病例 3

（1）气虚肺卫不固证。

（2）益气固表止汗。

（3）玉屏风散。

（4）方中党参、黄芪补气，防风遍行周身，称治风之仙药，上清头面七窍，内除骨节疼痹、四肢挛急，为风药中之润剂，治风独取此味，任重功专矣。然卫气者，所以温分肉而充皮肤，肥腠理而司开合，唯黄芪能补三焦而实卫，为玄府御风之关键，且无汗能发，有汗能止，是补剂中之风药也。所以防风得黄芪，其功愈大尔。白术健脾胃，温分肉，培土以宁风也。柯韵伯云："夫以防风之善驱风，得黄芪以固表，则外有所卫，得白术以固里，则内有所据，风邪去而不复来。"党参补气，白芍、浮小麦、麻黄根收敛止汗，生龙牡固涩敛汗，加强止汗之功，久汗必正气亏虚，山萸肉、五味子、生山药补健脾益肾，益气敛汗，酌加柴胡稍稍发散，以防收敛太过，闭门留寇。

（5）服后汗出减轻，仍有畏寒、恶风，黄芪加量以增强益气固表之功，桂枝与白芍配伍调和营卫，大枣、淫羊藿健脾补肾，补虚损之气，升麻引药上行，共奏补气敛汗之功。

【学习小结】

汗证是临床上常见的一种病证，多合并有胸闷、心悸、失眠、头晕、耳鸣等症。一般情况下，多是气虚自汗，阴虚盗汗。但临床不能单纯以"自汗属阳虚，盗汗属阴虚"来论治，张景岳《景岳全书·汗证》谓："自汗盗汗亦各有阴阳之证，不得谓自汗必属阳虚，盗汗必属阴虚也。"另外历代医家多认为汗证属阳虚、气虚，多治宜补虚。临床上汗证固然多属虚证，但非虚者亦属不少。王清任总结临证经验，曾悟道："竟有用补气、固表、滋阴、降火，服之不效，而反加重者，不知血瘀亦令人自汗、盗汗，用血府逐瘀汤，一两付而汗止。"因而临床上很多中医大夫只知道固涩肌表是不可取的。王立忠教授治疗汗证，讲究四诊合参，辨证论治，虚者补之，实者泻之，热者寒之，寒者热之。

【课后拓展】

1.《证治准绳·盗汗》曰："阴气既虚，不能配阳，于是阳气内蒸，外为盗汗。"如何理解？

2.《三因极一病证方论·自汗论治》曰："无论昏醒，浸浸自出者，名曰自汗；或睡着汗出，即名盗汗，或云寝汗。若其饮食劳役，负重涉远，登顿疾走，因动汗出，非自汗也。"如何理解？

3. 掌握《金匮要略》中关于汗证的描述。

4. 通过对该病的学习写出学习心悟。

5. 参考阅读：王立忠. 王立忠临证方药心悟 [M]. 北京：中国中医药出版社，2018.

第三节　郁　病

郁证是由于情志不舒，气机郁滞所致的一种病证，是内科病证中最为常见的一种。郁有积、滞、结等含义。以忧郁不畅，情绪不宁，胸胁胀满疼痛为主要临床表现，或有易怒易哭，或有咽中如有炙脔，吞之不下，咯之不出的临床表现。其主要见于西医学的神经衰弱、癔病及焦虑症等，另外也见于更年期综合征及反应性精神病。

【辨治思路】

王立忠教授认为情志不遂是郁证主要发病因素，五脏气机失调是郁证的基本病机。病位主要在肝，与心、脾、肾亦密切相关。治则是理气开郁，调畅气机，怡情易性。形神合一则五脏六腑的阴阳和谐，气血充盈，而神明昌盛，情志畅达。中医之效验在于观其症，诊其脉，辨证准确。"初病而气结为气滞者，宜顺宜开；久病而损及中气者，宜修宜补；然以情病者非情不解"。临床治疗先辨明所受脏腑的偏重，次辨病证之虚实。对于实证首当理气开郁，虚证则根据所损及的脏腑及气血阴精亏虚的不同而补之。如肝气郁结化热者用左金丸或丹栀逍遥散加减；心神失守用天王补心丹或甘麦大枣汤；血郁用血府逐瘀汤；食郁用保和丸；阴虚有热者可用百合地黄汤等。

【典型医案】

病例1　杨某，女，54岁。2013年2月18日初诊。

［主诉］心烦易怒，夜寐不安，盗汗半年。

［病史］患者近半年来虚烦少寐，潮热盗汗，颧红唇赤，头昏目眩，在多家医院就诊，各种理化检查指标正常，后诊断为"围绝经期综合征"，服用各种补肾养肝之品无效。

［现症］虚烦少寐，潮热盗汗，颧红唇赤，头昏目眩，耳鸣心悸，敏感易

怒，形寒肢冷，腰膝酸软。舌质红，苔少，脉沉弦细。

问题

（1）本案如何辨证？

（2）病机是什么？

（3）对于此证采用什么治法？

[治疗过程]

初诊方药：仙茅 12g，淫羊藿 12g，巴戟天 12g，当归 10g，知母 10g，黄柏 6g，女贞子 12g，墨旱莲 20g，紫石英 20g。7 剂，水煎服，日 1 剂，早晚分 2 次温服。

二诊：2 月 25 日。服上药后情绪较前稳定，盗汗减少，睡眠好转。舌质红，苔薄白，脉沉细略弦。效不更方，仍按上方继服 14 剂。2 个月后随访病愈。

问题

（4）该患者治疗应用的主方是什么？

（5）如何理解选方配伍？

病例 2　卢某，女，46 岁。2013 年 4 月 16 日初诊。

[主诉] 精神抑郁，胸胁胀痛 7 月余。

[病史] 患者情绪低落，少动懒言，胸胁胀痛，痛有定处，入夜尤甚，时有心烦急躁，曾在多家医院被诊为"抑郁症"，选服"百忧解""赛乐特"等药，效不明显。

[现症] 情绪低落，胸胁胀痛，痛有定处，入夜尤甚，时有心烦急躁，纳呆，眠差。舌质暗红，苔薄黄，脉弦细。

问题

（1）该患者可辨为什么证？

（2）采用何种治法？

（3）可采用什么方剂？

［治疗过程］

初诊方药：柴胡 6g，郁金 10g，佛手 10g，当归 12g，白芍 10g，牡丹皮 10g，栀子 10g，茯神 10g，合欢花 30g，薄荷 3g，首乌藤 30g，桃仁 12g，红花 10g，黄连 9g，丹参 18g，甘草 6g。7 剂，水煎服，日 1 剂，早晚分 2 次温服。

二诊：4 月 25 日。服上药后患者情绪较前好转，睡眠状况改善，胸胁胀痛、心烦易怒等症明显减轻，舌脉同前，前方减黄连用量为 6g，继服 14 剂。

三诊：5 月 12 日。上方服用 14 剂后，患者诸症均和，胸胁胀痛、心烦易怒等症基本消失，精神状况较前大有好转，已能参加日常交际活动。纳眠可，二便调，苔薄白，脉弦细。效不更方，前方继服 14 剂。嘱患者汤剂服完后，继服中成药解郁丸以巩固疗效。

问题

（4）如何理解全方药物组成？

病例 3 郭某，男，18 岁。2010 年 4 月 12 日初诊。

［主诉］情绪低落、焦虑、失眠 1 年。

［病史］患者 1 年前因失恋后出现情绪低落、心烦、胆怯、焦虑，反复想一件事，失眠多梦，曾多方诊治，在精神病院诊断为"双向情感障碍"，口服丙戊酸钠 0.1g，每日 2 次，舍曲林 50mg，每日 3 次。症状略有改善。

［现症］虚烦少寐，潮热盗汗，颧红唇赤，头昏目眩，耳鸣心悸，敏感易怒，形寒肢冷，腰膝酸软。舌质红，苔少，脉沉弦细。

问题

（1）该患者辨为什么证？

（2）患者的发病病机是什么？

（3）采用何法治疗？

[治疗过程]

初诊方药：甘草15g，生地黄12g，大枣8枚，陈小麦30g，酸枣仁30g，茯神20g，百合30g，桑椹30g，黑芝麻20g，竹茹10g，合欢皮30g，生白芍12g，枸杞子12g，首乌藤30g。10剂，水煎服，日1剂，分2次温服。

二诊：失眠症状好转，仍心烦，多梦少寐，余症好转。舌脉同前。守上方加莲子心3g，灯心草6g，磁石30g。10剂，水煎服。随访诸症消失。

问题

（4）王立忠教授采用何方？

（5）如何理解方药组成？

（6）二诊加莲子心、灯心草、磁石，有何作用？

【问题解析】

病例1

（1）患者心烦易怒为心火上炎；虚烦少寐，潮热盗汗，颧红唇赤，头昏目眩为肾阴亏虚证；同时形寒肢冷，腰膝酸软伴有肾阳虚证。心肾阴阳失调，在心肾阴虚的基础上伴有肾阳虚证。

（2）病机为肾阴亏虚，阴不涵阳。

（3）治疗当温肾阳，滋养心肾，调整阴阳。

（4）主方选用二仙汤、二至丸加减。

（5）该患者正值更年期，先天肾气渐衰，任脉虚，太冲脉衰，天癸将竭，导致机体阴阳失调而出现一系列脏腑功能紊乱的证候。或肾阴不足，阳失潜藏；或肾阳虚衰，经脉失于温养。治疗时，温肾阳，滋肾阴，调整阴阳为主要方法。方中仙茅、仙灵脾、巴戟天、紫石英温肾助阳，镇心安神；女贞子、墨旱莲滋补肝肾，养阴益精；当归养血和血；知母、黄柏滋阴泻火。全方调和阴阳，使阴平阳秘，故情绪稳定，寐安汗止。

病例2

（1）辨证为肝郁化火、气滞血瘀证。患者情绪低落，心烦急躁为肝郁化火证，胸胁胀痛，痛有定处，入夜尤甚为气滞血瘀证，加之舌脉可辨证为肝郁化火、气滞血瘀证。

（2）治法应解郁清热，理气活血。

（3）患者以精神抑郁、胸胁胀痛、心烦易怒为主症，四诊合参，辨证为肝郁化火，气滞血瘀，属中医"郁病"的范畴，故用丹栀逍遥散合血府逐瘀汤加减为治。方剂可选用丹栀逍遥散合血府逐瘀汤加减。

（4）方中柴胡、郁金、佛手疏肝解郁，使肝气条达。白芍养血敛阴，柔肝缓急，当归养血活血兼以活血，白芍、当归合用，补肝体而顺肝用，则无肝气横逆之虞。牡丹皮、栀子、黄连清心火，平肝火。小剂量薄荷疏散肝经遏郁之气，并引肝经郁热外达，有"火郁发之"之意。郁病患者多伴有眠差，故重用合欢花、首乌藤，配伍茯神而奏养心安神之效，《温病条辨》云："阳入于阴则寐，阳出于阴则寤"，首乌藤入心、肝经长于养血宁心，引阳入阴以安神，合欢花入心、肝经长于疏肝解郁以除烦安神，首乌藤至夜而交合，合欢花昼开夜合，俱得天地阴阳之妙，两药合用，能引阳入阴，使寐寤正常。气行则血行，气滞日久，血中必有瘀滞，故患者胸胁胀痛，痛有定处，桃仁、红花、丹参为活血化瘀而设，且丹参入心经，还能清心除烦。甘草调和诸药为使。诸药合用，解郁清热，理气活血，气血兼顾，而取桴鼓之效。

病例3

（1）阴虚内热，心神惑乱。

（2）患者因失恋情志不舒，日久郁结化火，消烁阴液，心神失养而发本病。

（3）滋阴清热，养心安神。

（4）甘麦大枣汤合百合地黄汤。

（5）方中陈小麦、酸枣仁、首乌藤、茯神、合欢皮养心益肝，除烦安神；百合、地黄养阴清心，宁心安神；竹茹清热除烦；桑椹、黑芝麻、枸杞子滋补肝肾；甘草、大枣益气和中，甘润缓急。诸药合用阴液得滋，心清神安。

（6）二诊加莲子心、灯心草、磁石以增清心、镇惊、安神之功。

【学习小结】

郁病是七情过极，导致脏腑阴阳气血失调所致。病因是情志内伤，其病理变化多与心、肝、脾有密切关系。初病多实，以六郁见证为主，其中以气郁为病变基础，病久则由实转虚，引起心、脾、肝、肾气血阴精的亏损，而成为虚证类型。王立忠教授认为郁证辨证可分为实证和虚证，以气机郁滞为基本病变。气郁化火者配合清肝泻火，气郁血瘀者配合活血化瘀药；虚证应以补为主，如养心安神、补益心脾、滋养肝肾等；虚实互见则两者兼顾。

【课后拓展】

1.《景岳全书·郁证》曰："凡五气之郁则诸病皆有，此因病而郁也。至若情志之郁，则总由乎心，此因郁而病也。"如何理解？

2.《医方论·越鞠丸》曰："凡郁病必先气病，气得疏通，郁于何有？"如何理解？

3.掌握《金匮要略》中脏躁、梅核气两种病证（属于郁病）的相关内容。

4.通过对该病的学习，写出学习心悟。

第九章　肢体经络病（痹病）

痹病是由于风、寒、湿、热等邪气闭阻经络，影响气血运行，导致肢体筋骨、关节、肌肉等处发生疼痛、重着、酸楚、麻木，或关节屈伸不利、僵硬、肿大、变形等症状的一种疾病。轻者病在四肢关节肌肉，重者可内舍于脏。

中医文献中有关痹病的论述历史悠久，内容也极为丰富。《黄帝内经》中就提出了痹的病名，而且对其病因病机、证候分类以及转归预后等均作了较详细的论述。历代医家也扩充了痹病的治法、方药等。

本病的临床表现多与西医学的结缔组织病、骨与关节等疾病相关。常见疾病如风湿性关节炎、类风湿性关节炎、反应性关节炎、肌纤维炎、强直性脊柱炎、痛风等。其他如增生性骨关节炎等出现痹病的临床表现时，均可参考本节内容辨证论治。

【辨治思路】

王立忠教授认为痹病的发生与体质因素、气候条件、生活环境及饮食等有密切关系。正虚卫外不固是痹病发生的内在基础。感受外邪是痹病发生的外在条件。其发病的病因病机，常由于正气虚弱，气血失调，以致风、寒、湿、热诸邪侵袭，气血运行不畅，阻滞于经络、筋骨、肌肤引起筋骨肌肉关节酸痛、麻木、重着和关节肿大等症。其中邪气痹阻经脉为其病机根本。故《素问·痹论》云："其风气胜者为行痹，寒气胜者为痛痹，湿气胜者为着痹也。"其病理因素，在发病的过程，往往相互转化，比如寒湿痹日久郁而化热，邪正斗争，邪从热化而成热痹。关节疼痛日久不愈，甚则关节变形，肢体屈伸不利，挛缩不能伸者，这是由于经脉气血长期不得通畅，在病理的作用下往往产生瘀血和痰浊，痰留关节，瘀阻脉络，从而加重了痹阻，使气血失荣，导致疼痛、麻木、肿胀，甚至骨关节变形等症。当然也可以因久病及肾，寒湿二邪较胜，深侵入肾（肾主骨），从而影响到肝（肝主筋），肝肾受损，筋骨同病，进一步导致关节变形，肢体不能屈伸，骨质变损者，可称为"尪痹"。

在丰富临床经验的基础上，王立忠教授指出，痹病可分以六法治之。其风邪偏盛者，治宜祛风通络，散寒除湿，方选《宣明论方》中防风汤加减。寒邪偏盛者，治宜驱逐寒邪，温通经脉，助阳化气，以止痹痛，方选自拟乌桂麻辛汤加减，药用制川乌（先煎）、制草乌（先煎）、白芷、麻黄各6g，黄芪20g，桂枝10g，炒白芍15g，细辛、甘草各5g，或选用桂枝芍药知母汤加减。湿邪偏盛者，治宜益气活血，祛风除湿，宣畅营卫，方选蠲痹汤（《百一选方》）合四妙散加减。热邪偏盛者，治宜清热化湿，通络消肿，以止痹痛，方选自拟二藤桑蚕汤加减，药用忍冬藤、络石藤、桑枝、生薏苡仁、滑石各30g，萆薢、丝瓜络各15g，防己、知母、蚕沙、赤芍各10g，甘草5g。肝肾两虚，夹寒湿者，治宜补肝肾，止痹痛，方选独活寄生汤加减。瘀血痰浊，痰瘀胶结者，治宜活血祛瘀，化痰通络，方选身痛逐瘀汤加减。也可在临证中辨证应用小续命汤治疗寒湿痹证，可疏风散寒，温通气血，调和营卫，多获良效。

【典型医案】

病例1　王某，女，62岁。2014年8月18日初诊。

［主诉］四肢关节疼痛4年余。

［病史］患者4年多来腕关节、肘关节、髋关节时常胀痛不舒，伴冰凉透骨感，阴天时自觉酸沉，当地医院诊断为风湿性关节炎，药物治疗效果欠佳。遂来求诊。

［现症］神志清，精神欠佳，四肢关节疼痛，不耐久行，遇阴天风寒加重，腰膝酸软，视物昏花，神疲乏力，偶有自汗。纳呆，眠差，大便偏稀，

小便稍频。舌质淡红，苔白，脉沉细。

问题

（1）根据患者的症状、体征考虑患者所患何病，中医辨证为何证型？

（2）该病该证型的病因病机。

（3）该病的辨证要点有哪些？

（4）根据病因病机可选用哪些方剂配合治疗？

[治疗过程]

初诊方药：独活 10g，桑寄生 20g，当归 15g，赤芍 15g，川芎 12g，鸡血藤 30g，丹参 20g，秦艽 15g，防风 10g，细辛 3g，杜仲 20g，川续断 20g，蜈蚣 2 条，桑枝 30g，生薏苡仁 20g，桃仁 10g，红花 15g，甘草 10g，生姜 3 片，大枣 5 枚。20 剂。水煎服，日 1 剂，早晚分 2 次温服。医嘱：避风寒，慎起居，勿劳累。

二诊：9 月 9 日。患者诉关节疼痛减轻，髋关节冰凉透骨感减轻，觉心中轻松畅快，纳眠可，二便调。舌质淡，苔黄腻，脉沉细。守上方，当归用至 20g，赤芍用至 20g，丹参用至 30g。15 剂，煎服法同前。

三诊：9 月 30 日。患者诉右腕关节疼痛消失，双髋关节、肘关节时有酸沉。现胸骨后略有不适，纳眠可，二便调。舌质淡红，苔薄白，脉细弱。守上方，加淫羊藿 15g。15 剂，煎服法同前。

四诊：10 月 21 日。服药后，患者周身关节疼痛已止。纳眠可，小便调，大便溏，日 2～3 次。舌淡红，苔白稍厚，脉细弱。效不更方。再进前方 7 剂，以资巩固。

问题

（5）处方中选用的主方是什么？如何理解处方配伍？有哪些常用加减？

（6）三诊中加减药物的原因？

病例 2 李某，男，70 岁。2014 年 7 月 1 日初诊。

［主诉］发热、关节热痛 2 日。

［病史］患者 2 日前出现发热，体温波动在 37.3℃～38.9℃，双膝、双踝关节肿痛灼热，小便不利，夜间烘热汗出，肢体麻木。患者较为痛苦，前来求诊。既往类风湿性关节炎病史 30 余年，症状时有发作。

［现症］神志清，精神差，双膝、双踝关节肿痛灼热，双下肢麻木，发热，体温为 37.5℃，夜间烘热汗出，纳眠差，小便不利，大便 2 日一行，质黏。舌质红，苔白厚腻，脉弦数。

问题

（1）根据患者的症状、体征考虑患者所患何病，中医辨证为何证型？

（2）该病该证型的病因病机。

（3）该病的辨证要点有哪些？

（4）根据病因病机可选用哪些方剂配合治疗？

［治疗过程］

初诊方药：土茯苓 40g，萆薢 9g，木通 9g，蚕沙 10g，知母 15g，赤芍 12g，忍冬藤 30g，生地黄 12g，寒水石 30g，穿山龙 50g，全蝎 10g，丝瓜络 20g，连翘 15g，地骨皮 10g，玉竹 15g，地龙 12g，甘草 10g。4 剂，水煎服，日 1 剂，早晚分 2 次温服。医嘱：忌生冷辛辣油腻类食物，调情志，慎起居，配合康复锻炼。

二诊：7 月 8 日。服后热退，体温恢复正常，关节肿痛、灼热明显减轻。昨日出现咳嗽、咳痰，守上方加鱼腥草 30g，桔梗 10g，继服 7 剂。

半月后随访诸症明显好转，无明显不适。

问题

（5）处方中选用的主方是什么？如何理解处方配伍？

（6）二诊中方药加减的原因？

【问题解析】

病例1

（1）患者以四肢关节疼痛为主要症状，可辨病为痹病，根据症状，结合舌脉等，考虑为寒湿闭阻、脾肾亏虚证。

（2）痹病寒湿闭阻、脾肾亏虚证多见于中老年人。痹者，闭也，不通为闭，闭塞不通之为痹。痹证是因素体虚弱，腠理疏松，卫外不固，加之汗出当风，或汗出涉水，或坐卧湿地，导致风寒湿三气杂至，侵袭经络，凝滞气血，壅闭关节而致肌肉、关节、筋骨疼痛、酸楚、重着、麻木、屈伸不利，甚或关节肿大变形等为主要临床表现的病证。此病证或局限于某些大、小关节，或在四肢，或客于腰背，或遍历周身，或其痛游走不定。正如《素问·痹论》所言："所谓痹者，各以其时重感于风寒湿之气也。"本案患者，老年女性，痹证已久，初病由寒湿侵袭引起，未予系统治疗或治疗不当，终致迁延不愈，以致肝肾亏虚，气血不足，痰瘀交结，寒湿凝滞，痹阻经络，停滞关节，致寒凝痰瘀，肢节失于气血温煦濡养，而出现关节疼痛等症状，更成痼疾。本病属本虚标实之证，虚实错杂，肝肾亏损、气血俱虚为本，寒凝痰瘀、经络阻闭为标。

（3）痹病寒湿闭阻、脾肾亏虚证可见虚实错杂。一般来说，四肢大小关节疼痛，伴冰凉透骨感，阴雨寒冷天气自觉酸沉，症状加重，此为寒湿凝滞、痹阻经络之症。纳呆，大便偏稀，苔白，此为寒湿困脾之症。腰膝酸软，视物昏花，神疲乏力，偶有自汗，不耐久行，此为肝肾亏虚、气血不足之症。沉脉主里证。细脉主气血两虚，诸虚劳损，也主湿病。结合舌脉，辨证为寒湿闭阻、脾肾亏虚证。该病以四肢关节疼痛，不耐久行，腰膝酸软，神疲乏力。舌质淡红，苔白，脉沉细等为辨证要点。临证应辨明虚实，针对用药。

（4）根据痹病寒湿闭阻、脾肾亏虚证的病因病机，常选用独活寄生汤加减。独活寄生汤见于《备急千金要方》，功效为祛风湿、止痹痛、益肝肾、补气血。主治肝肾两亏、气血不足之痹证。颈项疼痛僵直，可加羌活、姜黄、葛根、白僵蚕；腰骶疼痛明显加狗脊、土鳖虫、桃仁、菟丝子，并加重桑寄生、杜仲、续断用量；病程缠绵，久治不愈，痰瘀交阻者，加白芥子、三棱、莪术、僵蚕；疼痛遇寒加剧者加附子、乌梢蛇、细辛；疼痛日久，关节变形，屈伸不利者加白花蛇、乌梢蛇等温经散寒，祛风活络止痛，加伸筋草、络石藤，以舒筋活络；遇风寒则肢体疼痛者，加羌活、独活、制乳香、制没药；麻木加木瓜、全蝎、丝瓜络等；疼痛重着者，加苍术、黄柏、生薏苡仁、威灵仙，以健脾燥湿，散寒通络止痛；痹病日久，内舍于心，症见心悸，气短，动则尤甚，面色少华。舌质淡，脉虚数或结代者，治宜益气养心、温阳复脉，方用炙甘草汤加减。

（5）处方中以独活寄生汤为主方。方中独活祛风除湿，活络通痹；桑寄生、牛膝、杜仲、熟地黄、川续断补益肝肾，强壮筋骨；川芎、当归、芍药补血活血和营；人参、茯苓、甘草益气扶脾；细辛搜风蠲痹，秦艽、防风行肌表，祛周身风寒湿邪。各药合用，标本兼顾，扶正祛邪。临证用药，见脉络瘀滞者，酌加桃仁、红花以化瘀通络，鸡血藤养血活血通络；桑枝祛风湿、利关节；薏苡仁健脾利湿，除痹散结。见顽痹重症，酌加蜈蚣等虫类以增强通络止痛之功。痹证日久，邪气久羁，深经入骨，气血凝滞不行，变生痰湿瘀浊，经络闭塞不通，非草木之品所能宣达，必借虫蚁之类搜剔窜透，方能浊去凝开，气通血和，经行络畅，深伏之邪除，困滞之正复。甘草调和诸药，生姜、大枣调和营卫。此方为标本兼顾、扶正祛邪、蠲除痹痛之常用方。临床上，在此方基础上加减应用，治疗慢性四肢关节疼痛，每获良效。

（6）患者三诊诉右腕关节疼痛消失，双髋关节、肘关节时有酸沉，胸骨后略有不适，纳眠可，二便调。舌质淡红，苔薄白，脉细弱。考虑真阳不足，失于温煦，故加淫羊藿以补益真阳，兼可祛风除湿、强筋健骨。

病例2

（1）患者以关节肿痛、发热为主要症状，可辨病为痹病，根据症状及舌脉等，考虑为热邪入络。

（2）痹病据病因及症状表现不同分为风痹、寒痹、湿痹、热痹等。素体阳气偏盛，内有蕴热，或为阳亢之体，感受风热之邪与湿相并，以致风湿热合邪为患；或由风寒湿邪入里化热，或因痹证日久，缠绵不愈，邪留经络，蕴而化热，湿热壅滞经络，流注肢节，气血郁滞不通，以致出现局部红肿灼痛，关节疼痛不得屈伸等，成为热痹。该患者既往病史较长，病情较重，反复发作，属本虚标实之证。此为发作之时，以标实为主。

（3）痹病热邪入络证发病时起病较急，病程较短，以邪实为主。论其辨证要点，此患者痹证日久，缠绵不愈，外邪客于经络，郁而化热，湿热壅盛，流注肢节，故见发热、关节肿痛灼热。湿热内郁，下注膀胱，膀胱气化不利，故见小便不利。热邪内扰心神，而见夜眠较差。纳食较差，大便不畅、质黏，亦为湿热困脾之象。血得热则循行加速，舌体脉络充盈，故见舌质红，苔白厚腻，为湿热之邪聚而上泛。弦脉可主痛证。实热内盛，邪正相争，邪热鼓动气血使其运行加速，故见数脉。该病以关节肿痛灼热，发热，夜间烘热汗出，小便不利，大便质黏。舌质红，苔白厚腻，脉弦数等为辨证要点。

（4）根据痹病热邪入络证的病因病机，可选用白虎加桂枝汤加减应用。方中白虎汤清热除烦，桂枝疏风通络。湿热较盛者，可用《温病条辨》之宣痹汤加减治疗。方中防己、蚕沙、赤小豆、薏苡仁祛风除湿，疏利经络；连翘、山栀子、滑石清热利湿；杏仁开肺气之先；半夏燥湿化浊。全方合用，可清利湿热，宣通经络。

（5）本方为自拟经验方。其中土茯苓、萆薢、木通清热利湿；蚕沙有燥湿、祛风、和胃化浊、活血定痛之功；忍冬藤有清热解毒、疏风通络的疗效，可用于风湿热痹；知母、寒水石性凉，有退热之功；生地黄清热凉血；赤芍、全蝎活血通络；穿山龙、丝瓜络、地龙疏经通络，引药达四肢关节；连翘清热散结；热盛耗伤阴津，加地骨皮、玉竹养阴清热；甘草调和诸药。全方共奏清热利湿通络之功，服后热退，关节肿痛、灼热明显好转。

（6）患者二诊诉服后热退，体温恢复正常，关节肿痛、灼热明显减轻。出现咳嗽、咳痰，加鱼腥草、桔梗清肺止咳化痰。

【学习小结】

从以上病例中可以看出，痹病可有急症，可有顽症，症状多端，治法多变。王立忠教授认为，关于痹病治疗，在辨证立法的基础上，遣方用药是关键，掌握病证特点和用药规律，灵活地加以配伍应用，有助于提高临床疗效，立法精当，方药恰中病机，往往可收奇效。

【课后拓展】

1. 熟读《中医内科学》教材"痹证"一节内容。

2. 检索文献，了解西医学对本病的认识、研究进展。

3. 通过对本病的学习，写出学习心悟。

第十章 疑难杂病

第一节 湿 疹

湿疹是由多种内外因素引起的一种皮肤过敏性炎症性反应，表现为皮肤的红斑、浸润、渗出，严重的出现皮肤干燥肥厚、粗糙、鳞屑、色素沉着、皲裂等多种多样的皮损表现，而且反复发作、迁延不愈。湿疹分急性、亚急性、慢性三期。急性湿疮以丘疱疹为主，炎症明显，易渗出；慢性湿疮以苔藓样变为主，易反复发作。本病男女老幼皆可发病，但以先天禀赋不耐者为多，无明显季节性，但冬季常复发。

【辨治思路】

湿疹多由于禀赋不耐，饮食失节，或过食辛辣刺激荤腥腥动风之物，脾胃受损，失其健运，湿热内生，又兼外受风邪，内外两邪相搏，风湿热邪浸淫肌肤所致。急性者以湿热为主；亚急性多与脾虚湿恋有关；慢性者则多病久耗伤阴血，血虚风燥，乃至肌肤甲错。发于小腿者则常由经脉弛缓、青筋暴露，气血运行不畅，湿热蕴阻，肤失濡养所致。《医宗金鉴·血风疮》指出："此证由肝、脾二经湿热，外受风邪，袭于皮肤，郁于肺经，致遍身生疮。形如粟米，瘙痒无度，抓破时，津脂水浸淫成片，令人烦躁、口渴、瘙痒，日轻夜甚。"指出本病的发生与心、肺、肝、脾四经有密切的关系。

王立忠教授认为，治疗湿疹徒用利湿则有伤阴伐正之弊，单用滋阴有助湿恋邪之虑，故采用滋阴除湿法治疗往往能取得很好的疗效。

【典型医案】

病例1 辛某，女，40岁。2013年7月18日初诊。

［主诉］左下肢、前胸、后背患湿疹1年余，加重1个月。

［病史］患者于1年前出现左下肢、前胸、后背部湿疹，伴皮肤干燥脱屑、瘙痒，搔抓后略见出水，曾于当地医院实行中西医结合治疗，疗效不甚明显，遂来王立忠教授处求治。

［现症］左下肢、前胸、后背部湿疹，伴皮肤干燥脱屑、瘙痒，搔抓后略见出水。舌红，苔光，脉细弦滑。

问题

（1）湿疹的病因有哪些？

（2）湿疹的发生与心、肺、肝、脾的关系是什么？

（3）湿疹发展中各阶段病机是什么？

（4）根据病程及皮损特点，湿疹分为哪几类？各自特点是什么？

（5）本病辨证分型是什么？

［治疗过程］

初诊方药：生地黄30g，玄参25g，当归9g，丹参12g，茯苓9g，泽泻9g，白鲜皮6g，蛇床子9g，赤芍12g，土茯苓30g，地骨皮10g，苦参10g，甘草8g。20剂，水煎服，日1剂，早晚分2次温服。

二诊：8月12日。服上方后，患者身痒减轻，皮肤仍干燥，脱屑减少，继守上方，加桑白皮12g，连翘15g。7剂，水煎服，日1剂。

经以上诊治后，患者身痒症状消失，皮肤干燥症状减轻，随诊3个月，未有复发。

问题

（6）如何理解本方的方药配伍？

病例 2　尚某，男，39 岁；2013 年 9 月 22 日初诊。

[主诉] 皮肤水疱、瘙痒、搔抓渗液 5 年余。

[病史] 患者 5 年前开始出现耳后、下颌部、后颈部、手背部皮肤水疱、瘙痒、搔抓渗液，一般先发于耳后、下颌部，后发于后颈部、手背部皮肤，夏重冬轻，伴有手足心热，汗出，头重如裹，晨起呕恶，食后困倦。

[现症] 耳后、下颌部、后颈部、手背部皮肤水疱、瘙痒、搔抓渗液，手足心热，汗出，头重如裹，晨起呕恶，食后困倦。纳一般眠可，二便可。舌红苔白腻，脉沉滑。

问题

（1）从中医学的角度，分析患者皮疹夏重冬轻的原因。

[治疗过程]

初诊方药：土茯苓 30g，苦参 15g，白鲜皮 30g，苍术 15g，滑石 15g（包煎），川厚朴 15g，陈皮 15g，茯苓 15g，生地黄 20g，当归 15g，连翘 15g，丹参 20g，泽泻 15g，地肤子 30g，黄柏 10g，车前子 15g（包煎），甘草 10g，何首乌 20g。7 剂，水煎服，日 1 剂，早晚分 2 次温服。

二诊：9 月 30 日。服上药后患者耳后皮疹变平，后颈部、手背部皮疹仍瘙痒，恶心好转，舌淡红苔白，脉沉滑。纳眠可，二便正常。上方去何首乌，加白茅根 30g，徐长卿 30g。7 剂，水煎服。

三诊：10 月 9 日。服药后患者后颈部皮疹未平，四肢偶有瘙痒、丘疹，晨起口微苦、口干，手足心热。舌质红苔少，脉沉滑，大便稍干。初诊方药去何首乌，加玄参 15g，麦冬 15g，牡丹皮 15g。10 剂水煎服。

四诊：10 月 20 日。服上药后患者皮疹基本变平，仍有散在红色丘疹，瘙痒、手足心热、口黏。方药：土茯苓 30g，金银花 30g，连翘 15g，苦参 15g，白鲜皮 30g，苍术 15g，黄柏 10g，木通 6g，车前子 15g（包煎），栀子 15g，黄连 10g，怀山药 30g，徐长卿 30g，地肤子 30g，当归 15g，生地黄 30g，丹参 20g，甘草 10g。7 剂水煎服。

问题

（2）初诊的治则是什么？如何理解方药？

（3）二诊为何加徐长卿？

（4）三诊为何加玄参、麦冬、牡丹皮？

（5）如何理解四诊的处方用药？

病例 3　李某，男，22 岁。2013 年 1 月 21 日初诊。

［主诉］全身多处红斑、脱屑、瘙痒 1 月余。

［病史］患者 1 个月前在面颊处出现红疖，自行挑破后出现瘙痒、红肿，渐及左面部、颈部、前胸、后背及四肢外侧，在郑州市第四人民医院诊断为"湿疹"，给予氯雷他定片、湿毒清胶囊、抗生素及外用药物炉甘石洗剂等治疗 1 月余，效果不佳，且渐出现皮损增多、颜色发暗、脱屑、流黄水等，遂慕名前来求治。

［现症］全身皮肤大片状脱屑，红肿，瘙痒，部分皮损渗出，夜间痒甚，纳食可，眠差，小便可，大便黏腻。神清，面色暗，形体一般，体态自如。舌质红，苔黄腻，脉弦细而滑。

问题

（1）本病的诊断和治疗原则是什么？

（2）本病如何辨证？

［治疗过程］

初诊方药：生地黄 12g，赤芍 15g，牡丹皮 12g，荆芥 10g，防风 10g，黄连 6g，全当归 12g，何首乌 15g，白蒺藜 30g，白芷 12g，苍术 10g，黄柏 6g，地肤子 10g，白鲜皮 10g，苦参 10g，蝉蜕 12g，金银花 15g，连翘 15g，全蝎 12g，蛇床子 12g，甘草 8g。7 剂，水煎服，每日 1 剂，早晚分 2 次温服。忌烟酒肥腻辛辣之品。

二诊：1 月 28 日。服用上方后痒较前减轻，红肿消退，皮肤颜色转暗，渗出较前明显减少，痒以夜间为主，纳眠可，二便调。舌质暗红，苔黄腻，脉弦细而滑。诊治同前，守上方加蛇蜕 6g，土茯苓 30g。10 剂。

三诊：2 月 9 日。服上药后全身疹色全褪，无痒感，纳眠可，二便调。舌质淡红，苔薄白，脉滑细，告知其已痊愈，服用香砂六君子丸半月以巩固疗效。

后随访半年未发。

问题

（3）如何理解本病处方用药？

病例 4 刘某，女，36 岁。2011 年 6 月 21 日初诊。

[主诉] 双下肢沉困，足部斑疹 3 年，加重 3 天。

[病史] 患者近 3 年每到夏天即不明原因出现双足部出疹，夏季过后渐消。

[现症] 疹如粟米，疹下皮肤色红，双下肢沉困，腰酸痛。舌红，苔白腻，脉沉细。

问题

（1）如何分析患者"每到夏天即不明原因出现双足部出疹，夏季过后渐消"？

[治疗过程]

初诊方药：太子参 12g，生黄芪 20g，牡丹皮 10g，熟地黄 12g，山茱萸

20g，生山药 30g，茯苓 15g，川牛膝 12g，桑寄生 20g，苍术 10g，黄柏 6g，生薏苡仁 20g，丝瓜络 20g，生牡蛎 25g，甘草 6g，木瓜 12g。7 剂，每日 1 剂，机煎 400mL，分早晚各 1 次，温服。

二诊：7 月 5 日。患者诉服原方后疹退，体力恢复。今夏旧病复发，守原方加连翘 10g，7 剂，每日 1 剂，机煎 400mL，分早晚各 1 次，温服。

2 月后随访，病愈。

问题

（2）如何理解初诊及二诊的处方用药？

【问题解析】

病例 1

（1）中医学认为先天禀赋不耐，风湿热邪客于肌肤或脾失健运，营血不足，湿热稽留，以致血虚风燥，湿热郁结，肌肤失养是湿疹形成的原因。

（2）"夫五脏六腑者，内应骨髓，外合皮毛肤肉"，说明湿疹的发生与心、肺、肝、脾均有密切的关系。

与心的关系："诸痛痒疮，皆属于心"，说明皮肤瘙痒、浸淫疮的发病与心火有关。"皮者脉之部也"，心和脉直接相连，心气推动血液行于脉中，故血脉失调也会引起皮肤异常。此外，瘙痒、疼痛等感觉均由心之神明所感知，所以心神失养是其瘙痒的重要病机。

与脾的关系：湿疹发病中"湿邪"是贯穿始末的关键致病因素，也是湿疹反复发作、缠绵难愈的根源所在，而湿邪的产生与脾密切相关。脾主运化、主四肢肌肉，为气血生化之源。脾运化功能正常，水谷精微上承，湿气方能化生。如脾气亏虚，或饮食不节，伤及脾脏，或木旺克脾土，使脾失健运，水湿内停，蕴于肌肤，浸淫不止，导致湿疮反复；湿邪蕴久，郁而化热，则皮损红肿、瘙痒不休。

与肝的关系：《读医随笔》云："肝者，贯阴阳，统血气，居贞元之间，握升降之枢者也，世谓脾为升降之本，非也，脾者，升降所由之径，肝者，升降发始之根也。"脾的运化功能，肺的宣发肃降功能，胃受纳水谷功能，都依赖肝主疏泄、调畅气机的功能。肝属木，脾属土，肝火太旺克脾土，致使脾失健运，水湿内生，浸淫肌肤而致湿疮。此外，肝主藏血，肝阴不足，血不营肤，血虚风燥，肌肤失养，见皮损干燥、肥厚、瘙痒。

与肺的关系：肺主气，司呼吸，主宣发、肃降，主皮毛。肺主气的功能对机体气机运行、水液代谢起着重要调节作用。肺主治节、朝百脉，助心行血，只有肺主治节的功能正常，气血才能在血脉正常运行，各脏腑组织才能得其温养。肺对水液的输布与排泄，依靠肺气的宣发、肃降来完成；如果肺的宣发与肃降功能受损，水液代谢功能紊乱，就会水湿内盛，浸淫肌肤，发生湿疮。

（3）湿疹发展过程中各阶段症状表现不同，其病机也不同，发病初期为风湿热邪客于肌肤，随着病情的进展，湿热蕴结于内，熏蒸于外，或血中毒热，此时多与心、肝有关，病期迁延，湿热留恋，湿阻和血热搏结成瘀，致风湿热瘀成并重之势。

（4）根据病程和皮损特点，一般分为急性、亚急性、慢性三类。

急性湿疮起病较快，常对称发生，可发于身体的任何一个部位，亦可泛发于全身，但以面部的前额、眼皮、颊部、耳部、口唇周围等处多见。初起皮肤潮红、肿胀、瘙痒，继而在潮红、肿胀或其周围的皮肤上，出现丘疹、丘疱疹、水疱。皮损群集或密集成片，形态大小不一，边界不清。常因搔抓而水疱破裂，形成糜烂、流滋、结痂。自觉瘙痒，轻者微痒，重者剧烈瘙痒呈间隙性或阵发性发作，常在夜间增剧，影响睡眠。皮损广泛者，可有发热、大便秘结，小便短赤等全身症状。

亚急性湿疮多由急性湿疮迁延而来，急性期的红肿、水疱减轻，流滋减少，但仍有红斑、丘疹、脱屑。自觉瘙痒，或轻或重，一般无全身不适。

慢性湿疮多由急性、亚急性湿疮反复发作而来，也可起病即为慢性湿疮，其表现为患部皮肤增厚，表面粗糙，皮纹显著或有苔藓样变，触之较硬，暗红或紫褐色，常伴有少量抓痕、血痂、鳞屑及色素沉着，间有糜烂、流滋。

自觉瘙痒剧烈，尤以夜间、情绪紧张、食辛辣鱼腥动风之品时为甚。若发生在掌跖、关节部的易发生皲裂，引起疼痛。病程较长，数月至数年不等，常伴有头昏乏力、腰酸肢软等全身症状。

（5）本病为本虚标实，属阴伤湿恋之证。本患者属慢性湿疹范畴，风热伤阴化燥，瘀阻经络，血不营肤，而致皮肤干燥脱屑、瘙痒。

（6）方中生地黄、玄参、丹参、当归滋阴养血和营，补阴血之不足，防渗利诸药之伤阴；茯苓、泽泻利湿健脾，既祛湿邪又制滋阴诸品之腻滞，达湿去而无阴伤之弊；白鲜皮、蛇床子祛湿止痒。诸药合用，有滋阴养血、除湿止痒之功。滋阴除湿法看似矛盾，但用标本兼顾，滋渗并施的方法处理，并不相悖。同时还起到滋阴扶正祛邪外出的功用，且除湿祛邪亦有利正复。

病例 2

（1）外因而论，天气炎热，气候潮湿，阴雨时多，近水湿之气，久居湿地，尤以夏秋季节郁闷熏蒸，最适于湿热合邪，构成致病因素侵犯人体。内因以脾湿为主，禀赋素虚，或饮食，或劳倦，或木气太过，或忧愁不解，皆可致脾土之阳受伤，转运之官失常，脾不运化，而生脾湿。既有脾湿，复因心火，湿热搏结，浸淫肌肤而致病。

（2）初诊时，本病湿重，热象轻微，故以健脾利湿为主，故用土茯苓、苍术、川厚朴、陈皮、茯苓、泽泻益脾胃之运化。其中土茯苓甘、淡、平，《本草纲目》谓其："健脾胃、强筋骨、祛风湿"，实是治湿要药。因其病程长，病邪久稽而成瘀，故加生地黄、当归、丹参、何首乌养血活血，连翘为"疮家之圣药"，清热解毒散结。

（3）二诊症减，瘙痒依旧，故加徐长卿祛湿通络止痒。

（4）三诊利湿太过而耗伤阴液，并稍有热象，故加麦冬、玄参养阴清热，加牡丹皮凉血并活血化瘀。

（5）四诊时症状基本好转，在大剂清热利湿药基础上加生地黄、丹参、当归，防苦寒化燥伤阴。

病例 3

（1）本例系泛发性湿疹，其突出证候为湿毒内蕴，化热生风，外串浸淫肌肤而发。治则为清热凉血、祛风解毒利湿。

（2）本例患者大便黏腻，舌红，苔黄腻，脉弦滑，皮肤脱屑，流黄水，较正常皮肤色红，辨证仍应以湿热为主，兼有血燥。

（3）本病处方中生地黄、赤芍、牡丹皮、苦参、黄柏、黄芩、苍术、地肤子、白鲜皮、金银花、连翘、全蝎、蛇床子、甘草之属以清热凉血，燥湿解毒；白蒺藜、白芷、荆芥、防风、蝉蜕以祛风止痒，辅以养血之药如当归、何首乌等。其中黄芩、当归有抗炎症作用，对湿疹病例，甚为相宜。

病例 4

（1）脾喜燥恶湿，应长夏，多湿热，湿邪重浊黏滞，易趋下，患者每到夏天双足部出疹，疹色红，舌红，苔白腻，兼双下肢沉困，乃脾不运湿，湿热蕴结下焦所致。

（2）本方用太子参、生黄芪、丝瓜络、木瓜益气通络，和中化湿，助湿运行；"肾者水脏，主津液"，患者时腰酸痛，用六味地黄汤滋阴补肾，清虚热，泄湿浊，合四妙丸利下焦湿热，载药下行，直中病所；牡蛎善软坚化痰，治留热不尽。二诊加连翘以增加解毒散结之功。

【学习小结】

从以上病例可以看出，湿热浸淫，热重于湿者，发病急，皮损潮红灼热，伴身热，心烦口渴，大便干，尿短赤，肌肤则瘙痒无休，渗液流汁，可见舌红，苔薄白或黄，脉滑或数的湿热之象，治疗以清热利湿为则；脾虚湿蕴者，发病较缓，皮损潮红，瘙痒，抓后糜烂渗出，脾虚湿阻中焦则纳少，神疲，腹胀便溏，舌淡胖，苔白或腻，脉弦缓为脾虚湿蕴之象，治宜健脾利湿；血虚风燥证，多病久，皮损色暗或色素沉着，剧痒，或皮损粗糙肥厚，阴血不足则口干不欲饮，脾虚则纳差腹胀，舌淡，苔白，脉细弦为血虚风燥之象，治宜养血润燥、祛风止痒。

皮肤病的治疗重在辨病与辨证，临证时应综合考虑，灵活配伍，方能取得良好效果。

【课后拓展】

1. 在治疗湿疹过程中，如何结合外治法取得更好的疗效？

2. 湿疹调护应注意什么？

3. 检索文献，了解西医学对本病的认识、研究进展。

4. 通过对本病的学习，写出学习心悟。

5. 参考阅读

赵辨. 中国临床皮肤病学 [M]. 南京：江苏科学技术出版社，2010：725–726.

第二节　瘾　疹

瘾疹相当于西医学的荨麻疹，初起多有皮肤瘙痒，随即出现风团，风团的大小和形态不一，发作时间不定，风团持续数分钟至数小时，少数可延长至数天后消退，不留痕迹。中医学认为，该病是因风邪善行数变，且为百病之长，易夹寒、热、湿等邪气侵入肌肤，与气血相搏，壅滞肌肤而发。

《黄帝内经》中就有关于该病的有关记载。《诸病源候论·风病诸候下·风痦瘰候》记载："夫人阳气外虚则多汗，汗出当风，风气搏于肌肉，与热气并，则生痦瘰。"《诸病源候论·小儿杂病诸候·风瘙瘾疹候》记载："风入腠理，与血气相搏，结聚起，相连成瘾疹。"清代祁坤《外科大成·赤白游风》说："游风者，为肌肤倏然焮赤肿痛，游走无定。由风热壅滞，荣卫不宣，则善行而数变矣。"此外结合西医学研究，传统风邪还应包括多种过敏致病因素，如花粉、烟尘、异味气体、尘螨、动物毛屑等。

根据病程的长短，荨麻疹可分为急性和慢性两种。急性者起病较急，常于短期内痊愈，病情严重可伴有心慌、烦躁、恶心、呕吐甚至血压降低等过敏性休克样症状。皮损反复发作超过 6 周者称为慢性荨麻疹。急性者多因禀赋不受，又食鱼虾等荤腥动风或不新鲜食物；或因饮食失节，胃肠食滞，饮酒过量，复感风寒、风热之邪；或七情内伤，营卫失和，卫外不固，汗出当风，风邪郁于皮毛腠理之间而发病；也有因药物过敏而诱发荨麻疹型药疹的。慢性荨麻疹多因情志不遂，肝郁不疏，郁久化热，伤及阴液；或因有慢性疾病，平素体弱，阴血不足，阴虚内热，血虚生风，或产后受风；或因皮疹反复发作，经久不愈，气血损耗，加之风邪外袭，以致内不得疏泄，外不得透达，郁于皮肤腠理之间，邪正相搏而发病。

【辨治思路】

王立忠教授认为，瘾疹的病因有内因与外因。内因多有气、血、阴、阳亏虚为本，外因多有风、湿、热等外邪气为标。故为本虚标实之证。观其发病，本虚更为重要。对此，《内经》早有明确论述："风雨寒热，不得虚，邪不能独伤人。"外因之中，总不离风邪。风邪是其发生的重要因素，然有风热、风湿、风燥等之不同。从发病及临证表现来看，风邪偏盛者发病急骤，多起于头面部，迅速遍及全身，时隐时现；风湿之邪发病较为缓慢，常常缠绵不解；风燥为病，每兼血虚，病情迁延反复难愈。机体的血虚、血热、湿热等，又往往与外风相搏而发病。

根据"治风先治血，血行风自灭""风胜湿"的理论，治疗本病时应着眼于"风"和"血"。急性期以祛邪为主，慢性期以扶正固表为主。临床用药大多是祛风活血，治湿必祛风，清热凉血（或益气养血）兼祛风活血而获效。

【典型医案】

病例1 程某，女，34岁。1994年8月6日初诊。

［主诉］皮肤大片疹块、瘙痒半年余。

［病史］患者半年余前产后受风，全身皮肤骤起丘疹，色淡，瘙痒不止，此起彼伏，昼轻夜重。曾用中西药治疗无效。遂来求治。

［现症］神志清，精神差，全身皮肤骤起丘疹，色淡，瘙痒不止，此起彼伏，昼轻夜重。心烦意乱，神疲乏力。舌质淡红，边缘有齿痕，苔薄白而腻，脉沉细。

问题

（1）根据患者的症状、体征，考虑患者所患何病，中医辨证为何证型？

（2）该病、该证型的病因病机是什么？

（3）该病的辨证要点有哪些？

（4）根据病因病机可选用哪些方剂配合治疗？

［治疗过程］

初诊方药：生黄芪 30g，当归 12g，桂枝 9g，赤白芍各 12g，白蒺藜 30g，制何首乌 15g，牡丹皮 10g，紫草 10g，白鲜皮 10g，苍术 9g，红花 9g，黄柏 6g，炙甘草 6g，生姜 3 片，大枣 4 枚。7 剂，水煎服，日 1 剂，早晚分 2 次温服。医嘱：忌生冷辛辣油腻类食物，畅情志，避风寒，慎起居，勿劳累。

二诊：8 月 13 日。患者全身瘙痒消退，精神显著好转，舌苔正常，脉缓无力。上方去苍术、黄柏、白鲜皮，加白术 10g，红枣 5 枚补益固表。续服 3 剂，以资巩固。

经过以上诊治后，随访年余未发。

问题

（5）处方中选用的主方是什么？如何理解处方配伍？

（6）二诊中调整方药的原因？

病例 2 李某，女，28 岁。1992 年 5 月 12 日初诊。

［主诉］皮肤大片红色疹块，瘙痒 1 月余。

［病史］患者 1 月余前颈部和双上肢突然出现皮肤瘙痒，继则腹部及两下肢出现大片红色疹块。奇痒难忍，用扑尔敏等抗过敏药物无效。遂来求诊。

［现症］神志清，精神差，颈部、腹部及四肢大片红色疹块，奇痒难忍。口干，心烦不宁，皮肤过敏划痕明显，纳食一般，夜眠差，大便时干，小便

黄。舌质鲜红，苔薄，脉浮数。

> 问题
>
> （1）根据患者的症状、体征考虑患者所患何病？中医辨证为何证型？
>
> （2）该病、该证型的病因病机是什么？
>
> （3）该病的辨证要点有哪些？
>
> （4）根据病因病机可选用哪些方剂配合治疗？

［治疗过程］

初诊方药：荆芥 12g，防风 12g，全当归 12g，赤芍 12g，地肤子 12g，白鲜皮 12g，蝉蜕 12g，牡丹皮 12g，苦参 12g，红花 12g，金银花 15g，连翘 15g，薄荷 6g。6 剂，水煎服，日 1 剂，早晚分 2 次温服。医嘱：畅情志，调饮食，慎起居，勿劳累。

二诊：5 月 19 日。疹块基本消失，心烦亦除，二便如常。舌质淡红，脉细。宗上方去荆芥、防风，加生地黄 12g，继服 3 剂，服法同前，以巩固疗效。

随访 1 年未发。

> 问题
>
> （5）处方中选用的主方是什么？如何加减？
>
> （6）此病有何注意事项？

【问题解析】

病例 1

（1）患者以皮肤骤起丘疹，瘙痒不止，此起彼伏为主要症状，可辨病为荨麻疹，根据症状及舌脉等，考虑为血虚风淫，营卫失和。

（2）该案患者为产后发病。《景岳全书》说："产后气血俱去，诚多虚证。"

新产之后，失血过多，气随血失，气血双亏，腠理不密，营卫失和，卫外失固，风邪乘袭与肌肤之湿相夹，郁于皮肤而发病。

（3）该患者产后血虚较甚，复感风邪。风邪其性开泄，善行而数变。风邪侵袭机体，客于肌肤，邪气与卫气相搏于肌表，故突发皮肤丘疹、瘙痒，且发病迅速，游走不定，此起彼伏，昼轻夜重。血液亏虚，脉络空虚，形体组织缺乏濡养荣润，则见丘疹色淡。血虚失养而心神不宁，故见心烦意乱、神疲。血能载气，气随血脱，元气不足，脏腑机能衰退，而见乏力。舌质淡红，边缘有齿痕，苔薄白而腻，脉沉细均为气血亏虚之象。该病以突发皮肤丘疹、瘙痒、色淡、神疲乏力等为辨证要点。

（4）根据"治风先治血，血行风自灭"等理论，治疗荨麻疹血虚风淫、营卫失和之证时，可用当归补血汤、桂枝汤加减以补气养血，调和营卫，燥湿止痒。当归补血汤重用黄芪大补脾肺之气，以资化源，并能专固肌表。配以少量当归养血和营，则阳生阴长，气旺血生。桂枝汤中桂枝通经络、助卫阳，解肌发表而祛在表之风邪；芍药酸甘化阴敛营。两者合用，营卫同治，邪正兼顾。姜枣相配，补脾和胃，调和营卫。炙甘草调和药性，合桂枝以实卫，合芍药以和营，功兼佐使。全方结构严谨，滋阴和阳，调和营卫。

（5）此方药即为当归补血汤、桂枝汤加减。患者血分病变日久，久病常兼郁滞，加赤芍、牡丹皮入血分而泄血分郁热；紫草亦入肝经血分，可凉血活血，解毒透疹；红花活血通脉，化滞消斑；白蒺藜祛风活血，透疹止痒；白鲜皮为常用祛湿止痒之药；苍术辛香燥烈，能开肌腠而发汗，祛肌表之风寒表邪；何首乌补益精血，为滋补良药；黄柏清退虚热、燥湿。此数药配伍祛风止痒药，能治遍身疮肿痒痛。全方共用，使气血得养，营卫调和，而风消痒止。

（6）患者二诊诉全身瘙痒消退，精神显著好转，舌苔正常，脉缓无力。考虑邪去正虚。守上方去苍术、黄柏、白鲜皮等祛邪之药，加白术、红枣以补益固表，以资巩固。

病例 2

（1）患者以皮肤骤起红色疹块、瘙痒为主要症状，可辨病为荨麻疹，根据起病急骤，病程较短，症状及舌脉等，考虑为风热袭表。

（2）该案患者为荨麻疹之风热袭表证。风邪与荨麻疹的发病关系最为密切，风或从内生，或从外感。其中外感六淫之风邪，常兼夹寒、热、湿之邪侵袭肌表。风与热相合而为风热之邪。遇阳气不足，卫外不固，或素体燥热，则风热乘隙客于肌肤，邪气与卫气相搏于肌表，内不得疏泄，外不得透达，使营卫失调，经脉不畅，毛窍阻闭，不得宣泄，故突发皮肤丘疹、瘙痒。

（3）该案患者感受风热之邪，郁于肌腠之间而发病。风邪其性开泄，易袭阳位，发病迅速，变化快，游走不定，且风动则痒，可见突发丘疹，瘙痒，皮肤过敏划痕明显。热胜则红肿，因热迫营血，充盈于肌肤络脉，故见丘疹色红。热邪耗伤津液，则见口干，小便黄，大便干。热扰心神，则见心烦不宁，夜寐欠安。血得热则循行加速，舌体脉络充盈，故见舌质鲜红。外感风热初起在表，可见苔薄，脉浮数。故该证以突发大片红色疹块、瘙痒难忍、心烦、口干、舌质鲜红、苔薄、脉浮数等为辨证要点。

（4）根据荨麻疹之风热袭表证的特点，治疗以疏风清热、活血止痒为治则，方选荆防四物汤加减应用。方中荆芥质轻透散，祛风止痒，宣散疹毒，与解表辛散、长于祛风邪之防风同用，善治风疹瘙痒；熟地黄滋养阴血，补肾填精；当归为补血良药，兼可活血调血；白芍养血益阴；川芎活血行气。全方合用，祛风止痒，补养营血，调畅血脉。

（5）方药即为荆防四物汤加减。患者以风热之标实为主，正虚之象不著，故去熟地黄、白芍，用赤芍、牡丹皮以凉血泄热；红花活血通脉，化滞消斑；薄荷、蝉蜕疏风散热，宣毒透疹，祛风止痒；金银花芳香疏散、透热达表，连翘清热解毒、疏风散热，两者合用，善治外感风热之证；白鲜皮祛湿止痒；苦参清热透疹止痒；地肤子能清除皮肤中之湿热与风邪而止痒。全方合用，共奏疏风清热、活血止痒之功。

（6）患者二诊诉疹块基本消失，心烦亦除，二便如常。考虑风热之邪渐去。守上方去荆芥、防风，加生地黄以清热养阴、生津止渴。

【学习小结】

王立忠教授认为，治疗荨麻疹，应仔细辨证，慎重用药。另外，需注重三点。一是，"邪之所凑，其气必虚"，该病为本虚标实之证。常由于过劳等因素影响，人体正气相对虚弱，且患者体质各异，或平素体弱，或患有慢性疾病，此时容易发病，且常见皮疹反复发作，经久不愈，气血被耗，更为缠绵难愈，临床应顾护人体正气。二是，根据"诸痛痒疮，皆属于心"之病机，如遇顽固性荨麻疹，多方治疗无效，针对这一病理机制，在祛风止痒、养血除风（何首乌、白蒺藜、当归等）基础上酌加栀子、黄连、连翘等以泻心火，常获殊效。三是，为减少复发，临床治愈后应继续巩固服药一段时间。且治疗期间及恢复期均应注意饮食禁忌，不服用鱼虾、辣椒、烟酒等腥发动风、辛辣刺激性食物，避免诱发因素，以免引起该病复发。

【课后拓展】

1.熟读《中医外科学》教材"瘾疹"一节内容。

2.检索文献，了解西医学对本病的认识、研究进展。

3.通过对本病的学习，写出学习心悟。

第三节　面肌痉挛

面肌痉挛，又称面肌抽搐，表现为一侧面部不自主抽动，抽搐呈阵发性且不规则，程度不等，常伴头晕、头胀、心烦易怒等症，可因疲倦、精神紧张及情绪激动而诱发或加剧。在中医口僻、筋惕肉𥆧等病证中有相应的描述和论治。一般认为本病系外风侵袭，或阳亢、血亏引动肝风所致。

【辨治思路】

王立忠教授认为，本病初期常因外感风寒诱发，逐步发展，渐成风痰上扰，面部经脉瘀阻之证，久则出现气血不足，筋脉失养证候。"诸风掉眩，皆属于肝"，病位在面部经络及肝，以实证居多。起病多从眼轮匝肌开始，然后涉及整个面部，病情常进行性加重，故及时有效的诊断治疗是本病的关键。

王立忠教授擅长中医治疗面肌痉挛，认为其病因较多，病机复杂，临床上辨证分型以风寒中络、风痰阻络、血虚风动者多见。在治疗方面以活血通络、祛风止痉为大法，对新病者以祛风活血、通络止痉为主，常用荆芥、防风、羌活、川芎、红花、延胡索、僵蚕、蝉蜕、全蝎等药物；久病者以阴津气血亏虚、筋肉失养为主，风火痰瘀为患，治疗重视养血活血、息风通络为主，常用当归、生地黄、白芍、龟甲、麦冬、天冬、制何首乌、天麻、僵蚕等药物。临证化裁遣方用药，每收良效。

【典型医案】

病例 1 金某，女，43 岁，平顶山人。2016 年 5 月 8 日初诊。

［主诉］右眼角阵发性跳动 3 月余。

［病史］半年前因冒风受寒而致右侧颜面瘫痪，经治疗 20 余天，颜面瘫痪基本恢复正常。于 3 个月前出现右眼角阵发性跳动，时发时止，遇风寒诱发加重，既往无外伤史，头颅 CT 检查未见明显异常。在当地医院诊断为面肌痉挛，服用卡马西平等药略有好转，但仍间断发作，深以为苦，遂来求中医诊治。

［现症］恶寒怕风，右侧眼角及颜面部阵发性跳动，纳眠正常，小便正常，大便软。舌质淡，苔薄白，脉浮紧。

问题

（1）患者症状为何每遇风寒诱发加重？

（2）患者舌质淡，苔薄白，脉浮紧，试分析原因。

（3）根据患者的病症特点，当辨证为何证？应采取何种治法？可选用哪些方剂配合治疗？

［治疗过程］

初诊方药：荆芥 10g，桂枝 10g，防风 10g，白芍 12g，川芎 15g，细辛 5g，全蝎 10g，白附子 8g，羌活 10g，红花 10g，延胡索 10g，甘草 6g。7 剂，水煎服。

二诊：5 月 15 日。服药 7 天后来诊，诉抽动渐减，发作次数减少，饮食及睡眠正常。风寒已散，经络未通，守上方去荆芥、防风防其辛散太过，加僵蚕、蝉蜕各 12g 以祛风缓急，上方加减调服 1 个月后，面部抽动消失，随访至今未再发作。

问题

（4）处方中选用的主方是什么？如何理解处方配伍？

（5）二诊中去荆芥、防风，加僵蚕、蝉蜕之用意。

病例 2　李某，女，47 岁，郑州人。2015 年 8 月 7 日初诊。

［主诉］右侧颜面部阵发性抽动 2 年余。

［病史］2 年前因受风寒出现右则颜面部阵发性抽动，每日 10 余次，每次发作约 2～3 分钟，时有流涎，脾气急躁易怒。无其他病史。头颅 CT 检查未见明显异常，在院外中西医治疗，症状未见改善。

［现症］右侧面部阵发性抽动，头痛，时有流涎，急躁易怒，纳眠可，二便尚调。舌质暗红有瘀斑，苔腻，脉弦滑。

问题

（1）结合患者病史，分析本病病因病机。

（2）患者伴见头痛，时有流涎，分析原因。

（3）患者右侧面部阵发性抽动，属哪一经发病？

（4）根据患者的病症特点，应采取何种治法？可选用哪些方剂配合治疗？

［治疗过程］

初诊方药：天麻 12g，蝉蜕 12g，全蝎 10g，蜈蚣 2 条，川芎 30g，当归 15g，桃仁 10g，红花 10g，僵蚕 12g，生白芍 30g，白芷 12g，白附子 8g，甘草 6g。10 剂，水煎服，。

二诊：8 月 18 日。服药 10 天后，抽动减轻，发作次数减少，舌淡红，苔薄白，脉弦细，上方加鸡血藤 30g 养血活血，上方加减治疗 2 月余，经年顽疾，终告痊愈。

问题

（5）处方中选用的主方是什么？如何理解处方配伍？

（6）二诊中加鸡血藤一药之用意？

病例 3 王某，男，53 岁，开封杞县人。2014 年 4 月 9 日初诊。

［主诉］左侧颜面部阵发性抽动 20 余年。

［病史］20 余年前出现左上眼睑跳动，未予重视，渐至左下眼睑抽动，左侧口角、面部、颈部均相继出现阵发性抽搐，程度逐渐加重，劳累后出现且不易停止，在当地服用营养神经类药物，症状无好转。

［现症］左侧面部阵发性抽搐，心烦，眠差，纳一般，二便正常。舌质淡，苔薄，脉弦细。

问题

（1）结合患者病史，当如何辨证？

（2）患者为何多于劳累后出现且不易停止？

（3）患者舌质淡，苔薄，脉弦细，试分析原因。

（4）根据患者的病症特点，应采取何种治法？可选用哪些方剂配合治疗？

［治疗过程］

初诊方药：当归 15g，生地黄 15g，白芍 30g，龟甲 12g，麦冬 10g，天冬 10g，天麻 12g，僵蚕 10g，全蝎 10g，制何首乌 18g，防风 10g，白蒺藜 30g，葛根 20g，甘草。15 剂，水煎服。

二诊：4 月 27 日。服药 15 天后来诊，诉抽动程度减轻，发作次数减少，饮食及睡眠正常，守上方继服 1 个月后，面部抽动明显减轻，加减调整 2 月余，虽症状明显减轻，但多年顽疾终未能痊愈。

问题

（5）处方中选用的主方是什么？如何理解处方配伍？

（6）二诊患者服用汤剂半个月，诸症均较前减轻，继服 2 个月未能痊愈的原因是什么？

病例 4 张某，女，39 岁。2012 年 3 月 6 日初诊。

［主诉］右侧下眼睑和口角不自主抽动 3 月余。

［病史］3 个月前无明显原因出现右侧下眼睑和口角不自主抽动，月经前情绪紧张，劳累后症状加重，性格内向，时有胃脘不适，食凉饮冷即腹泻。舌质淡，苔薄白，脉弦细。

［现症］右侧下眼睑和口角不自主抽动，月经前情绪紧张，劳累后症状加重，性格内向，时有胃脘不食，食凉饮冷即腹泻。舌质淡苔薄白，脉弦细。

问题

（1）结合患者病史，当如何辨证？

（2）患者为何多于月经前和情绪紧张劳累后加重？

（3）根据患者的病症特点，应采取何种治法？可选用哪些方剂配合治疗？

[治疗过程]

初诊方药：桂枝 15g，白芍 30g，生姜 10g，炙甘草 10g，大枣 4 枚，黄芪 15g，党参 10g。7 剂，日 1 剂，水煎，早晚 2 次温服。并嘱其自备麦芽糖代替饴糖，每次服药时趁热加入 10mL。

二诊：3 月 21 日。服药半月后患者来诊，诉服前方前 2 剂没加麦芽糖，病情无变化，第 3 剂药服第 1 汁时加入麦芽糖 10mL，服后 1 小时面肌搐动停止，服药病愈至今。

问题

（4）处方中选用的主方是什么？以此方为主用意，如何理解处方配伍？

（5）二诊时患者所述加麦芽糖前后变化，试分析原因。

【问题解析】

病例 1

（1）患者因于冒风受寒而起病，面部经络阻滞不通，风寒之邪伏于肌表，再遇风寒时引动已伏之邪而发病；风性善行而数变，故起病骤发骤止；寒主收引，故面肌痉挛。

（2）寒邪阻滞，气血运行受阻，故见舌质淡；风寒之邪在表，脏腑功能正常，故苔薄白，脉浮紧。

（3）患者因冒风受寒，风寒之邪阻滞面部经络，筋脉失濡，故面部肌肉痉挛。结合舌脉征象应辨证为风寒阻络证。应以祛风散寒、活血通络为治法，可选用川芎茶调散合牵正散为主方加减治疗。

（4）处方以祛风散寒、活血通络为治法，药用荆芥、桂枝、防风、细辛、羌活以祛风解表散寒；川芎、红花、延胡索、白芍活血养血；白附子、全蝎以祛风通络止痉，全方共收祛风散寒、活血养血、通络止痉之功。

（5）二诊守原方去荆芥、防风，以防其辛散太过，加僵蚕、蝉蜕以祛风缓急，通络止痉。风祛络通则疾病痊愈。

病例2

（1）该患者右侧面部抽动，反复发作，迁延不愈，初因感风寒发病，失治误治，风痰阻滞面部经络，经脉痹阻，气血运行不畅，日久络瘀而成本病。结合患者舌脉征象，故辨证为风痰阻络型。

（2）患者性情易怒为肝气郁结之象，木旺乘土，脾失健运，聚湿为痰。风痰相搏，循经而阻于面部经络，面部肌肉筋脉失养，血虚风动遂致面部痉挛。痰火上扰故头痛；涎为脾之液，肝木克伐，脾土不能固摄，涎出口外。

（3）病变部位于右侧面部，属足少阳经和足阳明经两经病变。"胆足少阳之脉……其支者，别锐眦，下大迎，合于手少阳，抵于颇，下加颊车"；"足阳明之脉……还出夹口，环唇……循颊车，上耳前……至额颅。"

（4）根据患者的病症特点，应以祛风化痰、通络止痉为治法。可选用化痰通络汤合牵正散为主方加减治疗。

（5）处方以王立忠教授祛风化痰定痉汤加减治疗。方中以天麻、蝉蜕、当归、桃仁、红花、川芎祛风活血；全蝎、蜈蚣、白芷、白附子、僵蚕以化痰通络解痉；生白芍以养血柔筋；甘草调和诸药，与白芍相配，又能酸甘化阴，舒筋缓急，并防诸药之辛燥发散太过。诸药合用共奏平肝息风、化痰止痉、活血通络之功。

（6）二诊患者服本方10剂后，病情显著好转，效不更方，在原方基础上加鸡血藤以养血活血，取"血行风自灭"之义。

病例3

（1）本病当属本虚标实之证，本以阴津气血亏虚为主，标实以风火痰瘀为患，患者病已达20余年，反复发作，病情日渐加重，当是津血耗损较重，筋肉失养，虚风内动所致。正如程国彭所说："津液枯少，阳气大虚，筋肉失养，故惕惕而跳，瞤瞤然而动也"。结合患者舌脉征象，故辨证为血虚风动证。

（2）患者本已津血耗损，筋肉失养，复加劳累，则气血耗伤更剧，故易引发顽疾。

（3）患者津血亏虚，故见舌质淡，苔薄；病久肝气郁结，肝阴血亏虚，故见脉弦细。

（4）根据患者的病症特点及上述辨证，应采取养血柔筋、息风止痉之法，可选用阿胶鸡子黄汤、四物汤合牵正散为基础方加减治疗。

（5）处方以自拟养血熄风定痉汤加减，方中当归、生地黄、白芍、龟甲、麦冬、天冬、制何首乌、葛根养血活血柔筋；天麻、僵蚕、全蝎、防风、白蒺藜息风止痉。王立忠教授体会：方中天麻辛润不燥，为风药之润剂，每多用之。

（6）因患者病程较长，达20余年，气血津液亏损较重，正气不足明显，经准确辨证，正确用药，症状减轻，但终因正气难复，故治疗2个月未能痊愈，如患者能继续坚持治疗，病情应该会有较大的改善。

病例4

（1）本案患者平素性格内向，肝气不疏，肝郁乘脾，脾胃虚弱，健运失司，气血生化乏源，气虚血亏，不能荣润面部，血虚生风，故现痉挛。结合舌质淡，苔薄白，脉弦细，辨证为血虚风动证。

（2）月经前及经期，冲任之气血变化较平时充盛，气充而血流急，气血易于壅滞，加之患者脾胃虚弱，肝气郁结，加重气机不畅病机，故于月经前和情绪紧张劳累后加重。

（3）根据患者的病症特点，应采取温中补虚、甘润缓急之法。可选用黄芪桂枝五物汤加减治疗。

（4）所用主方为小建中汤，小建中汤首见于《伤寒论》，由芍药、大枣、桂枝、甘草（蜜炙）、生姜以及饴糖等药物组成，具有温中补虚、和里缓急之功效。今王立忠教授根据患者病情"月经前和情绪紧张劳累后加重。舌质淡，苔薄白，脉弦细"，认为符合"虚劳里急"病机。本案面肌痉挛实为气血不能荣润面部，经脉失柔呈现痉挛，又因面肌跳动处为足阳明胃经循行处，故用小建中汤温中补虚缓急，柔肝理脾。

方中重用甘温质润之麦芽糖，温中补虚，缓急止痛。饴糖配桂枝，辛甘化阳，温中焦而补脾虚；饴糖配芍药达甘润缓急止痉之效。生姜温胃散寒；黄芪、党参、大枣补脾益气；炙甘草益气和中，调和诸药。诸药合用，温中补虚缓急之中，蕴有柔肝理脾、益阴和阳之意。

（5）二诊时患者诉服第3剂时加入麦芽糖，面肌抽动停止，体现出原方中重用饴糖一味之重要性，温中补虚，柔肝缓急。

【学习小结】

王立忠教授认为，本病分3型进行辨证治疗，基本上反映了面肌痉挛的发展规律，所以应早诊断、早治疗。面肌痉挛休作无常，乍跳乍止，是风邪为患的特点，所以祛风药是治疗面肌痉挛的关键药物，祛风通络为总的治疗原则。温经散寒、化痰通络、祛风解痉、养血活血为基本治法。常用药物有羌活、白芷、防风、川芎、僵蚕、全蝎、钩藤、天麻、地龙、蜈蚣、白芍、当归、白蒺藜、何首乌等。此外应避风寒，畅情志，注意休息，尽量减少本病发生的诱发因素。

【课后拓展】

1. 熟读《灵枢·经脉》中十二经脉循行的内容。

2. 熟读并理解《素问·至真要大论》中"病机十九条"的意义。

3. 如何理解"治风先治血，血行风自灭"？

4. 检索文献，了解西医学对本病的认识、研究进展。

5. 通过对本病的学习，写出学习心悟。

6. 参考阅读

（1）郭健，常学辉，王立忠. 王立忠教授治疗面肌痉挛经验 [J]. 中华中医药杂志，2014，29（4）：1132-1134.

（2）王芳，马停停，韩慧敏. 面肌痉挛的临床研究进展 [J]. 中国当代医药，2016，23（3）：19-21.

第四节　绝经前后诸证（更年期综合征）

妇女在绝经期前后，围绕月经紊乱或绝经出现如烘热汗出、烦躁易怒、潮热面红、眩晕耳鸣、心悸失眠、腰背酸楚、面浮肢肿、皮肤蚁行样感、情志不宁等症状，称为绝经前后诸证，又叫经断前后诸证。该病临床较为常见，症状复杂多样，持续时间有的长达数年，甚者影响工作和生活，降低生活质量，给患者带来较大的痛苦。

在传统中医文献中尚未发现绝经前后诸证具体记载，但与中医学"郁病""百合"和"脏躁"等病证，有所类似。该病多因妇女将届经断之年，肾气渐衰，任脉虚，太冲脉衰少，天癸将竭，或肾阴不足、阳失潜藏，或肾阳虚衰、经脉失于温养，导致机体阴阳失调而出现一系列脏腑功能紊乱的证候。

西医学的围绝经期综合征，双侧卵巢切除或放射治疗后，或早发绝经卵巢功能衰竭诸症，可参考该病调治。

【辨治思路】

王立忠教授认为绝经前后诸证（更年期综合征）亦为虚实错杂，以虚证为主。其虚常见肾阴虚、肾阳虚、肾阴阳俱虚。并可累及他脏，及心可见心神失养、心火偏亢等，及肝可见肝阴不足、肝阳上亢等，及脾可见脾肾阳虚等。并由此易出现水湿、痰浊、瘀血、气郁等兼夹证。治疗时应先注重平调肾中阴阳，清热勿过寒，免伤阳气。祛寒勿过燥，免伤阴液。不可攻伐太过，以免犯虚虚之戒。再者，应根据兼夹证，综合施治。另外，还应注意调畅情志。

【典型医案】

病例1 刘某，女，48岁。2013年2月18日初诊。

[主诉]月经紊乱，阵发性潮热，汗出1年。

[病史]患者1年来出现月经紊乱，月经周期不定，经量减少，阵发性烘热汗出，烦躁易怒，渐有加重趋势，遂来求诊。既往体健。

[现症]神志清，精神差，月经紊乱，周期不定，经量减少，阵发性烘热汗出，烦躁易怒，有时情绪不能自控，腰膝酸软，头晕耳鸣，失眠多梦，纳食一般，二便调。舌质暗红，苔白，脉沉细。

问题

（1）根据患者的症状、体征考虑患者所患何病，中医辨证为何证型？

（2）该病该证型的病因病机有哪些？

（3）该病的辨证要点有哪些？

（4）根据病因病机可选用哪些方剂配合治疗？

［治疗过程］

初诊方药：仙茅 12g，淫羊藿 12g，巴戟天 10g，当归 12g，黄柏 6g，知母 10g，炒酸枣仁 30g，百合 30g，陈小麦 30g，茯神 20g，紫石英 15g，生龙牡各 30g，甘草 8g。10 剂，水煎服，日 1 剂，早晚分 2 次温服。医嘱：畅情志，慎起居，勿劳累。

二诊：3 月 5 日。服上方 10 剂后，患者烘热汗出、五心烦热、烦躁易怒、腰酸膝软、头晕耳鸣较前改善，入寐好转，月经未至。舌脉同前。守方继服 10 剂。

三诊：3 月 15 日。患者烘热汗出、五心烦热、烦躁易怒、腰酸膝软、头晕耳鸣等症状明显改善，月经来潮，经量接近正常。舌红，苔白，脉滑。守方继服半月。

随诊患者月经周期正常，诸症基本消失。

问题

（5）处方中选用的主方是什么？如何加减？

（6）此病有何注意事项？

病例 2　张某，女，46 岁。2013 年 6 月 5 日初诊。

［主诉］情绪易波动，入睡困难 1 年余。

［病史］患者 1 年余前无明显诱因渐出现情绪易波动，有时胆怯易惊，有时悲伤欲哭，有时心烦，心悸不安，自觉难以控制，入睡困难，多梦，易醒。

曾就诊于当地医院，西医诊断为神经衰弱，给予营养神经及安神类药物治疗，效果欠佳，遂来求诊。

［现症］神志清，精神差，情绪易波动，有时胆怯易惊，有时悲伤欲哭，有时心烦，心悸不安，入睡困难，睡后易醒，多梦，咽干口燥，月经量少，纳食正常，大便干结。舌质红，苔少，脉弦细。

问题

（1）根据患者的症状、体征考虑患者所患何病？中医辨证为何证型？

（2）该病、该证型的病因病机是什么？

（3）该病的辨证要点有哪些？

（4）根据病因病机可选用哪些方剂配合治疗？

［治疗过程］

初诊方药：甘草 15g，生地黄 12g，枸杞子 12g，生白芍 15g，竹茹 10g，茯神 20g，桑椹 30g，黑芝麻 30g，合欢皮 30g，酸枣仁 30g，百合 30g，陈小麦 40g，大枣 8 枚。10 剂，水煎服，日 1 剂，早晚分 2 次温服。医嘱：畅情志，慎起居，勿劳累。忌食辛辣油腻、生冷甜食。

二诊：6 月 19 日。患者诉入睡困难、心烦多梦、睡后易醒及大便干结等症状均减轻，自觉情绪较前愉快，仍有口干、心悸易怯。守原方加麦冬 12g，生龙牡各 20g。继服 7 剂，诸症均基本消失。

随诊半年患者情况稳定。

问题

（5）处方中选用的主方是什么？如何加减？

（6）二诊调整方药的原因是什么？

【问题解析】

病例1

（1）患者以月经紊乱、阵发性潮热、汗出为主要症状，起病较缓，病程较长，根据症状，年龄，结合舌脉等，可辨病为绝经前后诸证（更年期综合征），考虑为肾精不足、相火偏旺证。

（2）绝经前后诸证（更年期综合征）之肾精不足、相火偏旺证，多因妇女将届七七之年，肾气渐衰，天癸将竭，阴气自半，肾阴不足，阳失潜藏，或肾阳虚衰，经脉失于温养，导致机体阴阳失调而出现一系列脏腑功能紊乱的证候。亦可兼有肝郁气滞或心神不宁、痰浊交阻等证。临床可参考辨病辨证，灵活施治。

（3）肾藏精，主生长发育和生殖。人体每一阶段的生长发育和衰退情况，都取决于肾精及其所化肾气的盛衰。月经紊乱，周期不定，经量减少，为肾精不足，肾气渐衰，真阴真阳亏虚，不能激发、推动机体的正常生理活动所致。肝肾同源，肾精肾气虚衰，水不涵木，导致肝肾阴虚，不能制阳，虚热内蒸，故见阵发性烘热、汗出。肝肾阴虚，头目失濡，清窍失充，故头晕耳鸣。肝肾阴虚，腰膝筋骨失养，故腰膝酸软。亢阳扰动心神、肝魂，故烦躁易怒，有时情绪不能自控。阴虚热重可见暗红舌。肾精不足，肾阳亦虚，水饮内停，可见苔白。脉沉细为里虚之证。该病以月经紊乱，阵发性烘热、汗出，烦躁易怒，腰膝酸软，头晕耳鸣，失眠多梦。舌质暗红，苔白，脉沉细等为辨证要点。

（4）绝经前后诸证（更年期综合征）之肾精不足、相火偏旺证，临床上以传统的方法治疗，往往效果不尽如人意。可以温肾阳、滋肾阴、调整阴阳为主要方法。方药选用二仙汤、二至丸加减。方中仙茅、淫羊藿补肾温阳而强筋骨，助命门而调冲任，共为主药。巴戟天温助肾阳，以助二仙温养之力，而甘润不燥；当归温润养血，助二仙调补冲任之功，两者共为辅药。知母、黄柏滋肾阴而泻虚火，既可治疗肾阴不足所致之虚火上炎，又可缓解仙茅、淫羊藿的辛热猛烈，故以为佐使药。全方药味，寒热并用，精血兼顾，温补肾阳又不失于燥烈，滋肾柔肝而不寒凉滋腻，主次分明，配伍严谨，简而有要，共奏温补肾阳、滋阴降火、调理冲任、平其失衡的药理作用。二至丸中，女贞子、墨旱莲滋补肝肾，养阴益精，常用于肝肾阴虚之证。二方合用，治疗肾阴阳两虚之更年期综合征，疗效较好。阴虚明显者可酌加生地黄、生白芍、百合、麦冬养阴。

（5）处方中即为二仙汤、二至丸加减应用。加百合、陈小麦、炒酸枣仁、茯神养心安神助眠；紫石英、生龙牡镇心安神；甘草为使调和诸药。

（6）绝经前后诸证与情志有较大的关联。随着社会的发展，生活节奏的加快，情志性疾病的发病率日益增高。因肝主情志，心主神明，肾主脑。凡因情志而导致的疾病，多与心、肝、肾功能失调有关。诊治此类病证时需要根据病情轻重缓急及临床表现不同，详细辨证，审证求因，认清病情，确立恰当的治则治法，选择合适的方药加减化裁，灵活配伍，方能药到病除，切不可拘泥于一方一药。临证时，除药物治疗外，精神治疗亦极为重要。正如《临证指南医案·郁》中所说："郁证全在病者能移情易性。"因此医者应从患者角度体会患者疾苦，要用诚恳、同情、关怀和耐心的态度对待患者，当善于说理，帮助患者解除其思想苦闷，使患者能心情舒畅，思想开朗，精神愉快。此外，适当的运动锻炼有助于缓解抑郁情绪，气功、太极拳、游泳、散步等有氧运动都是舒缓情绪的有效运动方式，身心共调，可达事半功倍之效。

病例 2

（1）患者以情绪易波动、入睡困难为主要症状，起病较缓，病程较长，根据症状，结合舌脉等，尤其年龄，可辨病为绝经前后诸证（更年期综合征），考虑为心肾阴虚、心神失养证。

（2）患者为绝经前后诸证（更年期综合征）心肾阴虚、心神失养之证。此常因妇女将届经断之年，肾气渐衰，阴气自半，或忧思劳神太过，郁而化火，暗耗营血，阴虚火旺，致耗伤心肾之阴，肾阴亏耗，水不济火，虚阳内动，上扰心神所致。

（3）绝经前后诸证之心肾阴虚、心神失养证中，肾阴亏耗，水不济火，不能上养心阴，心火偏亢，扰动心神，神不守舍，则见情绪易于波动，心烦，失眠，多梦；心气虚则悲，故见有时悲伤欲哭；肾气不足，胆气不壮，心神不宁，故见胆怯易惊，睡后易醒；阴液亏少，心失濡养，心动失常，故心悸不安；将届经断之年，肾气渐衰，肾阴亏虚，月经来源不足，冲任不充，故月经量少；阴虚阳亢，虚热内生，少津失润，则咽干口燥，大便干结；阴液亏乏，虚火上炎，则见舌红，苔少；阴虚阳亢，可见弦脉；阴血亏虚，不能充盈脉管，故见脉细。故该病以情绪易波动，失眠，咽干口燥。舌质红，苔少，脉弦细等为主要辨证要点。

（4）该案患者为心肾阴虚、心神失养证。临床上以滋阴补肾、养心安神为治则，方选百合地黄汤合甘麦大枣汤加减应用。百合地黄汤出自《金匮要略》，治疗百合病，为养阴清热之剂。方中百合养阴而清热；生地黄色黑，入肾补肾，又能益心营而清血热，诸药合用，阴复热退，百脉因之调和，病可自愈。该方具有清、轻、平、润的特点，能滋津血，益元气，使五脏真元通畅，内热无以留存而外泄，失调之机得以恢复。现在也常用于更年期综合征、神经官能症、癔病、自主神经功能紊乱等属心肺阴虚内热者。心肺阴虚内热多伴肝阴亏虚，常加白芍、桑椹、黑芝麻、枸杞子等滋阴柔肝，养血润燥；心火亢盛者，加夏枯草、黄连、竹茹、莲子心、灯心草等清心除烦安神；惊悸不宁者，加磁石、龙齿清心镇惊，安神定志。

甘麦大枣汤亦出自《金匮要略》，主治脏躁，功效养心安神、和中缓急，临床较为常用。方中重用小麦补心除烦安神，配甘草、大枣益气和中，润燥缓急，偏于甘润平补。可加郁金、合欢花解郁安神。躁扰失眠者，可加酸枣仁、柏子仁、茯神、制何首乌等养心安神；气逆者可加五磨饮子开郁散结，理气降逆；心肝火旺者，加莲子心、灯心草、栀子清心除烦；魂魄不安、惊悸不宁而急躁焦虑、失眠者，加磁石、生龙骨、生牡蛎以清心镇惊安神；心脾两虚者，加太子参、龙眼肉、生山药补益心脾。在临床上拓展了此方的运用范围，对儿童多动症、顽固性失眠、老年便秘等病的治疗均获良好效果。治疗儿童多动症，加百合、生地黄、生白芍、磁石等。老年便秘常加桑椹、黑芝麻滋阴补肾润肠通便。

（5）处方中即为百合地黄汤、甘麦大枣汤加减应用。加桑椹、黑芝麻、枸杞子滋阴补肾，润肠通便。加白芍养血敛阴，茯神宁心安神，酸枣仁养心安神、竹茹下气除烦，合欢皮悦心安神，使五脏安和，心志欢悦，故能收效。

（6）二诊患者诉入睡困难、心烦多梦、睡后易醒及大便干结等症状均减轻，自觉情绪较前愉快，仍有口干、心悸易怯。故加生龙牡镇静安神、麦冬滋阴生津，有通便之效，亦能养心阴，清心热，且略具除烦安神之功，以巩固疗效。

【学习小结】

随着社会的高龄化，绝经前后诸证的发生率亦随之升高。该病的病理极为复杂。王立忠教授认为，临证一定要仔细辨证，认清疾病的阴阳虚实寒热，针对性地遣方用药，配以情志调节，以及生活方式的调整，方可收效。

【课后拓展】

1. 熟读《中医妇科学》教材"经断前后诸证"一节内容。
2. 检索文献，了解西医学对本病的认识、研究进展。
3. 通过对本病的学习，写出学习心悟。

第五节　内伤发热

内伤发热是指以内伤为病因，脏腑功能失调，而以发热为主要临床表现的病证。该病一般起病较缓，病程较长，以低热多见，但有时可以为高热，也有患者自觉发热而体温不高。

内伤发热临床较为常见。早在《黄帝内经》中即有关于内伤发热的记载。后世医家也多有阐述发挥，并与外感发热作了详细的鉴别。现在一般认为，凡是不因感受外邪导致的发热，均属于内伤发热的范畴。

西医学中的功能性低热、肿瘤、血液病、结缔组织疾病、内分泌疾病、部分慢性感染性疾病等所引起的发热，和某些原因不明的发热，具有内伤发热的临床表现时，均可参照本节辨证论治。

【辨治思路】

王立忠教授认为，许多疾病均可引起发热，其病因病机复杂，常寒热虚实相互夹杂，症状表现各异。究其本源，主要是由于气血阴精亏虚、脏腑功能失调所导致的发热。因此治疗必须针对不同病机辨证施治，对症用药，方可获效。王立忠教授通过多年临证积累了治疗发热的经验，归纳为治热八法。其一，清气解热法。外感发热，汗出不解，病邪传里，初步在肺，为持续发热，进一步影响到胃，形成肝胃蕴热，则午后热甚，伴咳嗽、吐白黏痰或黄痰，口干舌燥，舌苔薄黄而腻，脉滑数。治宜清热化痰，润肺止咳。自拟清热化痰润肺汤，药用桑叶、杏仁、黄芩、百部、知母、川贝母、桔梗、全瓜蒌、金银花、连翘、生石膏、甘草，术后出现咳嗽、低热，亦可应用。其二，和解少阳法。发热证中常出现寒热往来，系由表传里，介于半表半里的少阳经。此证系有阳郁化热见症，也有津液受阻的湿浊停滞，故治疗需邪正兼顾，寒温并用。其代表方剂以小柴胡汤加减治之。对于长期低热者，常合并秦艽鳖甲散加减应用，颇获良效。其三，清热解毒、凉血养阴法。用于一切大热火盛之证，症见突然高热，神昏狂躁，渴饮，干呕，剧烈头痛，抽搐惊厥，舌绛唇焦，脉细数。代表方剂为清瘟败毒饮。其四，清热解毒、疏散风邪法。用于风热疫毒上攻之大头瘟（多为头面部丹毒）。症见恶寒发热、头面红肿疼痛，目不能开，咽喉不利，舌燥口渴，舌红苔薄黄而腻，脉浮数。近代多用于头面丹毒，腮腺炎，扁桃体炎，急性中耳炎，牙龈肿痛等。代表方剂为普济消毒饮。其五，凉肝息风、清热解痉法。用于肝经热盛，热极动风所致。症见高热不退，神昏目眩，烦躁不安，手足抽搐，或出现痉厥。舌质干绛，脉弦数。代表方剂为羚角钩藤汤。其六，清营解毒、透热养阴法。用于外感热病，热入营血证。症见高热烦躁，时有谵语，不眠，斑疹隐隐。舌质红绛而干，脉细数等。代表方剂为清营汤。其七，调理肝脾法。有一些长期低热，反复发热治疗无效的情况，曾沿用蒲辅周先生治低热的经验。蒲老主张调理肝脾。《黄帝内经》曰："肝为罢极之本""阳气者，烦劳则张。"王立忠教授本"火郁发之"之理，常用升阳散火汤加减治之，药用葛根、升麻、羌活、独活、党参、白芍、柴胡、生甘草、炙甘草、防风，以升阳解郁，清热散火，颇获良效。其八，甘温除热法。用于久患内伤低热，多为气虚、阳虚者。治疗上一般轻者用补中益气汤，重则用当归补血汤加党参。

【典型医案】

病例1 李某，男，55岁。2015年5月22日初诊。

[主诉]发热2月余。

[病史]患者2月余前因胆管阻塞行手术治疗，术后渐出现发热，午后加重，体温常波动于38℃～39℃，曾行中西医治疗，疗效欠佳。遂来求诊。既往无特殊可载。患者平素性格内向，易生闷气。

[现症]神志清，精神差，低热，午后热甚，乏力，口苦，咽干，纳差，食后肠鸣腹胀，欲如厕，面色萎黄，二便尚调。舌红，苔少较干，脉弦细数。

问题

（1）根据患者的症状、体征考虑患者所患何病，中医辨证为何证型？

（2）该病、该证型的病因病机是什么？

（3）该病的辨证要点有哪些？

（4）根据病因病机可选用哪些方剂配合治疗？

[治疗过程]

初诊方药：柴胡18g，黄芩10g，法半夏12g，青蒿15g，知母10g，鳖甲12g，牡丹皮10g，茵陈30g，鸡内金10g，虎杖12g，地骨皮10g，北沙参15g，玉竹15g，大腹皮12g，焦山楂10g，甘草8g，大枣5枚，生姜2片。7剂，水煎服，日1剂，早晚分2次温服。医嘱：避风寒，慎起居，勿劳累。

二诊：6月1日。患者服上药后体温正常，诸症好转，但胃脘隐痛，舌稍红，苔滑。守上方去地骨皮，大腹皮加至15g，加生白术12g，生麦芽15g，继服10剂。服法同前。并配合香砂六君子丸口服，每次15粒，每天2次。

后随访患者胃部症状基本消失。

问题

（5）处方中选用的主方是什么？有哪些常用加减？

（6）三诊中为何又加减调方？

病例 2 王某，女，23 岁。2015 年 6 月 23 日初诊。

[主诉] 发热 2 月余。

[病史] 患者 2 月余前出现低热，上午 36.8℃左右，下午自觉发热，体温 37.2～37.5℃，曾在当地人民医院就诊，查血常规等未见明显异常，给予清热类中药及抗生素等药物治疗无效，遂来求治。平时体质较弱，易感冒，常觉头昏蒙，乏力。

[现症] 神志清，精神差，发热，伴头痛，头部昏沉不清，乏力，咳嗽，有时咳吐白色痰涎，夜间时有汗出，畏寒，纳呆，眠差，小便不畅，大便黏腻。舌质淡，尖红，舌边有齿痕，苔白腻，脉象滑缓。

问题

（1）根据患者的症状、体征考虑患者所患何病，中医辨证为何证型？

（2）该病该证型的病因病机是什么？

（3）该病的辨证要点有哪些？

（4）根据病因病机可选用哪些方剂配合治疗？

[治疗过程]

初诊方药：杏仁 10g，白豆蔻 10g，生薏苡仁 30g，厚朴 10g，法半夏 12g，竹叶 10g，通草 10g，滑石 30g，黄芩 10g，藿香 10g，淡豆豉 10g，连翘 15g，青蒿 12g，荷叶 12g，生石膏 25g，甘草 8g。7 剂，水煎服，日 1 剂，早晚分 2 次温服。医嘱：忌生冷辛辣油腻类食物，避风寒，慎起居，勿劳累。

二诊：7 月 2 日。患者服上方后热退，余症见：眠差，入睡困难，便溏，舌淡胖苔白腻，脉象滑细。方药：太子参12g，竹茹10g，枳实10g，陈皮10g，法半夏15g，茯神20g，酸枣仁30g，夏枯草12g，黄连6g，龙齿20g，珍珠母30g，合欢皮20g，砂仁10g，甘草8g，大枣5枚。10剂，水煎服，日1剂。又给予香砂六君子丸善后，每次15粒，每日2次。

经过以上诊治后，患者诸症均消，自觉良好。

问题

（5）处方中选用的主方是什么？如何理解处方配伍？

（6）二诊中调整方药的原因？

【问题解析】

病例1

（1）患者以发热为主要症状，有内在脏腑病变，无外感邪气征象，起病较缓，病程较长，可辨病为内伤发热，根据症状，结合舌脉等，考虑为邪犯少阳，伏于阴分。

（2）该患者平素性格内向，易生闷气，肝失条达，气机不畅。肝胆互为表里，发病常互相影响。故胆汁分泌排泄亦受阻，致肝胆郁滞，可见胆管阻塞。少阳枢机不利，后渐见发热。日久郁而化热，热伤阴液，邪伏阴分，内不得疏泄，外不得透达而致本证。病程较长，耗伤阴精，阴精亏虚又导致病情缠绵不解。

（3）内伤发热之邪犯少阳、伏于阴分证，亦为虚实错杂。发热、口苦、咽干，为邪犯少阳、经气不利、郁而化热、胆火上炎之象。面色萎黄，乏力，纳差，食后肠鸣腹胀，欲如厕，脉弦，为肝胆机能失常，横克脾土，影响脾胃受纳运化之象，午后热甚，舌红，苔少较干，脉细数为阴虚有热之象。故该病以发热，口苦，咽干，舌红，苔少较干，脉弦细数等为辨证要点。

（4）针对内伤发热之邪犯少阳、伏于阴分证，考虑应用和解少阳、滋阴清热之法。此法可用于发热的任何阶段和热型，代表方药为小柴胡汤合青蒿鳖甲汤加减。小柴胡汤方中柴胡入肝胆经，透泄少阳之邪，并能疏泄气机之郁滞，使少阳之邪得以疏散，轻清升散、疏邪透表，故为君药；黄芩苦寒，善清少阳半里之火，故为臣药，配合柴胡，一升散一清泄，共解少阳之邪。半夏、生姜散结消痞、和胃降逆，为佐药，为助君臣药攻邪之用。邪犯少阳，正气已虚，故佐以人参、大枣益气健脾，既能助祛邪，又实里而防邪。甘草助参、枣扶正，又能调和诸药。如此配合，以祛邪为主，兼顾正气，以少阳为主，兼顾胃气。青蒿鳖甲汤中鳖甲直入阴分，咸寒滋阴，入络搜邪，以退虚热；青蒿芳香清透，清热透络，引邪外出。两者合用，透热而不伤阴，养阴而不恋邪，使阴分伏热有外达之机，共为君药。生地黄甘寒，滋阴凉血；知母苦寒滋润，滋阴降火，共助鳖甲养阴退虚热。牡丹皮凉血透热，为佐药。诸药合用，共奏养阴透热之功。若阴亏血虚，邪气入里化热，可酌情结合秦艽鳖甲散应用以滋阴养血、清热除蒸。方用鳖甲、地骨皮、秦艽、柴胡、知母、当归、青蒿、乌梅等药。若发热发有定时，或间日发作，或不明原因发作的症状，常以小柴胡汤合达原饮加减治疗，常获殊效。亦可用柴胡达原饮（《通俗伤寒论》方，药用柴胡、黄芩、厚朴、槟榔、桔梗、青皮、草果、荷叶、枳壳、炙甘草。其治间日疟效果尤好。若太阳、少阳合病者，发热微恶寒，四肢酸痛，恶心呕吐，脘腹不适，可选用柴胡桂枝汤亦可收效。

（5）处方中选用的即为小柴胡汤合青蒿鳖甲汤加减。患者气虚不著，故不用人参。血分热象不盛，故去生地黄，加茵陈清利肝胆，鸡内金、焦山楂消积导滞，虎杖清热利湿，地骨皮降火除蒸，沙参、玉竹养阴生津，大腹皮行气利水。诸药合用，邪气得解，枢机得利，胃气调和，阴复邪去，共奏和解少阳、滋阴清热之效，则诸症自除。久病见气阴两虚者，气虚重者可加太子参、黄精、生白术；阴虚重者加玉竹、麦冬、生地黄、龟甲胶等。

（6）患者二诊诉服上药后体温正常，诸症好转，但胃脘隐痛，舌稍红，苔滑。考虑热象已去，湿象渐显，脾胃失却健运，故减降火除蒸之地骨皮，大腹皮加至15g，加生白术、生麦芽健脾祛湿、消食导滞。平时应用香砂六君子丸调理脾胃。

病例2

（1）患者以反复低热为主要症状，可辨病为内伤发热，根据症状及舌脉等，考虑为脾虚湿困、郁而发热证。

（2）内伤发热之脾虚湿困、郁而发热证，多缘患者平素后天失养，或饮食不节，或忧思气结，致脾胃虚弱，健运失职，津液不运而生湿作痰。适逢夏至节气，自然界阳气最旺，此时对人体来讲，阳气胜于外而虚于内，体内所剩少少之阳气更不能温化湿邪，下午为一天当中阳气不足之时，湿邪困阻脾阳，更使阳气郁阻于内，而发郁热。

（3）此患者为内伤发热，因脾虚湿困，郁而发热。下午时，阳气不盛，且又被湿邪困阻，故发热而热势不高。头痛，头部昏沉不清为湿邪蒙蔽清窍。湿邪留于四肢，则可见肢困、乏力。湿热之邪，黏滞缠绵，故汗出热不解。湿热阻滞中焦，纳运失健，升降失常，气机阻滞，则纳呆食少，津液不运则咳吐白色痰涎。湿热下注，阻碍气机，膀胱气化不利，则小便不畅，大肠传导失司，则大便黏腻。舌质淡，尖红，边有齿痕，苔白腻，脉象滑缓等均为体内湿热蕴盛之象。故该病以发热，头部昏沉不清，咳吐白色痰涎，大便黏腻。舌质淡，尖红，舌边有齿痕，苔白腻，脉象滑缓等为辨证要点。

（4）根据内伤发热之脾虚湿困、郁而发热证的病因病机，可选用三仁汤加减以清热利湿，宣畅气机。三仁汤出自《温病条辨》，常用于湿温初起及暑温夹湿之湿重于热证。但内伤杂病中有湿热内蕴证型的也可相应参考辨证施治。方中杏仁宣利上焦肺气，气行则湿化；白豆蔻芳香化湿，行气宽中，畅中焦之脾气；薏苡仁渗湿利水而健脾，使湿热从下焦而去。三仁合用，三焦分消，是为君药。滑石、通草、竹叶甘寒淡渗，加强君药利湿清热之功。是为臣药。半夏、厚朴行气化湿，散结除满，是为佐药。

（5）该案处方中为三仁汤加减。除原方外，加藿香芳香化湿祛浊；黄芩、连翘清热解毒；石膏、淡豆豉清热解表除烦，透散外邪；荷叶清热，升发清阳。患者低烧2月余，恐有伤阴，故用青蒿以养阴退虚热。青蒿虽为清退虚热的要药，但因其轻清芳香，既能直入于里清退里热，又能透散外邪、宣散外热，同时又能凉血热、解暑热，是一味可以治疗多种发热病证的要药。此证虽有湿有热，但应以化湿为先，因湿邪黏滞，清热易，化湿难。如不先化湿，热亦难解。诸祛湿药使湿邪易解。再加淡豆豉、青蒿宣透之品，湿去则热无所依，亦易清除。临床上夏季暑湿发热及素体湿胜郁而发热者均可运用此法随症灵活加减。

（6）患者二诊诉热退，见眠差，入睡困难，便溏，舌淡胖苔白腻，脉象滑细等症，为脾虚湿盛，且有痰热内扰之象，故以黄连温胆汤理气化痰，清热除烦，加太子参、砂仁以补益中焦脾胃，又不滞腻；酸枣仁、龙齿、珍珠母宁心镇惊安神；夏枯草清热泻火，亦能助眠；合欢皮解郁宁心；又合香砂六君子丸益气健脾，以调理体质。故患者服后诸症皆愈。

【学习小结】

王立忠教授认为，发热的治疗必须针对不同病机辨证施治，对症用药，方可获效。低热患者，尤其气虚发热的患者，苦寒药不宜多用，不仅伤脾败胃，而且苦寒太过则化燥伤阴。另外，慢性病尤其要重视胃气为本，内伤低热，脾胃已弱，药量宜轻，宁可再剂，不可重剂。

【课后拓展】

1. 熟读背诵《中医内科学》教材"内伤发热"一节内容。
2. 检索文献，了解西医学对本病的认识、研究进展。
3. 通过对本病的学习，写出学习心悟。

第六节　血证（血小板减少性紫癜）

凡血液不循常道，或上溢于口鼻诸窍，或下泄于前后二阴，或渗出于皮肤，所形成的一类出血性疾患，统称为血证。

早在《黄帝内经》中即对血的生理和病理有了较深入的论述，对血证相关的病因及部分血证的预后也有所阐述。《金匮要略》《诸病源候论》《血证论》等逐渐完善了血证的病因病机和辨证论治。

凡以出血为主要临床表现的内科病证，均属血证范围，非常广泛。如鼻衄、齿衄、吐血、咳血、便血、紫斑等。血小板减少性紫癜即属血证范围。该病临床表现为自发性皮肤瘀点和瘀斑，黏膜和内脏出血，血小板减少及出血时间延长，属中医学"血证"中的宣、衄、大衄和崩漏、便血等范畴。

【辨治思路】

王立忠教授认为血证发病多有瘀血滞留。根据临床观察，血小板减少性紫癜可分为三大类型：毒热灼伤，营血夹瘀；阴虚血燥夹瘀；脾肾虚损，气不摄血。治疗必须针对引起瘀血的原因，分别采用凉血活血、养阴清热化瘀、补气活血摄血等法，使瘀血化散，气血调和。正如《素问·至真要大论》所说："谨守病机……疏其血气，令其条达，而致和平。"

1. 毒热灼伤营血夹瘀　多系肺经素有郁热，或因风、燥、热邪伤肺，邪热传入营血，蕴蒸不泄而致血溢。临床常见鼻衄，口干咽燥，烦躁不安，颈部或胸部甚至全身可见米粒大小出血点，舌鲜红少苔，脉细数。此乃气血两燔，血与热结，阻于脉道则形成瘀血而引起出血。治宜清热解毒，凉血活血。方用自拟"解毒活血汤"，药用牡丹皮、栀子、侧柏炭、甘草各10g，生地黄、丹参各12g，赤芍、金银花各15g，连翘、白茅根、玄参、蒲公英各30g。若出现身热口渴，心烦不宁，吐血衄血，全身皮下紫斑，或神昏谵语，舌红绛苔少，脉多滑数或弦数。治宜清热凉血，解毒化斑。方用化斑汤（《温病条辨》）加生地黄、金银花、大青叶、牡丹皮等。

2. 阴虚血燥夹瘀　阴虚肺燥，或肝火犯肺，或肾经虚火，或虚劳久病，必耗其阴而引起口咽干燥，鼻衄，齿衄，五心烦热，全身皮下紫斑，伴头晕耳鸣，舌红苔少，脉细数。治宜养阴清热，活血止血。方用一贯煎加减，药用北沙参、生地黄、丹参、枸杞子、地骨皮、三七、墨旱莲、知母、鸡血藤。偏于阴虚肺燥者，加天冬、白及、白茅根、藕节；若肝火犯肺者，加牡丹皮、青黛；若虚劳久病，阴津灼伤者，加熟地黄、龟甲；齿衄属胃经实火，加大黄、生石膏；属肾经虚火，加牛膝、黄柏等。

3. 脾肾虚损，气不摄血　久病或因失血而造成气血亏虚，气不摄血，血无所主而妄行，出现鼻衄，且反复发作，两下肢发现出血点，或皮下紫斑，面色㿠白，心悸气短，腰膝酸软，舌淡苔薄白，脉细缓。治宜益气养血，活瘀止血。自拟"消斑汤"，药用炒黄芩、牡丹皮、茜草、藕节、炙甘草各 10g，党参、当归、阿胶、焦生地黄、仙鹤草、赤芍各 12g，黄芪、墨旱莲、连翘各30g，蒲黄炭 6g。另配儿茶煮红枣。若鼻衄止，瘀斑渐退，可改用归脾汤加熟地黄、鸡血藤、山萸肉、墨旱莲等，补脾益肾，以治其本。

【典型医案】

病例 1　李某，男，25 岁。1985 年 10 月 12 日初诊。

［主诉］反复鼻衄 2 年，加重半年。

［病史］患者 2 年前无明显诱因出现鼻衄，反复发作，近半年来鼻出血频发，发现胸部散在性出血点，曾用多种止血剂，疗效欠佳。于昨日下午连续鼻衄不止，遂来求治。

［现症］神志清，精神差，鼻衄，面色苍白，发热，体温 38℃，双下肢皮下呈片状紫斑，烦躁不安，大便秘结，小便短赤。查血小板 82×10⁹/L，出血时间 5 分钟，血红蛋白 80g/L。舌红绛，苔少而黄，脉滑数。

> 问题
> （1）根据患者的症状、体征考虑患者所患何病，中医辨证为何证型？
> （2）该病、该证型的病因病机是什么？
> （3）该病的辨证要点有哪些？
> （4）根据病因病机可选用哪些方剂配合治疗？

［治疗过程］

初诊方药：随时采用耳内吹气止鼻衄，用后衄止。牡丹皮 10g，栀子10g，侧柏炭 10g，生地黄 12g，丹参 12g，赤芍 15g，金银花 15g，连翘 30g，白茅根 30g，玄参 30g，蒲公英 30g，甘草 10g。2 剂，水煎服，日 1 剂，早晚分2次温服。医嘱：畅情志，调饮食，避风寒，慎起居，勿劳累。

二诊：10月15日。患者全身热退，未再出现鼻衄，精神显著好转。上方续服3剂。

三诊：10月19日。患者上身出血点和紫斑渐消。守方继服12剂。

四诊：10月31日。患者出血点和紫斑全部消失，血小板上升为180×10^9/L。

后嘱患者用鲜茅根100g，配白糖60g，煎水代茶饮用。经过以上诊治后，随访年余未发。

问题

（5）处方中选用的主方是什么？如何理解处方配伍？

（6）愈后方药调理的原因？

病例2 刘某，女，28岁。1986年5月3日初诊。

[主诉] 牙龈出血3年余。

[病史] 患者3年余前出现牙龈出血，有时发作鼻衄，曾行中西医治疗，疗效欠佳。遂来求诊。

[现症] 神志清，精神差，牙龈出血，有时发作鼻衄，两下肢皮下出现紫斑，月经量多，白带多，时常头晕目眩，心悸气短，四肢倦怠。查血小板80×10^9/L，血红蛋白90g/L，舌淡胖嫩，苔薄白稍腻，脉细弱。

问题

（1）根据患者的症状、体征考虑患者所患何病，中医辨证为何证型？

（2）该病、该证型的病因病机是什么？

（3）该病的辨证要点有哪些？

（4）根据病因病机可选用哪些方剂配合治疗？

[治疗过程]

初诊方药：党参 12g，黄芪 30g，当归 12g，阿胶 12g，焦生地黄 12g，炒黄芩 10g，牡丹皮 10g，茜草 10g，藕节 10g，仙鹤草 12g，赤芍 12g，墨旱莲 30g，连翘 30g，蒲黄炭 6g，炙甘草 10g。14 剂，水煎服，日 1 剂，早晚分 2 次温服。另配儿茶煮红枣（儿茶 30g，大枣 50g，煮后食枣饮汤）。医嘱：畅情志，调饮食，慎起居，勿劳累。

二诊：5 月 17 日。患者诉齿衄减少，皮下紫斑渐消，精神较前好转。继服 35 剂。

三诊：6 月 25 日。患者诉鼻衄、齿衄止，月经量大为减少，查血小板上升为 $210 \times 10^9/L$。

后以归脾丸调理善后，以资巩固，随访 2 年未发。

问题

（5）处方中选用的主方是什么？如何加减？

（6）此病有何注意事项？

【问题解析】

病例 1

（1）患者以自发性鼻衄为主要症状，为血小板减少性紫癜，辨病属血证。根据症状及舌脉等，考虑为毒热夹瘀、灼伤营血之证。

（2）血小板减少性紫癜之病属血证范畴。其毒热夹瘀、灼伤营血之证多系肺经素有郁热，或因风、燥、热邪伤肺，或因情志不遂，恼怒过度，肝气郁结化火，肝火上逆，或过食辛辣厚味，滋生湿热等，邪热传入营血，血与热结，气血两燔，损伤上部脉络，阻于脉道，蕴蒸不泄而致血溢脉外，引起衄血。

（3）该案患者起病较急，为毒热夹瘀、灼伤营血之证。火热燔灼急迫，迫血妄行，上冲清窍，溢于脉外，而见发热，鼻衄，皮下紫斑。血热内扰心神，而见烦躁不安。热灼津液，致肠失濡润，则大便秘结，致膀胱化源不足则小便短赤，而见热入营血，气血沸涌，耗伤营阴，血液浓缩而瘀滞，虚火上炎，舌体脉络充盈，而见舌红绛。邪热熏灼于舌，而见苔少而黄。热在血分，血行加速，脉道扩张，脉滑数。该病以鼻衄，发热，大便秘结，小便短赤，舌红绛，苔少而黄，脉滑数为辨证要点。

（4）根据该病毒热夹瘀、灼伤营血之证的病因病机，治疗宜清热解毒，凉血活血。若毒热深陷血分，血分热盛，可用犀角地黄汤加减以清热解毒，凉血散瘀。若燥热犯肺，恶风咳嗽，可用桑菊饮加减以清泄肺热，凉血止血。若出现身热口渴，心烦不宁，吐血衄血，全身皮下紫斑，或神昏谵语，舌红绛苔少，脉多滑数或弦数。治宜清热凉血，解毒化斑。方用化斑汤（《温病条辨》）加生地黄、金银花、大青叶、牡丹皮等。

（5）此处方中为自拟"解毒活血汤"。方中牡丹皮善清营分、血分实热，清热凉血止血，散斑消痈。生地黄苦寒入营血分，为清热、凉血、止血之要药。赤芍凉血止血，能泄血分郁热。三者配伍，能治热入营血，迫血妄行所致衄血、发斑。玄参清热凉血，泻火解毒，亦能滋阴以助排便。金银花芳香疏散，清热解毒凉血，善散肺经热邪。连翘苦寒清热，透热转气，长于清心火、散上焦风热。栀子清热凉血，泻三焦火热。蒲公英清解火热毒邪，又能泄降滞气，除湿利尿。侧柏炭、白茅根善清血热，为治各种血热出血病证之要药，且前者能收敛止血。丹参入心经，清热凉血，又可除烦安神。甘草调和药性，并与诸多苦寒药配伍，以顾护脾胃。

（6）患者经治诸症消退，恐调养稍有不慎，内火外热，乘隙再犯，故用效佳之鲜白茅根煎水代茶饮用，以清肺胃之热，凉血止血，且能利尿，导热下行，以资巩固。

病例2

（1）患者以牙龈出血、时有鼻衄为主要症状，可辨病为血小板减少性紫癜，根据起病，病程，症状及舌脉等，考虑为脾肾虚损、气不摄血证。

（2）从临床观察中发现，血小板减少性紫癜青少年发病为多见，女性较男性为多，脾肾虚损型为常见。饮食不节，或劳倦过度，或忧思日久，或吐泻太过，损伤脾土，或素体虚弱，或大病初愈、调养失慎，久病劳损，损伤肾气，以致脾气亏虚，肾气不足，统血及固摄无权，血无所主而妄行，致血溢脉外，而发齿衄、鼻衄等证。

（3）该案患者属脾肾虚损、气不摄血之证。脾气亏虚，运血乏力，统血无权，致血溢脉外，则见齿衄、鼻衄。致血从肌肤外渗，则见皮下紫斑。冲任之本在肾，肾气亏虚，失于封藏、固摄，致冲任失约，则月经过多，甚则崩漏。脾虚则水湿不化，下注带脉，且肾气亏虚，带脉不固，则白带清稀量多。脾为后天之本，为气血生化之源，脾虚化源不足，不能充达肢体、肌肉，故四肢倦怠。脾气虚衰，升举无力，清阳不升，肾气亏虚，脑神头目失养，故头晕目眩。脾肾虚损，化源亏乏，气血津液不能输布全身，脏腑功能减退，故心悸气短。脾肾不足，运血无力，水湿内停，则见舌淡胖嫩。脾虚湿困，阻滞气机，可见舌苔薄白稍腻。阳气衰少，无力推动血行，可见脉细弱。故该病以齿衄、鼻衄、头晕目眩、心悸气短、四肢倦怠、舌淡胖嫩、苔薄白稍腻、脉细弱为辨证要点。

（4）根据该病脾肾虚损、气不摄血之证的病因病机，要既重视其本虚，又不忘其仍有标实。故治疗宜益气养血，活瘀止血。方选归脾汤加减应用。常用药物：党参、茯苓、白术、甘草补气健脾；当归、黄芪益气生血；酸枣仁、远志、龙眼肉补心益脾，安神定志；木香理气健脾；阿胶、仙鹤草、茜草养血止血。若出血过多，气随血脱，表现为面色苍白、四肢厥冷、汗出、脉微等症者，当急用独参汤益气固脱，并结合西医学方法积极救治。另外，临床观察来看，治疗血小板减少性紫癜，不能忽视一个"瘀"字。热毒或阴虚血燥，气血双亏，气不摄血，均可形成血滞和瘀血，也可以说，凡能影响气血运行的一切因素，均可导致瘀血。因此，治疗上采用活血化瘀法，是中医的一种反治法。曾有"瘀血不去，血不归经"的说法。因离经之血不仅阻碍新血的化生，且会加重经脉阻滞，使出血不易停止。唐容川说："凡吐衄，无论清凝鲜黑，总以祛瘀为先。"同时通过现代医学研究证明，活血化瘀法有抑制体内发生免疫性抗体、减少毛细血管通透性、脆性和增强毛细血管张力的作用。故常于方中酌加活血祛瘀之品，以标本兼顾，增强疗效。

（5）此处方中为自拟"消斑汤"。方中党参性味甘平，补脾益气，又能补血，常用于气虚不能生血，或血虚无以化气。当归、黄芪取当归补血汤之意，重用黄芪大补脾肺之气，以资化源，配以少量当归养血和营，则阳生阴长，气旺血生。阿胶为血肉有情之品，甘平质润，为补血要药，多用于治疗血虚诸证，尤其治疗出血而致血虚者为佳，且味甘质黏，亦为止血要药。生地黄凉血止血，炒焦增止血之力，又防腻膈伤胃，生痰助湿。炒黄芩亦取其止血之功。牡丹皮活血祛瘀，治疗原发性血小板减少性紫癜，效果尚佳。赤芍入血分，能于血中活滞。茜草既能凉血止血，又能活血行血。故可用于血热妄行或血瘀脉络之出血证，对于血热夹瘀的出血证，尤为适宜，药理研究显示其有明显的促进血液凝固的作用。蒲黄炭长于收敛止血，兼活血行瘀，为止血行瘀之良药，止血而不留瘀，对出血证无论属寒属热，有无瘀滞，均可应用。藕节味涩收敛，又兼化瘀。仙鹤草收敛止血，药性平和，凡出血之证，无论寒热虚实，皆可应用。连翘取其散结之力，且对血小板减少性紫癜亦有一定疗效。墨旱莲补益肝肾，又能凉血止血。炙甘草调和药性，顾护脾胃。另外，从方药配伍和疗效观察中，很难说是某种药所起的作用，更倾向于很大程度上是协同发挥作用的结果。故临床应灵活机变，辨证施治。

（6）患者经治诸症消退，恐久病体虚，饮食、起居、劳倦等稍有不慎，再有反复，故以归脾丸益气补血，健脾养心，复心脾二脏生血、统血之职，调理善后，以资巩固。

【学习小结】

王立忠教授认为，从临床观察中可以发现，血小板减少性紫癜青少年发病为多见，女性较男性为多，脾肾虚损型为常见。该病使用西药激素和止血剂，虽有好转，血小板计数波动幅度较大，往往不易巩固。而辨证应用中药治疗，其疗效尚称满意。且能巩固。如治疗脾虚者，常用儿茶煮大枣。其方法简便易行，每收良效。

【课后拓展】

1. 熟读背诵《中医内科》血证篇。

2. 检索文献，了解西医学对本病的认识、研究进展。

3. 通过对本病的学习，写出学习心悟。

主要参考书目

[1] 叶天士 . 临证指南医案 [M]. 北京：中国中医药出版社，2018.

[2] 朱震亨 . 丹溪心法 [M]. 北京：人民卫生出版社，2005.

[3] 黄帝内经素问 [M]. 北京：中国中医药出版社，2006

[4] 唐宗海 . 血证论 [M]. 北京：人民卫生出版社，2005.

[5] 孙思邈 . 备急千金要方 [M]. 北京：人民卫生出版社，2022.

[6] 张仲景 . 金匮要略 [M]. 北京：人民卫生出版社，2005.

[7] 李中梓 . 医宗必读 [M]. 北京：中国医药科技出版社，2011.

[8] 何梦瑶 . 医方全书 [M]. 广西：广西师范大学出版社，2015.

[9] 李东垣 . 李东垣医学全书 [M]. 北京：中国中医药出版社，2006.

[10] 张介宾 . 景岳全书 [M]. 北京：中国中医药出版社，2023.

[11] 周学海 . 读医随笔 [M]. 北京：中国中医药出版社，2007.

[12] 程杏轩 . 医述 [M]. 安徽：安徽科技出版社，1983.

[13] 刘完素 . 河间六书 [M]. 太原：山西科学技术出版社，2010.

[14] 灵枢经 [M]. 北京：中国中医药出版社，2006.

[15] 陆岳，关新军，王娅玲 . 红炉点雪 [M]. 北京：中医古籍出版社，2021.

[16] 秦伯未 . 清代名医医案精华 [M]. 上海：上海科学技术出版社，2011.

[17] 张璐 . 张氏医通 [M]. 济南：齐鲁书社，1995.

[18] 王涛 . 外台秘要方 [M]. 北京：华夏出版社，2009.

[19] 曹炳章 . 辨舌指南 [M]. 福州：福建科学技术出版社，2006.

[20] 尤怡 . 金匮翼 [M]. 北京：中国中医药出版社，1996.